「儿童错殆畸形诊断」决胜于替牙期早期

Key Factors in Diagnosis of Malocclusion in Early Mixed Dentition

卫光曦 ● 主编

U0349565

科学技术文献出版社
SCIENTIFIC AND TECHNICAL DOCUMENTATION PRESS

·北京·

图书在版编目（CIP）数据

儿童错殆畸形诊断决胜于替牙期早期 = Key Factors in Diagnosis of Malocclusion in Early Mixed Dentition / 卫光曦主编. —北京：科学技术文献出版社，2022. 12

ISBN 978-7-5189-8873-0

Ⅰ.①儿… Ⅱ.①卫… Ⅲ.①儿童—口腔正畸学 Ⅳ.① R783.5

中国版本图书馆 CIP 数据核字（2021）第 273927 号

儿童错殆畸形诊断决胜于替牙期早期

策划编辑：李 丹 责任编辑：李 丹 责任校对：张 微 责任出版：张志平

出 版 者 科学技术文献出版社
地 址 北京市复兴路15号 邮编 100038
编 务 部 （010）58882938，58882087（传真）
发 行 部 （010）58882868，58882870（传真）
邮 购 部 （010）58882873
官 方 网 址 www. stdp. com. cn
发 行 者 科学技术文献出版社发行 全国各地新华书店经销
印 刷 者 北京地大彩印有限公司
版 次 2022 年 12 月第 1 版 2022 年 12 月第 1 次印刷
开 本 787×1092 1/16
字 数 272千
印 张 19.5
书 号 ISBN 978-7-5189-8873-0
定 价 228.00元

编委会
Editorial Board

主编简介
Author Introduction

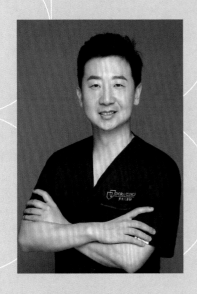

卫光曦 博士

- 中华口腔医学会儿童口腔医学专业委员会青年委员
- 原重庆医科大学附属口腔医院儿童口腔科儿童错𬌗畸形早期矫治专职医师
- 国内最早一批从事儿童早期矫治的专职医师
- 完成早期矫治替牙期病例 5000 余例
- 国内严肃、科学、系统化的儿童口腔错𬌗畸形早期矫治的倡导者
- 通过技术反哺临床，基于诊疗实践，研发特殊功能矫治器，已获得 7 项国家发明专利
- 倡导严格把握适应证，规范化使用硅胶类牙套。坚持疑难病例攻坚，持续深化口呼吸面容等早矫难题的研究。
- 在全国开展多次教学和培训，编写教材，课程研发；早期赴美国、澳大利亚学习，2020 年主译《儿童口腔早期矫治》（北京：人民卫生出版社，2020）
- 卫光曦博士于 2016 年创立多乐儿童齿科——以儿童口腔早期矫治为主营业务的专科门诊，持续每年为 1 万名以上儿童提供精准矫正服务

序一
Foreword 1

　　风起于青萍之末，止于草莽之间。著名的蝴蝶效应理论认为：一只蝴蝶在巴西轻拍翅膀，可以导致一个月后美国得克萨斯州的一场龙卷风。万事万物的发生、发展因果勾连，儿童每一次口腔不良习惯（口呼吸、伸舌、吮吸等）、每一个儿童口腔健康维护不到位（乳牙龋坏、乳牙冠缺损、乳牙早失等）、每一次儿童乳牙外伤等问题到底能造成多大的牙颌面生长发育的异常，"蝴蝶效应"是否产生牙颌面生长发育异常的错𬌗影响，这些异常的影响与儿童牙颌面遗传的关系如何，这都是临床上关系到儿童颜面发育的临床医师应该认真思考与谨慎回答的问题。

　　什么是错𬌗畸形早期矫治？一般认为错𬌗畸形早期矫治是简单的、阶段性的治疗；但从错𬌗畸形发生、发展的特点来说，"儿童错𬌗畸形早期矫治是针对病因机制的牙颌面生长发育全周期管理"（《中国儿童错𬌗畸形早期矫治专家共识》）。错𬌗畸形早期矫治应该包括错𬌗畸形的早期诊断、早期治疗计划与方案、早期措施，以及错𬌗畸形早期矫治的疗效评价。

　　儿童错𬌗畸形的形成是遗传病因与环境病因共同作用的结果，如何看待遗传因素与环境因素在早期矫治诊断与治疗中的作用，这实际上也是临床开展错𬌗畸形早期矫治的策略性问题，影响错𬌗畸形早期矫治的临床理论与技术的发展。如何认识错殆畸形发生的特定的遗传病因与环境病因，以及早期发现遗传病因与环境病因对错殆畸形带来的影响，这对错殆畸形早期矫治临床工作具有指导性作用。

卫光曦博士主编的新书《儿童错殆畸形诊断决胜于替牙期早期》从错殆畸形的病因出发，提出了"以病因和问题联合为导向的"错殆畸形早期的诊断原则与方法，这是对单纯"以错殆畸形问题为导向的"正畸临床治疗策略的提升，彰显了作者对错殆畸形早期矫治的积极思考，体现了作者在错殆畸形早期矫治领域的认真专研的精神。通过《儿童错殆畸形诊断决胜于替牙期早期》一书的学习，读者可以更加深入地思考错殆畸形的本质，从错殆畸形的病因出发，探究错殆畸形早期矫治的临床策略与方法，并提高自己的早期矫治临床诊疗水平。本书的出版对提高我国儿童早期矫治的临床诊疗水平将起到积极的推动作用。

作用中国儿童错殆畸形早期矫治的同路人，我很期待本书顺利出版，同时也非常敬重卫光曦博士在儿童错殆畸形早期矫治领域的思考和创新。非常高兴为本书作序，也希望这本凝聚编者们智慧与努力的专著能得到广大临床医师的认可，一起为中国儿童错殆畸形早期矫治事业努力，共同推动我国儿童卫生健康事业的更大的发展！

李小兵

四川大学华西口腔医学院

2022 年 8 月于成都

序二
Foreword 2

　　有研究发现，导致儿童错𬌗畸形的病因可能同时还会造成其身高不足、学习注意力欠佳、易怒性格，甚至可能有抑郁倾向等表现。对于儿童错𬌗畸形选择适当的早期矫正方法十分重要，这就要求口腔科医师足够了解儿童错𬌗畸形的发生、发展机制，必须具备较为全面的儿童牙颌面生长发育的知识，常常需要进行跨学科的协作。早期矫治主要是针对儿童错𬌗畸形的发生、发展进行预防性、阻断性为主的治疗，近年来受到越来越多的关注。

　　从出生到成年，儿童颜面部发育的过程漫长。儿童时期上气道阻塞引发的睡眠时呼吸音加重、长期张口呼吸习惯、异常吞咽及其他引起牙颌面形态发育异常因素等，这些临床问题日益引发儿童家长们的关注，甚至焦虑。近年来，相关学科（口腔科、耳鼻咽喉头颈外科、儿科等）也都加大了对于此类问题的关注和研究投入。卫光曦博士与其团队医师专注于儿童错𬌗畸形的早期矫治，其主编的本书通过大量的文献支撑，从儿童牙颌面生长发育中牙、骨骼、肌肉的"平衡"角度切入，较为清晰地解释了张口呼吸、异常舌位等不良习惯如何对处于生长期的儿童牙颌面造成不良影响，对儿童错𬌗畸形的病因、诊断、处于生长发育过程中儿童牙颌面错𬌗畸形的具体影响进行了较为全面的总结。

　　卫光曦博士与其团队编写本书的目的是通过对与儿童错𬌗畸形相关联的病

因、侧貌预测、间隙分析这三个角度论证，进而提示更多临床医师在儿童错殆畸形诊疗中重视替牙早期这个阶段。仔细阅读本书的各个章节，可以充分体会到卫光曦博士与其团队对儿童牙颌面生长发育的深入理解，我也相信本书可以促进口腔科医师的思考，以在面对各类儿童错殆畸形时能够准备得更加充分。

重庆医科大学附属口腔医院

2022 年 9 月于重庆

前言
Preface

    自从在儿童口腔科专职从事早期矫治工作以来，笔者在大量临床诊疗过程中的新发现和逐渐形成的多种新观点，明显不同于在正畸科从事临床工作过程中与导师和同事交流获得的观点。最明显的差别是恒牙列期的错𬌗畸形所表现的以问题为导向的治疗。然而在乳牙列期或替牙列期，这些错𬌗畸形才刚刚开始显露出来。

    美国正畸协会提出儿童错𬌗畸形诊断不得迟于 7 岁，目的是可以对儿童错𬌗畸形做到早发现、早诊断、早干预。为什么会选择在 7 岁这个时间呢？首先，我们知道 7 岁这个阶段儿童牙列大多处于替牙早期，上、下颌切牙刚刚建𬌗，形成早期前牙覆𬌗、覆盖关系。随着更多临床实践经验的积累，笔者发现早期切牙建立的这种覆𬌗、覆盖关系并不会随着侧方牙群萌出而改变，说得仔细点就是上、下颌尖牙的萌出并不会明显影响到上、下颌切牙基本覆𬌗、覆盖关系。虽然部分儿童会出现侧切牙牙根受到尖牙牙胚压迫后倾斜的现象，但这种倾斜对整体覆𬌗、覆盖程度的影响往往较小。一旦切牙建𬌗早期形成了覆𬌗、覆盖关系，后期即使随着儿童牙颌面生长发育依然会保持这个基本态势。其次，由于乳牙列期或替牙列期是这些错𬌗畸形的发生期、发展期，对错𬌗畸形进行预防或阻断需要了解其对应的病因。以上颌前突这类错𬌗畸形为例，我们需要分析哪部分颌骨问题来自遗传、牙弓狭窄是不是来自口呼吸不良习惯、上颌前牙唇倾并伴有散在间隙是不是因为儿童有咬下唇习惯等。抛开遗传因素，这些影响儿童错𬌗畸形的环境因素有明显的时间规律和特点，如龋齿会诱发乳磨牙早失，进而导致相邻恒牙倾斜、间隙丧失，这种乳牙早失具有明显的时间特点，其更多地发生在替牙早期。再有就是对错𬌗畸形影响巨大的不良口腔习惯，如张口呼吸、吮指、吐舌等，这些不良口腔习惯也是集中出现于儿童乳牙列期或替牙早期。再者，对错𬌗畸形诊断和治疗必不可少的就是间隙管理和预测。目前有很多关于替牙列间隙预测的方法，如 Moyers 预测法、华西 Moyers 预测法等。在临床实践中，笔者也总结了一种较为简单的反向推导方法来进行替牙早期的间隙预测，即提前判定后续替换的恒尖牙、第一前磨牙和第二前磨牙的总宽度小于或等于其对应乳牙的宽度总和，这样在替牙早期已经萌出的切牙拥挤度就可以基本代表全牙列拥挤的程度。

所以，我们在儿童替牙早期基本可以知晓导致这些错𬌗畸形的病因、可以预测牙列排齐等治疗需要的间隙、可以诊断出影响侧貌的上下牙列在前后端的咬𬌗关系，甚至可以通过 X 线片分析、诊断和预测颌骨的发育，来对错𬌗畸形进行较为可靠的、全面的诊断分析。因此，本书分为 3 个部分，旨在论证儿童错𬌗畸形的诊断应把握好替牙早期的观点。

第一部分是对导致错𬌗畸形发生的病因的时效性进行讨论。这一部分分别从遗传因素和环境因素对牙颌面畸形的影响和其自身发生、发展的时间特征进行分析、总结，主要包括龋齿、牙发育异常、口颌系统功能紊乱（不良习惯）等因素。

第二部分是针对儿童侧貌面型的预测。这一部分的目的是探讨在儿童替牙早期对其侧貌预测的可靠性，进而得出侧貌面型是否适合在儿童替牙早期进行诊断的结论，主要从生长型、磨牙关系、覆𬌗、覆盖和软组织影响等方面进行分析、论证。

第三部分是探讨在上、下颌切牙刚刚替换的替牙早期进行间隙预测的可行性、可靠性。

显然，错𬌗畸形早期诊断与传统恒牙列期诊断相比极具个体化特点，临床医师应将更多的注意力放到错𬌗畸形的特征、病因、儿童牙颌面和全身生长发育等方面上，与患儿及其家长应详细沟通。笔者相信错𬌗畸形的早期诊断绝对是一个充满魅力的过程，并能给医师带来更多的自信。

引言
Introduction

关于儿童错𬌗畸形诊断时机的选择

1.关于儿童替牙期错𬌗畸形诊断的特点

恒牙列期面对的错𬌗畸形更多是相对静止的、稳定的，而在乳牙列期或替牙列期的错𬌗畸形往往是相对动态的、发展的。随着临床工作进展的深入，针对错𬌗畸形采取纠正治疗的思维渐渐被预防、阻断的思维所取代。举几个简单的例子：恒牙列期Ⅱ类1分类重度深覆盖、深覆𬌗的错𬌗畸形很可能表现在患儿7岁、8岁时就伴有较为明显的张口呼吸习惯或咬下唇习惯；中度或重度的恒牙列拥挤很可能来自儿童时期乳磨牙龋齿早失所诱发的间隙丧失；恒牙列上颌前牙中线偏斜很可能来自偏侧乳尖牙早失。这些临床上关于错𬌗畸形发生、发展的思考不得不促使笔者重新审视自己的正畸观点，思考什么才是针对错𬌗畸形的相对有效的介入治疗。人体的绝大多数疾病，小到感冒，大到心血管系统疾病、肿瘤等，预防的意义远高于治疗，而正畸技术却看似未能沿此道路发展，这可能是由于正畸作为一门特殊的医疗学科对治疗手段依赖严重，明显受到矫治工具的限制；也可能因为相对于混乱、不稳定的替牙列期，恒牙列期更稳定、更容易把握。

替牙列同时包含乳牙和恒牙，常常带给口腔科医师一种混乱的感觉。然而，儿童错𬌗畸形替牙期诊断另一个显著的特点是——可以在替牙期进行分段诊治，即可以将整个替牙期（6.5～11.5岁）分为3个阶段。Björk很早就将替牙列期分为：①替牙列早期，乳切牙已脱落，恒切牙和第一磨牙开始萌出；②替牙列中期，恒切牙和第一磨牙完全萌出，乳3、4、5仍存在；③替牙列晚期，乳3、4、5脱落，恒尖牙、前磨牙开始萌出。此外，FILIPSSON法（1975年）通过纵向对单个个体恒牙萌出的评估，给出了一张标准的牙齿萌出数量和年龄的曲线图，可以预测到以后牙齿的萌出年龄，同时预测平台期，就是萌出12颗牙齿后牙齿相对比较稳定的时期（平均值是8.5岁左右），这个平台期可以计算儿童牙齿发育与标准值的发育速率之比。换言之，口腔科医师可以通过这个平台期平均值估算个体儿童换牙速率与标准儿童换牙速率之间的差异。例如：一名儿童在7.5岁时上颌2颗侧切牙刚刚建𬌗，这意味着这名儿童的换牙速率比其他大多数儿童大体快上1年。这个平均值也适用于评价患者的替牙期牙齿萌出的速率。所以，笔者在临床上根据牙龄（萌出时间）一般将替牙期概括为3个阶段，谨供临床医师参考：①替牙早期（6.5～8.5岁），替牙顺序依次为下颌1（6.5岁）、上颌1（7岁）、下颌2（7.5岁）、上颌2（从萌出到建𬌗是7.5～8.5岁）；②替牙中期（8.5～9.5岁），不换牙；③替牙后期（9.5～11.5岁），下颌3、4在9.5～10.0岁开始替换，上颌4、3在10.0～10.5岁替换，4颗第二前磨牙在10.5～11.5岁替换。所以，整个替牙周期大体上持续5年时间。也会有少部分儿童会出现下颌2替换时间早于上颌1、上颌3萌出，晚于上颌5萌出等临床现象，在此不再详细讨论。

　　每个阶段都具有独特的临床特点和诊断意义。在替牙早期，上、下颌前牙已建𬌗，形成恒牙最早期的前牙覆𬌗、覆盖，这种覆𬌗、覆盖关系一直到成年都会表现得相对稳定，特别是Ⅱ类错𬌗畸形（关于这部分，我们会在本书第九章中具体讨论）。在替牙早期另一个重要特点表现在相较于乳牙列，牙弓长度短期内增加明显，特别是前牙区。其重要临床意义在于部分对牙弓长度变化较为敏感的临床矫治器，如隐形矫治器，不能很好地适应这个阶段长度的快速变化。相反，一些对牙弓长度发育没有限制的矫治器则在这期间具有其独特的优势。在临床实践中，笔者往往参考上颌侧切牙建𬌗到下颌乳尖牙松动这两个标志点中间的时期，将其划定为替牙列中期，这个时期最大的特点之一就是儿童口内牙列正好存在 12 颗恒牙和 12 颗乳牙，而且在此阶段无论是乳牙还是恒牙都表现出极好的稳定性。依据这种临床特点，很多固定在牙齿上的矫治手段可以考虑在此阶段实施。下颌乳尖牙松动、脱落标志着替牙列后期的开始，在这个阶段，侧方牙群的替换无疑是其主要内容，很多临床矫治器中导萌技术的优势更多地在这个时期被发挥出来。当然，这个时期最大的特点还要属 Leeway Space 对恒牙萌出和第一恒磨牙建𬌗的生理意义。在替牙列 Ⅱ 类、Ⅲ 类错𬌗畸形儿童中正畸医师对 Leeway Space 的运用也可以很好地降低部分病例矫治的难度。

除了替牙列期有规律可循这个显著的特点外，在儿童从乳牙萌出到乳恒牙替牙完毕这段时间，也往往是儿童颅颌面生长发育的快速期。这里依然存在一条围绕口颌面功能与形态发育之间的"暗线"，它们之间的联系在临床上正在引起越来越多的儿童口腔医师们的重视。儿童颅颌面部各个组织结构的生长速率存在着明显的差异。如果从功能需要的角度来看待这一差异，则更加容易理解存在这些差异背后可能的机制。如果按照口颌面基本功能对人体生长发育的重要性进行排名，呼吸功能必然排在第一位，紧随其后的是吞咽功能和咀嚼功能。儿童颅颌面中颌骨、牙齿、神经肌肉的生长发育与这些功能表达存在密不可分的联系。在早期儿童颅颌面生长发育过程中，由于呼吸功能的需要，主体围绕鼻腔构成的以上颌骨为主的周围骨组织（鼻上颌复合体）的体积最先快速增大，故在颅颌面发育早期面中份发育明显早于面下份。在婴儿时期，由于乳牙还未萌出，不能进行咀嚼，主要通过舌、唇等组织完成的婴儿式吞咽行使吞咽功能。

随着乳切牙萌出，婴儿式吞咽大多数情况下逐渐转为成熟的吞咽模式。但仅凭借吞咽功能，食物营养不能更好地被机体吸收利用，无法很好地支撑机体生长。而随着儿童乳牙列建𬌗完毕（3岁左右），咀嚼功能相较之前大大提高。随之而来的就是下颌骨及其周围组织的快速发育，面下份在矢状向和垂直向上逐渐进入快速发育期。下颌骨的另一次发育快速阶段也常常伴随着恒牙替换完成、咀嚼功能的再次提高而到来。显然，颅颌面各个组织结构的形态发育紧密围绕功能行使这一目标不断改进、变化着。最明显的例子就是在Ⅱ类、Ⅲ类错𬌗畸形中为了可以行使咀嚼这一功能，临床上常常可以看到上、下颌牙列在垂直向、矢状向出现代偿性移动。

2. 以病因和问题联合为导向的早期诊断

从青春期开始，口腔科医师所面对大多数的恒牙列错𬌗畸形基本表现趋于稳定，例如：变化幅度较小的牙列拥挤程度，上、下牙列之间较为稳定的矢状向、横向和垂直向关系，较为成熟的口颌面功能习惯，上颌骨的发育趋于平缓等。虽然下颌骨在一定程度上还具备生长潜力，我们依然可以借助骨龄预测等方法对错𬌗畸形加以预测。所以，从恒牙列早期开始，以牙颌面错𬌗畸形问题为治疗导向的矫正，例如：针对Ⅰ类、Ⅱ类、Ⅲ类错𬌗畸形的矫治，针对成年错𬌗畸形患者的矫治和需要正颌外科辅助治疗患者的矫治等，多年以来一直是正畸治疗的主要特点之一。

然而，相较问题表现已经基本明朗的恒牙列矫治，乳牙列期、替牙列期则是各种错𬌗畸形发生、发展的阶段，也是儿童牙列、颌骨等颅颌面重要结构均处于生长、发育中的重要阶段，这是一个相对迅速变化的过程。如果此时未对造成错𬌗畸形的病因进行追溯，则不能很好地了解该类错𬌗畸形的发生，也无法对其发展做出较为精确的预测。例如，对一例前牙开𬌗的儿童仅仅采用2×4手段进行矫正，并未对可能导致儿童开𬌗的吐舌习惯进行训练或改正，那么该错𬌗畸形的矫治效率在很大程度上会受到影响，即使效果明显，后期复发的概率依然不低。

影响错𬌗畸形的因素包含遗传因素和环境因素。目前，针对儿童错𬌗畸形在较早阶段就进行预防性介入的临床活动内容较为广泛，包括：对因呼吸系统问题影响儿童颜面部发育的系统性预防、各类影响牙颌面畸形儿童不良口腔习惯的宣教和训练、可诱发乳牙早失等各类龋病的预防等。然而由于各种原因，针对儿童错𬌗畸形的预防工作还未能引起社会和家长们的充分重视，大多数家长还是选择在错𬌗畸形表现明显后开始急迫地就医求助，这就导致临床工作更多地处于针对错𬌗畸形的阻断性治疗阶段。同时，由于儿童颅颌面、牙列均处于生长发育期，儿童错𬌗畸形也处于发展变化中，这要求口腔科医师在对待处于发展早期或中期阶段的儿童错𬌗畸形，除了具备解决该类错𬌗畸形问题能力的同时，也应具备对该畸形病因探索的意识，才可以更好地安排儿童错𬌗畸形进行矫治。

3. 选择替牙期早期诊断儿童错𬌗畸形的优势

相较于恒牙列期矫治需要从牙列、面型、功能𬌗、模型分析和头影测量等正畸经典分析诊断而言，融入关于错𬌗畸形病因的分析和诊断则是儿童替牙期错𬌗畸形诊断的重要特点。影响错𬌗畸形的因素主要包括遗传因素和环境因素，越来越多的临床医师将注意力放到环境因素对儿童颜面部错𬌗畸形的影响上来。其中，一些研究认为由"功能"因素引发的错𬌗畸形达到44%，例如：偏侧咀嚼、舌头的位置和张力降低、习惯性的口呼吸等。这表明几乎一半的错𬌗畸形可以通过改变不良习惯或恢复口腔系统的软组织功能从而早期纠正其带来的不良影响。如果我们对功能因素进行更深入的分析，那么这一事实的重要性就更明显了。在其他研究中也发现样本中高达72%的错𬌗畸形来自儿童口腔不良习惯（例如：使用安抚奶嘴、咬指甲、咬嘴唇、用手指和舌头吮吸）。口腔医师可以通过某些临床针对措施，大大降低预期错𬌗畸形的发生率。然而，这些不良口腔习惯的发生大多具有明显的时间规律，其主要集中在乳牙列期、替牙列早期。列举反例可以将这个结论解释得更清楚些：在临床中，你很难想象出一名替牙早期就保持正常覆𬌗、覆盖和面型的儿童在后期的发育过程中会出现由吐舌习惯引起的前牙开𬌗；一名替牙早期乳尖牙和磨牙横向、矢状向关系均正常的儿童后期会突然出现偏侧咀嚼或者吮指等不良口腔习惯。

除了病因影响儿童错𬌗畸形的发生、发展之外，当代口腔正畸医师更多地关注错𬌗畸形对面部的比例和侧貌美观的影响，这其中牙列在矢状向、垂直向、横向的改变往往会直接或间接影响到侧貌美观。例如，在替牙早期前牙建立的覆𬌗、覆盖关系会直接影响到面下部上、下唇和颏部的软组织形态。此外，上、下颌骨也是构建颌面部的重要结构，其三维方向的改变，特别是矢状向和垂直向的改变均会影响到侧貌面型。所以，在错𬌗畸形诊断中除了需要关注牙槽因素外，颌骨的生长型也是绝对不能忽略的。然而，无论是覆𬌗、覆盖也好，还是生长型也好，这些影响侧貌的关键因素依然在替牙早期就已经基本表现出来。例如，大量纵向研究发现在替牙早期阶段表现为Ⅱ类1分类的错𬌗畸形，上、下颌覆𬌗、覆盖，切牙角度，颌骨生长型在经过头影测量分析后得出的数据在未经干预下与其在恒牙早期的表现并无明显差异（参见本书第九章）。

就像任何一种疾病在早期都会在机体内出现各种征兆一样，发生在颅颌面的错𬌗畸形依然会在早期给予医师和患者各种提示。随着早期介入病例量不断累积，笔者发现大多数的错𬌗畸形矫治中需要解决的主要问题自从在替牙早期表现出后会一直持续到恒牙期，也就是说，该错𬌗畸形需要解决的临床问题在早期就已经表现得十分明显了。而且导致患儿牙颌面畸形出现的遗传因素或环境因素（不良口腔习惯等，如口呼吸、异常吞咽）也在该阶段表现得十分明显。同时，各种临床间隙预测方法实用性、准确性的提高，给口腔科医师提供了明确的参考价值，即在儿童替牙早期几乎可以得到关于错𬌗畸形发生、发展等有关诊断的众多信息。虽然部分错𬌗畸形仅能在恒牙列期才能表现出来，如磨牙区的拥挤、颏部的发育等，但更多的具有极高诊断价值的信息在早期就已经明显展现出来了。所以，笔者也希望本书关于这些信息的讨论和总结，可以帮助更多临床医师在错𬌗畸形管理的过程中更加重视起替牙早期这个阶段。

目录
Contents

02　第二部分
侧貌面型的生长发育和早期评估

第五章　　从现代正畸学目标的转变看错𬌗畸形

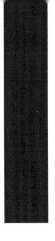

PART
01

第一章
Chapter One

儿童龋齿在替牙期早期的发病表现

一、龋病

龋病（dental caries）是在以细菌为主的多因素作用下，牙无机物脱矿、有机物分解导致牙体硬组织发生的慢性进行性破坏的一种疾病。龋齿是全世界最常见的慢性病之一，个人一生都容易感染这种疾病。随着时间的推移，产酸细菌和可发酵的碳水化合物与包括牙齿和唾液在内的许多宿主因素之间发生了复杂的相互作用从而形成龋病。

（一）龋病的病因

龋病是多因素疾病，导致龋病的病因包括细菌、菌斑、食物、牙及其所处的环境等。目前学者普遍认为龋齿是一种可传播的感染性疾病，多种因素影响其发生、发展。龋病的产生需要宿主（即处于特定口腔环境中的牙齿）、饮食来源的底物和耐酸细菌。唾液（也被认为是一种宿主因素）、底物和细菌形成一层生物膜（即牙菌斑），紧密黏附于牙齿表面，为细菌提供持续的营养，从而使细菌产酸引起牙齿脱矿。唾液的流速、黏稠度、缓冲能力和再矿化能力是影响龋病的重要因素，在某种程度上调节着龋病的进展和转归。如果口腔环境处于平衡且有利的状态，唾液中的成分可以形成牢固的磷灰石结构从而使牙齿变得坚固；如果口腔环境处于不利的状态（短时间内产生大量的酸），则足够的唾液能稀释和缓冲细菌产生的酸，可以减慢牙齿破坏进程甚至修复牙体组织。使牙釉质溶解的临界 pH 约为 5.5，而使牙本质溶解的临界 pH 要略高一些。此外，许多解剖因素、行为因素、饮食因素、遗传因素、社会因素、文化因素、社会经济因素和不同的治疗方法都显著影响着龋病的活跃性。

（二）龋病可干预、可预防

龋病是一种可预防的疾病，通常起始于牙釉质，在早期阶段进展缓慢，猖獗龋是例外。龋洞形成是龋齿进展至较晚时期的表现，在此之前，若能营造出有利的口腔环境，龋病可能会被终止甚至逆转。我们要强调的是对龋坏牙齿进行修复治疗并不能治愈龋病。如果导致龋洞形成的不利口腔环境持续存在，龋病将一直存在。通过减少致龋菌微生物的数量以治疗口腔感染，建立有利的口腔环境以促进牙体组织再矿化，会使龋病过程终止，进而控制龋病的进展。

（三）低龄儿童龋病

美国儿童牙科学会对低龄儿童龋病的定义为：71月龄及以下儿童只要在任何一颗乳牙上出现一个或一个以上的龋（无论是否形成龋洞）、失（因龋所致）、补牙面，即为低龄儿童龋病（early childhood caries，ECC）（图1-1）；3岁以下儿童在任何光滑面出现龋坏，即为重度ECC。尽管预防性口腔科技术取得了重大进展，但ECC仍在全球范围内影响着大量儿童。ECC是最常见的慢性儿童疾病之一，患病率最高的是贫困、社会弱势和少数族裔群体。

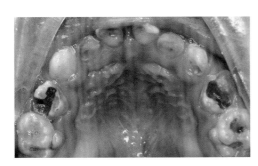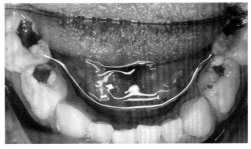

图1-1　患儿3岁，全口多颗牙龋坏

（四）低龄儿童龋病的临床表现

儿童早期龋病是一种侵袭性的龋病表现，影响婴幼儿的乳牙，通常发生在前牙表面，也可影响上颌或下颌乳磨牙。它开始于沿牙龈边缘的上颌乳切牙的白斑病变，如果这种表现继续下去，龋齿可能会恶化，导致牙冠完全破坏。在中度阶段，龋齿开始扩散到上颌磨牙。在严重的情况下，龋齿会破坏上牙并扩散到下磨牙。儿童早期龋通常从上颌乳切牙开始，然后根据牙齿的萌出顺序依次在第一磨牙、尖牙和第二磨牙发生病变。临床上，龋病的第一个可见征兆可能是牙龈边缘附近出现白黄色线状（"白斑"）的亚表层病变。由于原牙釉质相对较薄，这些白斑病变通常在短时间内空化。与釉质发育不全相关的一种严重的 ECC 被称为"发育不全相关的严重低龄儿童龋"（hypoplasia-associated severe early childhood caries，HAS-ECC）。HAS-ECC 通常见于生活贫困的非常年幼的儿童，这些儿童被认为是一个高风险的临床群体，通常需要不同的、有针对性的治疗方法。

（五）低龄儿童龋病的影响

与健康儿童相比，幼儿龋齿会导致患儿口腔疼痛和牙周脓肿、进食困难、体重和体重指数下降及学习成绩下降。此外，幼儿因龋齿而过早拔除乳牙可能会导致咬𬌗不正。最后，患有 ECC 的儿童将来恒牙患龋齿的风险更高。

二、龋病与错𬌗畸形

错𬌗畸形是儿童在生长发育过程中，受遗传因素和环境因素影响所导致的发育畸形，是儿童和青少年最常见的口腔疾病之一，不但妨碍儿童口腔颌面软硬组织的正常发育，影响牙齿和牙周组织的健康，而且对口腔的功能和颜面的美观也有影响，影响儿童的性格和心理健康。龋病是在多因素作用下发生的一种慢性感染性疾病，威胁儿童的口腔健康和全身健康，龋齿的发生、发展影响儿童的口腔健康，严重者还会影响儿童的生长发育，而龋病是错𬌗畸形最常见的病因之一。

（一）乳牙早失对错𬌗畸形的影响

乳牙是儿童行使咀嚼功能的重要主体，乳牙存在有利于恒牙的正常萌出和正常恒牙列形成。乳牙替换有一定的规律和时间，乳牙早失不仅严重影响患儿的咀嚼功能，还会影响恒牙胚发育、后继恒牙的萌出、牙弓的发育、恒牙排列。乳牙列的完整和正常形态是保持乳牙牙弓长度、宽度和牙弓弧形长度的基本条件，也是恒牙正常萌出和排列的重要保证。乳牙生理间隙的保持，是维持后继恒牙在正常位置萌出的关键。在乳牙列向恒牙列发育的过程中，各种原因造成的乳磨牙早失，都将使生理间隙缩小，影响后继恒牙的正常萌出而造成恒牙的排列紊乱。

（二）乳牙早失将导致间隙减小

Liu 在 1949 年发表了第一个乳牙早失导致间隙丧失的量化实验，研究显示，上颌骨第二乳磨牙的早期缺失将导致 2.49 mm 的间隙损失；上颌第一乳磨牙的早期缺失将导致 2.2 mm 的间隙损失；而上颌第一乳磨牙和第二乳磨牙的缺失将导致 2.3 mm 的间隙损失。在下颌牙弓，拔除第二乳磨牙、第一乳磨牙或两者同时拔除时，相应的间隙损失分别为 1.38 mm、1.42 mm 和 1.93 mm。

Owen 在 1971 年通过回顾性研究总结了乳牙早失超过 12 个月的患儿至少有 96% 发生了间隙减小，上颌第二乳牙早失最易发生间隙减小；上颌乳牙早失导致间隙减小的发生率大于下颌牙，在乳牙早失前 6 个月至 1 年，间隙减小的速度最快，之后间隙减小的速度将有所减缓；上颌第二乳磨牙早失致间隙减小的程度最大，其次是下颌第二乳磨牙，而上、下颌第一乳磨牙早失所致的间隙减小程度几乎相等。乳牙早失时间越长，间隙丧失越大，尤其是第一恒磨牙萌出前的乳牙早失；上、下颌间隙减小的方向不一致，上颌主要后牙近中移动，下颌主要前牙远中移动；牙齿早失间隙再变大的情况发生概率低，偶尔可发生于接近替牙期时所拔的牙齿。乳牙拔除得越早（尤其是第一恒磨牙萌出之前），就越容易移动。

Clinch 和 Healy 报道，在第一恒磨牙萌出前拔出乳 5，上颌间隙 3 年平均减少了 6.18 mm。而 Davey 报道为 6.12 mm，Breakspear 报道为 8 mm。

Moore 的研究发现，乳牙早失导致中线偏移（中线偏于拔牙侧，下颌比上颌明显）、间隙丧失、牙列拥挤。乳尖牙或乳磨牙早失后，发生恒牙列错殆畸形的概率比无乳牙早失者多 3 ～ 4 倍。

Valeria 等的研究提示，在第一恒磨牙萌出之前，乳牙的早期拔除导致 25% 的病例的间隙损失高达 7 mm，上颌的间隙减小更为明显。如果拔牙是在第一乳磨牙萌出后进行的，在上颌牙弓和下颌牙弓中分别有 1/3 和 1/4 的病例间隙丧失较小。乳牙早期拔除是导致错殆畸形最常见的原因，因为其会导致切牙导向改变（如果涉及前牙的话）、肌功能改变、前颌骨发育不全和垂直方向的改变，其也是导致永久性间隙丧失、牙列拥挤的一个因素；该研究还发现龋齿导致乳牙早失或者拔除与中线偏移有显著相关性。

邓辉分析了乳磨牙早失间隙的变化，其研究纳入121例乳磨牙早失患儿，年龄为4～11岁，失牙时间从1个月至6年不等，其中多数为1～2年，以相同牙弓对侧同名牙为对照组或以未拔牙前的间隙测量记录作为对照比较，结论为乳磨牙早失多引起间隙变小。当第二乳磨牙缺失或第一乳磨牙、第二乳磨牙联合缺失时，间隙变小的量更为显著；拔牙年龄越早（尤其是在第一恒磨牙及其他相邻的恒牙活动萌出时期），间隙的变化越明显，间隙丧失的速度越快，间隙变小量也越大。拔牙后3个月之内间隙即可发生变化，在1年后变化较为稳定。乳磨牙早失后所造成的间隙变小可引起牙弓缩小，萌出间隙不足造成牙齿错位、埋伏甚至由于下颌乳磨牙早失引起覆殆、覆盖的加深，特别是第二乳磨牙的早失还会引起殆关系的紊乱。研究还发现，在儿童6岁时乳磨牙缺失间隙减小最多，达2.69 mm，7岁时为1.94 mm。

谢玲的研究纳入在儿童口腔科就诊的年龄为6～9岁的28例患儿，缺失乳磨牙共28颗。选择标准：单侧第一乳磨牙或第二乳磨牙早失，除缺失乳磨牙外，其余牙列完整。28颗患牙中，上颌第一乳磨牙缺失6颗，第二乳磨牙缺失8颗，下颌第一乳磨牙缺失9颗，第二乳磨牙缺失5颗。通过3个月、6个月、9个月、12个月的临床测量，比较患儿每3个月早失乳磨牙形成间隙的变化情况和牙弓长度的改变情况，证明乳磨牙间隙在前6个月的间隙变化较快，牙弓长度的变化最大。

乳牙在正常替换前缺失会造成恒牙萌出受阻、错位萌出、牙弓长度缩短等不良后果。乳牙早失多引起间隙变小，拔牙年龄越早（尤其是在第一恒磨牙及其他相邻的恒牙萌出时期，牙齿处于不断萌出的过程），间隙的变化越明显，间隙丧失的速度越快，间隙丧失量也越大。乳磨牙早失后所造成的间隙变小可引起牙弓缩小，萌出间隙不足，造成牙齿错位、埋伏，甚至由于下颌乳磨牙早失引起覆殆、覆盖的加深，特别是第二乳磨牙的早失还会引起殆关系紊乱。乳

牙早失使颌骨和咀嚼肌得不到正常的生理刺激而发育不均衡，可造成颌面部畸形，并且乳牙脱落过早，儿童惯用牙龈咀嚼，使局部牙龈角化增强，龈质坚韧、肥厚致恒牙萌出困难。乳牙过早缺失，也能引起邻牙倾倒，对颌牙延伸，造成牙列紊乱与正常殆关系的改变。特别是第二乳磨牙早期缺失，可使第一恒磨牙向近中移位或倾斜，致使第二双尖牙不能萌出到正常位置。乳牙的过早丧失可能会造成牙齿的倾斜、扭转等情况，破坏牙列的完整性。当乳牙或恒牙发生位移时，牙弓会一定程度地变小，牙弓变小之后就导致恒牙的拥挤，甚至对于后继恒牙的萌出产生不利的影响（图1-2）。

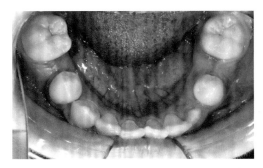 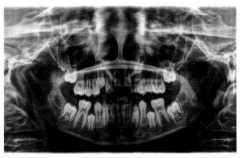

图1-2 75、85早失导致间隙减小，35、45萌出间隙不足

（三）严重的乳牙龋坏对错殆畸形的影响

龋病是混合牙列和恒牙列错殆畸形常见病因之一，与此同时，拥挤的牙齿对牙菌斑的敏感性增加，从而导致龋齿的发展。龋病是儿童最常见的慢性牙病。随着无机物的脱矿和有机物的分解，龋齿逐渐发生崩解而引起牙髓炎症和根尖周组织病变，尤其对儿童的生长发育产生不良影响。多数乳牙龋坏、牙冠崩坏，影响儿童的咀嚼功能，妨碍营养摄入，危害儿童颌面部和全身的生长发育，机体的免疫力也可能降低；乳牙龋坏会影响美观，前牙区严重龋坏时，更会影响发音，危害儿童的心理健康。人们普遍了解乳牙过早丧失通常会导致牙弓间隙丧失，认知不够的是大面积的龋损对错殆畸形的影响。

许多研究认为严重的乳牙龋坏与错殆畸形呈显著正相关。Patil Disha的研究证实错殆畸形与乳牙龋坏的相关性虽不显著，但错殆畸形儿童比非错殆畸形儿童有更多的龋齿。Valeria的研究显示，即使乳牙没有过早脱落，由于严重龋齿导致牙齿结构的破坏，牙弓长度也会减少；牙弓长度减少不仅会增加牙列拥挤程度，还会增加前牙的覆𬌗、覆盖。Stahl的研究表明，在混合牙列的儿童中，后牙反𬌗和深覆𬌗的错𬌗畸形与龋齿患病率具有统计学上的显著相关性。

William在1980年的一项乳磨牙间隙变化的纵向研究中，将儿童分为无龋组、一般龋坏组、龋坏严重组、龋坏治疗组4组，证实严重龋坏组的DE间隙与无龋组DE间隙有统计学意义：下颌在10岁，上颌则在9岁和11岁时差异显著；研究还发现乳牙龋病严重组的乳磨牙比无龋组平均早脱落1年，存在显著性差异，龋齿严重组平均比无龋组DE间隙小1 mm。乳牙的严重龋坏，特别是邻面龋坏会使相邻牙齿之间倾斜，牙弓长度减少，增加错𬌗畸形发生的可能。严重的乳牙龋坏还会造成儿童咀嚼功能降低，影响进食，颌骨发育刺激减小，导致牙量/骨量不调，造成牙列拥挤。单侧乳牙严重龋坏还会造成儿童偏侧咀嚼，严重者可能发生偏颌，导致颜面不对称，影响面容和儿童身心健康。

Jing Zou则指出，广泛的未经治疗的龋齿及其并发症，如牙痛，直接导致咀嚼功能减退或不对称咀嚼，改变功能性咬𬌗接触的分布。长期单侧咀嚼可导致面部生长发育不全，导致错𬌗畸形和牙面畸形，磨牙邻面龋可导致近远中宽度减小（图1-3）。相邻的牙齿有向受影响区域移动的趋势，这可能减少牙弓长度。失去弓长可能导致牙齿移位、牙列拥挤，咬𬌗稳定性和咀嚼能力降低。此外，一些研究也证实错𬌗畸形会增加龋齿的发病率，尼日利亚一项研究证实

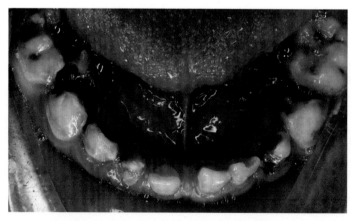

图1-3　74、75、84邻面龋坏导致间隙减小

儿童牙列拥挤和后牙反殆增加了龋病的发生率。Feldens 的研究证实错殆畸形增加了龋齿发生的可能性，龋齿严重程度的增加与错殆畸形严重程度的增加和正畸治疗的需求有关。上颌不规则和异常的磨牙关系是造成这种联系的主要原因。此外，研究中还发现有牙列拥挤、下颌不规则、上颌和下颌过度突出和前牙开殆的个体也患有更严重的龋齿。

（四）乳牙牙髓病和根尖周病对错殆畸形的影响

乳牙根尖周病是儿童口腔科常见病和多发病，绝大多数是由龋源性牙髓病发展而来。而感染导致的疼痛、肿胀往往是家长带幼儿就诊的首要原因，很少有家长能主动带儿童到专业的口腔科进行预防性咨询或治疗。

在临床观察中，大部分幼儿口内都有未治疗的龋坏牙齿，而且有继发感染的危险。乳前牙龋坏严重者可导致乳前牙根尖周炎、间隙感染、乳前牙早失，严重者可能会导致恒前牙迟萌、恒前牙牙胚倾斜、恒前牙牙胚倒置、前牙区错殆畸形，影响美观。乳磨牙根分歧处髓底较薄、副根管丰富等结构特征导致牙髓感染，炎症容易扩散至根分歧区导致乳牙根吸收及局部骨质破坏。恒牙萌出及发育异常源于乳牙根尖周病变。

乳牙和后继恒牙胚为相互依存的整体，相互作用，相互依赖，反之亦然；这种关系可以通过机械创伤或龋齿损伤而改变。牙齿的萌出是一个复杂的过程，其机制相当复杂。有活髓的乳牙是恒牙正常萌出的环境，乳牙牙髓发炎，如果不进行干预，对周围环境的渗透会影响后继恒牙的牙胚和根周结构，这可能会引起后继恒牙的发育和萌出异常，如恒牙过早、延迟或异位萌出，导致后继恒牙不规则萌出和排列，增加错殆畸形的可能性。一方面，严重根尖周病变引起的乳牙早期缺失影响咀嚼功能，可能改变颌面部和全身的生长发育；另一方面，也可能导致咬殆停止和垂直向间隙的损失，造成深覆殆和深覆盖。

细菌侵入牙髓腔后炎症扩散，以不可逆的方式改变并破坏乳牙根尖周组织结构。根尖周组织发生的炎症感染包括脓肿、囊肿、肉芽肿、乳牙牙根和根周骨组织的内外炎症性病理吸收、牙槽骨的丢失、后继恒牙胚组织周围改变。当乳牙根尖周炎扩散到恒牙胚时会干扰恒牙的形成，导致损伤。损伤范围可从低钙化到牙釉质发育不全，严重者可影响恒牙的发育、牙囊的形成，甚至对恒牙萌出产生影响。后继恒牙胚发育过程中受影响的严重程度取决于钙化的阶段和乳牙根尖周感染的严重程度。乳牙根尖周炎由于根尖炎症向牙槽骨深部扩散，可导致后继恒牙牙胚的牙槽骨破坏，影响正在发育的恒牙牙胚，引起各种病理性变化，包括恒牙牙胚发育畸形，致使恒牙早萌和迟萌、错位萌出，甚至阻生（图 1-4）。

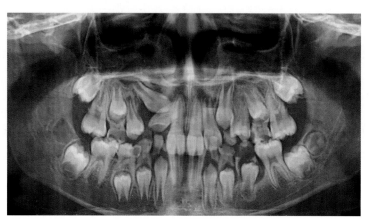

图 1-4　53 根尖周炎，12、13 牙胚位置异常。24 扭转。65、75 根尖周炎，25、35 牙胚异位

有研究认为，乳磨牙的根尖脓肿及牙槽骨吸收导致恒磨牙的早萌，而且乳牙根尖周炎持续时间越久，后继恒牙早萌趋势越明显，这可能是由于炎症持续越久，对牙槽骨破坏越大，造成恒牙胚萌出阻力的减小。慢性根尖周炎可引起后继恒牙的错位萌出，即使经过完善的根管治疗，后继恒牙错位萌出的比例仍比健康乳牙的后继恒牙错位萌出比例要高。错位多表现为颊舌向错位、扭转，这种情况往往会引起牙弓间隙的不足，从而影响后续恒牙的正常萌出，最终导致多颗牙齿的错𬌗畸形。长期反复发作的根尖周炎会破坏乳牙牙根与后继恒牙牙胚间的骨阻隔，导致炎症侵犯恒牙胚，进而致使其发育异常（特纳牙），甚至坏死，无法正常萌出，对于患者的口腔健康造成更大的损害。Fanning 的研究指出，当乳牙根尖周骨组织坏死后，引导管结构消失并遗留瘢痕组织，形成机械屏障导致恒牙异位萌出甚至埋伏阻生。Mabel Mariela Rodriguez Cordeiro 报道，乳牙根尖周可能导致后继恒牙异位、旋转萌出。

（五）第一恒磨牙龋坏对错𬌗畸形的影响

6～9岁儿童处于混合牙列期，第一恒磨牙正在萌出，但常被家长误认为乳牙而不予重视，这个阶段的患儿口腔卫生难以得到良好控制。第一恒磨牙对上、下颌牙齿的萌出和排列至关重要，其萌出时间早，矿化程度低，𬌗面有较深的窝沟点隙，易导致食物残留，存留的食物易发酵、产酸，最终引起牙体硬组织破坏，形成窝沟龋。

第一恒磨牙是最早萌出的恒牙，其𬌗面形态复杂，拥有较多尖窝、点隙裂沟，牙根多且粗壮，故当上、下颌第一磨牙接触以后，易于保持稳定，可引导其他牙齿达到正常位置，因此，第一磨牙的𬌗关系很重要。第一磨牙在牙列中的位置很特殊，与咀嚼肌在颌骨上的附着部位接近，是牙列中主要承受咀嚼负荷的牙。鉴于第一磨牙有以上特点，上、下颌第一磨牙的关系被称为𬌗关键，也是由于这些特点，第一磨牙易龋坏，更易因严重龋坏被拔除。2007年，国外学者对3所不同的口腔诊所进行调查，第一磨牙拔除率分别为45%、48%和25%，被拔除的患者平均年龄均在10岁左右，其多因第一磨牙萌出时间较其他恒牙早、𬌗面形态复杂、儿童的饮食因素和口腔卫生习惯不良而易发生龋坏，患牙常未被及时发现，导致不能修复而被拔除（图1-5）。

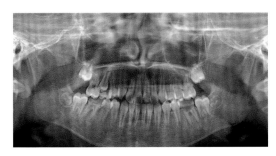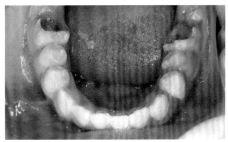

图 1-5　36 严重龋坏至底穿，无法保留

第一恒磨牙早失会导致邻牙倾斜、对颌牙伸长等继发性咬𬌗紊乱而引起错𬌗畸形。Fushima 等的研究表明缺失第一磨牙易形成远中错𬌗，下颌运动轨迹偏离中线。Cağlaroğlu 等通过前后位 X 线片测出早期缺失第一磨牙会引起牙齿和骨骼的不对称。牙齿的不对称主要表现在中线不对称，骨骼的不对称主要发生在面下 1/3。Koray Halicioglu 等通过 X 线曲面体层片测出早期缺失第一磨牙

会引起髁突和下颌支轻度不对称。单侧第一磨牙缺失，会使牙齿功能性接触面积减少，引起咀嚼效能的降低。有研究发现，下颌第一磨牙缺失后其咀嚼效率较正常拾者下降了30%左右。有研究表明，下颌第一磨牙缺失后咀嚼效率明显降低，为正常侧的50%～57%。Helen等对第一磨牙长期缺失患者的口外模型进行了研究，发现92%患者的对颌牙会伸长，其中68%患者的对颌牙伸出拾平面1 mm，27%患者的对颌牙伸长2 mm，此学者还发现了缺牙的邻牙倾斜。

三、龋病导致错拾畸形的发病时间特点

龋病是世界三大疾病之一，随着全球经济社会的发展、人口迁移和饮食结构改变的影响，近年来世界口腔疾病的分布出现了新的变化，龋病发病率在经历了一段时期的下降后，在一些欧美发达国家和亚洲发展中国家中出现了上升的现象。我国由于社会经济的快速发展、人民生活水平的不断提高，饮食结构发生了巨大的改变，食品加工越来越精细，人们对于含糖食品、含糖饮料的摄入量不断增加，这些改变不可避免地增加了龋齿发生的风险。同时，我国居民的口腔保健意识仍然不足。

美国、新西兰、意大利等发达国家儿童患龋率分别为23%、15.8%、14.4%；越南、萨尔瓦多等发展中国家和加拿大温尼伯地区儿童患龋率分别为74.4%、58%和45.5%。

2005年，我国第三次全国口腔健康流行病学调查结果显示，我国5岁儿童乳牙患龋率高达66%，龋均为3.5，乳牙充填比为2.8%，因龋导致乳牙早失占0.5%。2017年，我国第四次全国口腔健康流行病学调查显示我国3岁、4岁、5岁年龄组的乳牙患龋率分别为50.8%、63.6%、71.9%，乳牙龋均分别为2.28、3.4、4.24；乳牙患龋率随年龄增加而增加，全国3～5岁年龄组的充填比为3.1%，3岁、4岁、5岁年龄组的龋补充填比分别为1.5%、2.9%、4.1%；5岁组因龋导致乳牙早失占0.2%，因龋失牙率较第三次全国口腔健康流行病学调查有所降低（图1-6）。

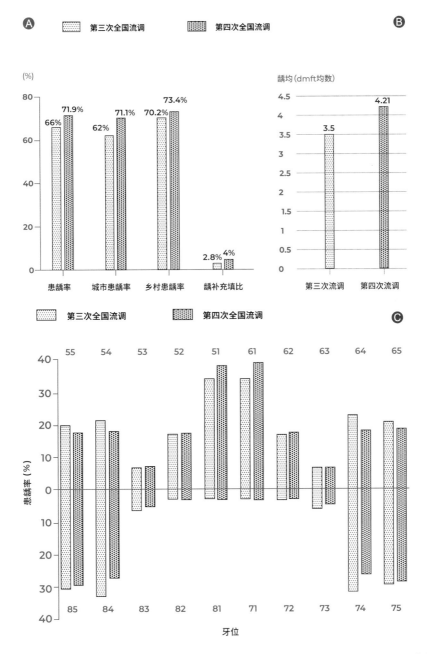

A. 患龋率，城市患龋率，乡村患龋率，龋补充填比对比；B. 5 岁儿童龋均对比；C. 5 岁儿童乳
牙龋齿患龋牙位分布。

图 1-6　第三次、第四次全国口腔健康流行病学调查数据对比

威尼斯城市和印度、沙特阿拉伯等发展中国家或地区的研究结果表明，乳
牙过早脱落的患病率分别为 8.5%、16.5%、51%。

发达国家乳牙龋病患病率远远低于发展中国家的主要原因是民众拥有良好的口腔保健意识，近年来包括我国在内的众多发展中国家人民也在逐步增强口腔保健意识。对于儿童龋病的预防，我们应该加强口腔卫生宣教。龋病的预防包括每日刷牙、使用牙线、磨牙预防性窝沟封闭、氟化物的使用、饮食指导等。

全国 5 岁儿童在 3 岁以前开始刷牙的仅有 13%，大部分儿童从 4 ~ 5 岁开始刷牙。5 岁儿童中每天刷牙 2 次的占 22%，20% 的儿童不刷牙。12 岁儿童中每天刷牙 2 次的占 28%。5 岁儿童即使刷牙，对牙齿的清洁程度也是不够的，需要父母的帮助。近年来家长对儿童的口腔健康越来越重视，家长能每天帮助、督促孩子刷牙由第三次全国口腔健康流行病学调查的 10% 上升到第四次全国口腔健康流行病学调查的 12.5%（图 1-7）。

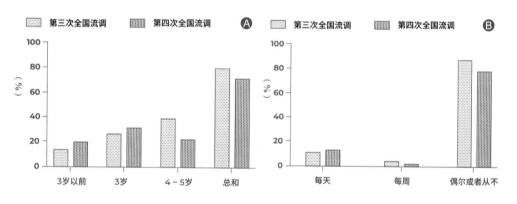

A.5 岁组儿童开始刷牙时间（%）；B. 父母帮助刷牙率（%）。
图 1-7　第三次、第四次全国口腔健康流行病学调查数据对比

在与前来诊所就诊的患儿家长交流沟通时发现，只有极少数的家长对儿童使用过牙线，绝大部分家长未对儿童使用过牙线，甚至认为牙线会使牙齿缝隙增大，忽视对儿童邻面牙的清洁维护，因此儿童邻面龋发病率居高不下。

窝沟封闭能够很好地预防磨牙的窝沟点隙的龋坏，近年来，我国对 6 ~ 8 岁儿童免费进行第一恒磨牙窝沟封闭，有效地预防了第一恒磨牙龋坏。但大多数家长仅仅认为第一恒磨牙需要窝沟封闭，而对乳牙的窝沟封闭不了解，认为乳牙不需要窝沟封闭，实际上尽早对儿童乳磨牙应用窝沟封闭，能有效预防儿童乳牙的龋坏。

氟化物防龋已经得到公认，目前最常用的方法是在自来水中添加氟化物，使用含氟牙膏、含氟涂料。目前国内仍有 54% 的儿童未使用过含氟牙膏或者定期涂氟。研究显示，定期涂氟能降低 33% 的龋病发生，因此我们建议儿童应 3 ～ 6 个月定期涂布氟化物。

四、乳牙早失临床高峰

乳牙早失后，缺牙间隙的近远中向和垂直向关系均发生改变。Brandhorst 认为，导致牙列和颌面部错殆畸形的原因中，乳牙早失占 20%，恒牙早失占 5%，牙早失并伴有不良口腔习惯占 12%，共约 37% 与牙早失有关。

乳前牙早失多见于上颌乳切牙，常为外伤和奶瓶龋所致。乳尖牙极少见缺失。外伤常导致单颗乳前牙早失，较少出现间隙变窄；而儿童奶瓶龋所导致的乳牙早失往往发生在上颌 4 颗乳切牙，缺失后出现间隙减小的概率较大。并且乳牙列期乳前牙萌出期出现的牙早失，常会导致间隙减小，尤其是恒前牙萌出期中前牙早失，会出现明显的间隙狭窄，笔者认为，必须在这个时期对乳前牙的早失进行干预，如间隙保持。

吴振刚在 2019 年对学生乳牙早失现况进行了调查研究，选取了上海市浦东新区 24 所公办小学 1 ～ 3 年级共 14 395 名学生进行专业口腔检查并记录乳牙早失的相关情况，学生乳牙早失发生率为 9.5%。乳牙早失在 8 岁达到最高峰，为 11.4%，之后呈下降趋势。乳牙早失主要为第二乳磨牙早失，占 65.4%。发生乳牙早失的 1367 名小学生共失牙 2491 颗，平均每人失牙 1.82 颗，其中 6 ～ 7 岁 585 颗，占 23.5%；8 岁 616 颗，占 24.7%；9 岁 1137 颗，占 45.6%；10 ～ 11 岁 153 颗，占 6.1%。造成乳牙早失的最主要原因是龋齿，共 2484 颗，占 99.7%。在乳牙早失的牙位分布上，Ⅲ、Ⅳ、Ⅴ牙位的乳牙早失颗数分别为 52 颗、809 颗和 1630 颗，分别占总乳牙早失数的 2.1%、32.5% 和 65.4%（表 1-1）。

表 1-1　不同年龄小学生乳牙早失牙位分布

年龄（岁）	总颗数（颗）	Ⅲ牙位（颗）	Ⅳ牙位（颗）	Ⅴ牙位（颗）
6～7	585	14（2.4）	235（40.2）	336（57.4）
8	616	5（0.8）	194（31.5）	417（67.7）
9	1137	29（2.6）	320（28.1）	788（69.3）
10～11	153	4（2.6）	60（39.2）	89（58.2）
合计	2491	52（2.1）	809（32.5）	1630（65.4）

　　叶小雅对48名5～8岁儿童63颗乳磨牙早失及后继恒牙萌出情况进行临床观察发现，乳牙早失后第一双尖牙萌出时间为6～8岁，第二双尖牙为7～8岁，比正常萌出时间提前2～4年。其中39颗早萌牙中有21颗出现异位萌出，多见于第一双尖牙，早萌牙于颊侧方向萌出。除早萌牙外，有15颗因萌出位置不够而出现阻萌，全部是第二双尖牙。第一恒磨牙由于失去了第二乳磨牙的诱导作用而发生近中倾斜、移位，使第二双尖牙萌出位置不足而引起阻萌。只有9颗牙接近正常替换时期萌出，且无阻萌现象出现。

　　马治华对126颗乳磨牙早失的原因进行了分析，患者年龄为5.5～8.0岁。造成乳牙早失的原因为残根残冠、根管治疗术后、干髓术后、第一恒磨牙萌出引起邻牙松动，分别为50.79%、39.68%、4.76%、4.76%。其中有78颗后继恒牙出现了早萌的情况，42颗牙出现了异位萌动的情况。另外，除了早萌牙之外，其中30颗牙出现阻萌，只有18颗牙接近正常萌动。分析其原因发现只有第一恒磨牙萌出为非龋因素，其余均为乳牙严重龋坏导致，占95.24%。该研究显示，若患儿的乳牙过早严重龋坏，就算做了相应的根管治疗也会导致乳牙早失，继而造成后继恒牙错𬌗畸形。

　　在巴西进行的一项研究中，共对6～10岁共369名儿童进行了检查，以评估学龄儿童早期乳牙缺失的患病率。发现24.9%的患儿有1颗或多颗乳牙缺失，9岁儿童中患病率最高，为27.2%，最常见的缺失牙齿是下颌乳磨牙（74.3%）。

　　Sandra Aremy对墨西哥833名6～7岁儿童的调查研究发现，至少1颗乳牙早失发生率为24.7%。在墨西哥学龄儿童中，乳牙列期牙齿过早脱落与口腔卫生不良、饮用软饮料、牙齿护理不宜和以前的龋齿经历有关。

Monte-Santo 的研究报道指出，在巴西阿拉卡州中 8～9 岁儿童乳牙早失发生率为 65.4%。

Van Der Weijden 研究指出，将 8 岁作为乳牙早失的分界点，发现 8 岁以前乳牙早失导致后继恒牙错位萌出发生率更高，第二乳磨牙早失致后继恒牙错位萌出更加显著。

LIN 研究上颌第一乳磨牙拔除后 12 个月的间隙变化，儿童年龄在（6.0±0.74）岁，对比了刚拔除和拔除后 12 个月的 DE 间隙、牙弓宽度、牙弓长度、尖牙间宽度、尖牙间长度和牙弓周长 6 个参数，结果显示拔牙后 12 个月 DE 间隙明显减小，尖牙间宽度和长度明显增大，而牙弓长度、宽度和牙弓周长无明显变化。此研究证明 6 岁左右儿童上颌第一乳磨牙早失将导致间隙减小，间隙减小的主要原因是乳尖牙的远中移动。而在上颌，上颌尖牙将晚于第一恒磨牙萌出，因此第一恒磨牙萌出间隙将减小。

Kaklamanos 对 5～9 岁的儿童第一乳磨牙早失后进行综述，在 2 个月、4 个月、6 个月和 8 个月的随访中，测量到的第一乳磨牙拔除部位的间隙损失大于对照侧，在最终检查中达到 1.5 mm 的间距差。

英国国家卫生服务机构的一项使用正畸治疗需求指数的研究计算指出，每过早拔除 1 颗乳牙导致错殆畸形发生的概率增加 18%。Bruno Franco De Oliveira 认为牙弓长度减小，牙齿更容易错位萌出，并且在下颌比上颌更加明显。

笔者认为应在替牙期前期对乳牙早失可能造成的错殆畸形进行关注和干预。

（一）临床乳牙严重龋坏发病时间高峰

乳前牙龋坏往往很早发生，我们在临床上经常见到乳牙还未全部萌出的患儿前牙就已经发生了龋坏，造成这种现象最常见的原因是家长的错误喂养方式和口腔预防保健意识匮乏。很多患儿 3～4 岁时前牙就只留下残根而无法修复，甚至还会发生根尖周炎。

李廷荣对门诊患者的调查发现，在恒前牙萌出异常的原因中，乳牙外伤占 32.23%，乳牙根尖周炎占 41.51%，其他占 26.26%，最常见的萌出方式为唇舌侧异位和扭转。

赵霞分析328颗上颌恒切牙异位萌出原因发现，阻生或弯曲牙者64颗；上颌恒切牙已萌出，但位置异常者264颗，其中唇侧异常萌出45颗，腭侧异常萌出187颗，远中异常萌出32颗。对异常萌出的原因进行分析，上颌乳前牙根尖感染患者92例占38.5%，上颌乳前牙外伤患者30例占12.6%，上颌乳前牙滞留患者（非感染和外伤所致）26例占10.9%，多生牙患者18例占7.5%，上唇系带肥厚患者11例占4.6%，不良口腔习惯、骨量不足等其他原因患者19例占7.9%，另有43例患者合并局部或全身多种相关疾病（占18%）。

乳前牙根尖周炎是导致上颌恒切牙异常萌出的主要病因（图1-8），只要积极治疗乳前牙龋病，去除或减轻导致上颌恒切牙异常萌出的因素，诱导儿童牙列正常发育并行使咬𬌗功能，就可以很大程度地避免恒前牙异位萌出。

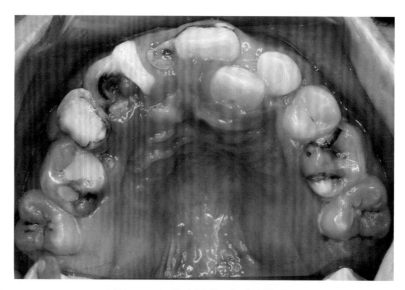

图1-8　51根尖周炎，11扭转异位

李成宏分析了898名患者的1165颗乳牙滞留原因，发现7～12岁儿童乳牙滞留原因多为乳牙龋坏造成的残根残冠。恒牙未萌出的乳牙滞留247颗，其中206颗恒牙在颌骨内错位阻生。乳牙滞留、恒牙已萌出者，表现为恒牙错𬌗萌出。上颌乳中切牙、侧切牙滞留，恒牙多在腭侧错位萌出或反𬌗；上乳尖牙滞留，恒牙多在唇位、错位、低位、反𬌗；下乳尖牙滞留，恒牙多在下颌唇侧错位；上下乳磨牙滞留，恒牙多表现在颊侧错位。

肖益科选择门诊 420 例发育正常、乳牙列整齐、无龈炎、照片证实恒牙胚发育正常且排列整齐、乳磨牙为残根，需 2 ～ 4 年方能替换恒牙的 7 ～ 9 岁的患儿，分成 3 组。第一组：就诊时将残根全部拔除；第二组：按顺序拔牙法拔牙；第三组：保留全部残根，若相应恒牙已大部分萌出，乳牙仍滞留者，方行拔除。组内分别分为 7 岁、8 岁、9 岁组。结果发现 3 种处理方法对错殆畸形的影响无显著差异，这是因为无论保留还是拔除乳磨牙残根都存在邻牙向缺隙内倾斜移位，也不能建立正常的咬殆关系。但是从错殆畸形发生率上看，第一组最高、第三组最低，各组内残根形成或拔除的时间距替牙期越近，错殆畸形的发生率越低；第二组和第三组组内 7 岁组对错殆畸形的影响明显大于 9 岁组对错殆畸形的影响。

William 将儿童牙齿分为无龋组、修复组、轻度龋齿组、重度龋齿组 4 组，采用单因素方差分析，分别检测各组 6 岁、7 岁、8 岁、9 岁、10 岁、11 岁、12 岁时上、下颌乳磨牙间隙大小，发现相比于其他 3 个组，重度龋齿组上颌在 9 岁时乳磨牙间隙明显减小，下颌在 10 岁时乳磨牙间隙明显减小。

（二）儿童第一恒磨牙临床拔除或龋坏时间高峰

金巧霞在对第一恒磨牙早期拔除的探讨一文中发现，儿童第一恒磨牙龋坏发生早、发生率高，常由于家长的忽视而未能及时就诊，以至于到了晚期尽管采取最大限度的保守治疗，但也有不少因第一恒磨牙牙体或根尖周组织破坏严重而不能治愈只能拔除的患儿，其中 10 岁以前拔除第一恒磨牙的占 88.2%。

李敏在对 43 例第一恒磨牙早失的研究中发现，患儿年龄 8 ～ 14 岁，其中下颌 37 例，上颌 6 例，均为第一恒磨牙严重龋坏，致使牙体损坏无法修复。10 岁以前恒磨牙拔除占 67.4%。

Takuro Yonezu 对 60 名儿童的下颌第一恒磨牙从萌出 2 个月一直到 22 岁进行纵向研究，长达十几年后发现，在第一恒磨牙萌出后 24 ～ 72 个月之内最易患龋，第一恒磨牙的龋坏与Ⅱ类咬殆关系呈显著正相关。

五、总结

综上所述，儿童龋病主要从严重的乳牙龋病、乳牙根尖周炎、乳牙早失、第一恒磨牙龋坏早失几个方面增加了儿童错𬌗畸形的风险。严重的乳牙龋病，如多数乳牙龋坏、牙冠崩坏，降低了儿童的咀嚼功能进而影响颌骨发育，使牙量/骨量不调；乳牙龋病进一步进展为牙根的炎症以后，炎症会破坏后继恒牙牙胚，使后继恒牙萌出过早或过迟，有的牙胚因为炎症的作用发生异位，进而在萌出时出现错位，甚至阻生，恒牙萌出顺序和位置的错乱是造成牙列不齐的直接原因。更为重要的一点是，当乳牙因龋早失，会造成牙弓长度的减小，直接造成恒牙萌出间隙不足，进而发展为因间隙不足发生错位萌出、扭转和阻生。第一恒磨牙约在儿童6岁萌出，是口腔建𬌗的关键，第一恒磨牙在萌出后的前两年最易发生龋坏且进展迅速，当严重的第一恒磨牙龋坏甚至早失时，会导致邻牙倾斜、对颌牙伸长等一系列继发性咬合紊乱而引起错𬌗畸形。

儿童6岁左右开始进行牙齿替换，第一恒磨牙开始萌出，在第一恒磨牙萌出前或活动萌出期时因严重龋坏，乳牙早失导致的间隙减小会更加明显，下颌乳磨牙早失引起覆𬌗、覆盖的加深。第二乳磨牙早期缺失可使第一恒磨牙向近中移位或倾斜，引起咬合关系的紊乱；第二双尖牙萌出位置不够易发生颊舌侧异位、扭转、阻生。由此我们可以得出结论，第一恒磨牙萌出建𬌗前，乳牙早失的影响最为严重也最为直接，故6岁前乳牙早失的预防显得尤为关键。防控ECC的发展，尽可能留存牙齿为后继恒牙替换维持空间，避免因空间丧失造成严重的错𬌗畸形。

第四次全国口腔流行病学调查数据显示，我国3岁儿童患龋率为50.8%，5岁儿童患龋率为71.9%，ECC的控制和预防任重而道远，即便如今大多数家长已有良好的保护牙齿的意识，5岁儿童乳牙早失率仍有0.2%。文献中数据显示，乳牙早失在8岁左右达到高峰，故我们的目的是尽可能地维持乳牙至正常更替。第一恒磨牙萌出两年内最易发生龋坏，早期窝沟封闭可以有效预防并降低第一恒磨牙发生龋坏的概率，积极、早期预防龋坏能降低乳牙牙髓病、根尖周病和乳牙早失的概率，从而降低因龋病导致的邻牙倾斜、间隙减小、恒牙胚异位等一系列问题造成的错𬌗畸形。

对于由儿童龋病导致的错殆畸形，临床医师应在错殆畸形发生以前对其进行预防和干预，如对龋齿早期充填治疗、及时拔出残根残冠、对乳牙早失后进行间隙维持、对间隙已经减小的牙齿进行间隙扩大等。通过整理并分析儿童龋齿及其并发症的发病时间特点，我们建议在替牙期前和替牙早期进行介入，以期尽可能地降低其对恒牙更替的影响，从而预防错殆畸形的发生。

参考文献

[1] SELWITZ R H，ISMAIL A I，PITTS N B. Dental caries. Lancet，2007，369（9555）：51-59.

[2] SEOW W K. Early childhood caries. Pediatr Clin North Am，2018，65（5）：941-954.

[3] SARIN P K，GUPTA D S. A study of the closure of space following unilateral premature loss of mandibular deciduous second molars. J Indian Dent Assoc，1974，46（2）：17-23.

[4] OWEN D G. The incidence and nature of space closure following the premature extraction of deciduous teeth：a literature study. Am J Orthod，1971，59（1）：37-49.

[5] VALERIA L，FABBRIZI M，COLONI C，et al. Experience of dental caries and its effects on early dental occlusion：a descriptive study. Ann Stomatol，2011，2（1-2）：13-18.

[6] 邓辉，白丽. 乳磨牙早失对恒牙列发育的影响. 现代口腔医学杂志，1989（4）：227-229.

[7] 谢玲，蒋勇. 乳磨牙早失致牙弓长度改变的研究. 安徽医药，2011，15（8）：965-966.

[8] HELM S，PETERSEN P E. Causal relation between malocclusion and caries. Acta Odontol Scand，1989，47（4）：217-221.

[9] DISHA P，POORNIMA P，PAI S M，et al. Malocclusion and dental caries experience among 8-9-year-old children in a city of South Indian region：a cross-sectional survey. J Educ Health Promot，2017，6：98.

[10] STAHL F，GRABOWSKI R. Malocclusion and caries prevalence：is there a connection in the primary and mixed dentitions？ Clinical Oral Investigations，2004，8（2）：86-90.

[11] WILLIAM M N，WAINRIGHT R W. D E Space–a realistic measure of changes in arch morphology: space loss due to unattended caries. Journal of dental research，1980，59（10）：1577-1580.

[12] ZOU J，MENG M，LAW C S，et al. Common dental diseases in children and malocclusion. Int J Oral Sci，2018，10（1）：7.

[13] KIKELOMO A K，FOLAYAN M O. Association between malocclusion，caries and oral hygiene in children 6 to 12 years old resident in suburban Nigeria. BMC Oral Health，2019，19（1）：262.

[14] CARLOS A F, DOS S D, KRAMER P F, et al. Impact of malocclusion and dentofacial anomalies on the prevalence and severity of dental caries among adolescents. The Angle Orthodontist, 2015, 85（6）: 1027-1034.

[15] 王丹凤, 张建明, 罗媲. 不同年龄组乳磨牙根尖周炎对恒牙萌出的影响. 中国校医, 2015, 29（9）: 655-656.

[16] ELIZABETH A FANNING. Effect of extraction of deciduous molars on the formation and eruption of their successors. The Angle Orthodontist, 1962, 32: 44-53.

[17] MABEL M R, ROCHA M J. The effects of periradicular inflamation and infection on a primary tooth and permanent successor. The Journal of clinical pediatric dentistry, 2005, 29（3）: 193-200.

[18] 刘怡杰, 王颖, 吴孝楠, 等. 大连开发区儿童第一恒磨牙窝沟形态及龋病患病状况调查. 华西口腔医学杂志, 2013, 31（6）: 578-582.

[19] ALBADRI S, ZAITOUN H, MCDONNELL S T, et al. Extraction of first permanent molar teeth: results from three dental hospitals. Br Dent J, 2007, 203（7）: E14, 408-409.

[20] 李敏. 43 例第一恒磨牙早失原因分析与矫治. 中国现代药物应用, 2010, 4（3）: 233.

[21] FUSHIMA K, INUI M, SATO S. Dental asy mmetry in temporomandibular disorders. J Oral Rehabil, 1999, 26（9）: 752-756.

[22] CAGLAROGLU M, KILIC N, ERDEM A. Effects of early unilateral first molar extraction on skeletal asy mmetry. Am J Orthod Dentofacial Orthop, 2008, 134（2）: 270-275.

[23] HALICIOGLU K, CELIKOGLU M, BUYUK S K, et al. Effects of early unilateral mandibular first molar extraction on condylar and ramal vertical asy mmetry. Eur J Dent, 2014, 8（2）: 178-183.

[24] 刘振卿, 管志江, 孙强朱, 等. 青年人第一磨牙缺失对牙周牙列及咀嚼效率的影响. 现代口腔医学杂志, 1999（4）: 269-270.

[25] CRADDOCK H L, YOUNGSON C C, MANOGUE M, et al. Occlusal changes following posterior tooth loss in adults. Part 1: a study of clinical parameters associated with the extent and type of supraeruption in unopposed posterior teeth. J Prosthodont, 2007, 16（6）: 485-494.

[26] AHAMED S S, REDDY V N, KRISHNAKUMAR R, et al. Prevalence of early loss of primary teeth in 5-10-year-old school children in Chidambaram town. Contemp Clin Dent, 2012, 3（1）: 27-30.

[27] AL-SHAHRANI N, AL-AMRI A, HEGAZI F, et al. The prevalence of premature loss of primary teeth and its impact on malocclusion in the eastern province of Saudi Arabia. Acta Odontol Scand, 2015, 73（7）: 544-549.

[28] SANDRA A L, VILLALOBOS R J, ÁVILA-BURGOS L, et al. Relationship between premature loss of primary teeth with oral hygiene, consumption of soft drinks, dental care and previous caries experience. Scientific Reports, 2016, 6: 21147.

[29] 吴振刚,刘成军,张莹,等.浦东新区公办小学一至三年级学生乳牙早失现况.中国学校卫生,2019,40(12):1905-1906.

[30] 叶小雅.63颗乳磨牙早失及继承恒牙萌出的临床观察.广东牙病防治,2002(2):122-123.

[31] 马治华.乳磨牙早失及继承恒牙萌出的临床观察体会.中国药物与临床,2015,15(9):1309-1311.

[32] CAVALCANTI A L,ALENCAR C,BEZERRA Y M,et al. Prevalence of early loss of primary molars in school children in campina grande,Brazil.

[33] ALINE S M,VIANA S V,MOREIRA K M,et al. Prevalence of early loss of primary molar and its impact in schoolchildren's quality of life. International Journal of Paediatric Dentistry,2018,28(6):595-601.

[34] FAWN-NITANEE WEIJDEN,HESSE DANIELA,AMERICANO GABRIELA-CALDEIRA-ANDRADE,et al. The effect of pulp inflammation and premature extraction of primary molars on the successor permanent teeth. A retrospective study. International Journal of Paediatric Dentistry,2020,30(1):18-26.

[36] LIN Y T,LIN W H,LIN Y T. Twelve-month space changes after premature loss of a primary maxillary first molar. International Journal of Paediatric Dentistry,2011,21(3):161-166.

[37] ELEFTHERIOS G K,LAZARIDOU D,TSIANTOU D,et al. Dental arch spatial changes after premature loss of first primary molars:a systematic review of controlled studies. Odontology,2017,105(3):364-374.

[38] BHUJEL N,DUGGAL M S,SAINI P,et al. The effect of premature extraction of primary teeth on the subsequent need for orthodontic treatment. Eur Arch Paediatr Dent,2016,17(6):423-434.

[39] BRUNO F D,SERAIDARIAN P I,DE OLIVEIRA S G,et al. Tooth displacement in shortened dental arches:a three-dimensional finite element study. The Journal of prosthetic dentistry,2014,111(6):460-465.

[40] 赵霞,朱立江,栾晓玲,等.328颗上颌恒切牙异常萌出原因的临床分析.广东牙病防治,2013,21(10):523-526.

[41] 李成宏,杜子平,弓晓艳.898名乳牙滞留临床分析.长治医学院学报,2011,25(6):456-458.

[42] 肖益科.不同时期拔牙对儿童错合的影响(附420例报道).实用口腔医学杂志,1995(1):42-43.

[43] 金巧霞.第一恒磨牙早期拔除的探讨(附51例).浙江实用医学,1997(1):58-59.

[44] YONEZU T,KOJIMA T,KUMAZAWA K,et al. Longitudinal investigation of relationship between developmental changes in sagittal occlusion and caries in lower first permanent molars. Bulletin of Tokyo Dental College,2013,54(4):209-213.

第二章
Chapter Two

牙发育异常在替牙早期的表现

一、多生牙

（一）多生牙的发病率

多生牙指在正常牙列以外多出来的牙齿，一般好发于恒牙列，偶可见于乳牙列。男性较女性多发，上颌较下颌更为多见（图2-1）。多生牙出现人群有地域和种族差异。恒牙列的发生率为0.1%～3.8%,乳牙列的发生率为0.2%～0.8%。临床研究显示，如乳牙列有多生牙，其后继恒牙发生多生牙的概率显著提高，达到30%～63%。

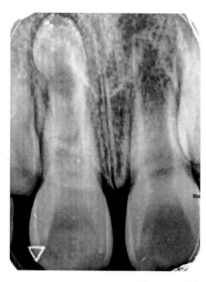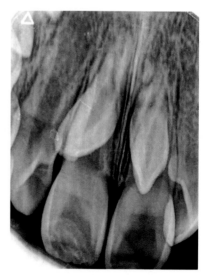

图 2-1　上颌前牙区多生牙

（二）多生牙的病因

目前关于多生牙的发病机制主要有以下几个学说。

1. 遗传学说

大量学者研究都发现多生牙与遗传相关。相对于父母没有多生牙的儿童，父母患有多生牙的儿童将有 5.9 倍的风险也患有多生牙。多生牙有性别遗传趋势，男孩比女孩更容易发生。文献报道多生牙具常染色体显性遗传性，有时不外显。

2. 牙蕾二分学说

在牙齿发生过程中，若 1 个正常发育的牙蕾分裂成了 2 个牙蕾，那么就会出现多生牙。这种分裂的出现可以是胚胎畸变导致的，也可以是由创伤引起的。

3. 牙板的过度活跃学说

该学说认为在面部发育过程中牙板的上皮剩余局部过度活跃。牙源性上皮亢进，牙板过度增殖，导致额外牙蕾的发生，或者是在牙板断裂时，脱落的上皮细胞过度增生，使恒牙牙胚分裂而形成。

4. 返祖现象

该学说认为多生牙的出现是为了恢复人类在进化过程中所丢失的牙齿，只能解释补充型多生牙的出现，却无法解释多生牙出现在中线区、尖牙区及牙瘤的发生原因。

（三）多生牙的流行病学表现

多生牙常单发，占 50.9% ～ 89.7%，2 颗以上多生牙的发病率在 7.5% ～ 23.1%，3 颗及以上多生牙的发病率在 1% 以下。单发性多生牙通常只是单纯的牙齿数目异常表现，但多发性多生牙更多的是一些发育异常综合征的表现，如唇腭裂、颅骨锁骨发育不全、Gardner 综合征等。绝大部分多生牙都能在上颌被找到，其中位于上颌中切牙区的多生牙又被叫作正中多生牙，占多生牙的 50% 以上；其次可见于上、下颌远中磨牙区，上、下颌前磨牙区，上颌尖牙区，下颌前牙区。有意思的是，有研究显示多生牙人群中（尤其是正中多生牙患者）有 1/3 会伴有其他多生牙的出现，偶尔也会伴有先天缺牙的情况（图 2-2）。

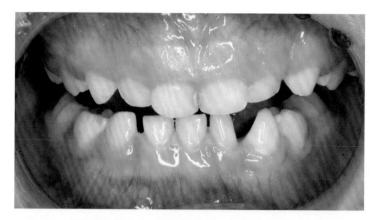

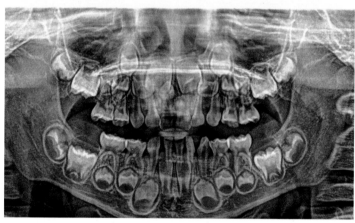

图 2-2　先天缺牙伴多生牙；72、32、42 缺失，上颌前牙区倒置多生牙 2 枚，右侧伪影疑似多生

多生牙形态以圆锥形为主要表现形式，其次是齿状和结节状。生长方向以腭侧、倒置阻生为主（图 2-3）。

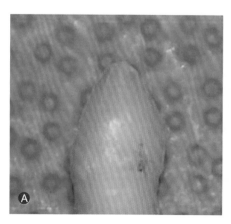
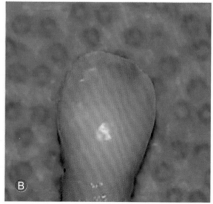

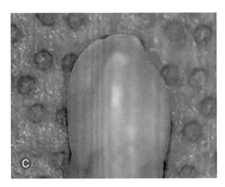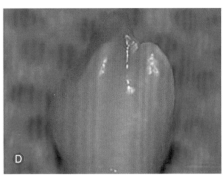

A. 锥形；B. 齿状；C、D. 结节状。

图 2-3 多生牙的常见类型

[资料来源：PARK S Y，JANG H J，HWANG D S，et al.Complications associated with specific characteristics of supernumerary teeth.Oral Surg Oral Med Oral Pathol Oral Radiol，2020，130（2）：150-155.]

　　临床数据统计发现，多生牙的位置与年龄有很大的相关性（表 2-1）：就诊儿童年龄越小，多生牙位置越接近牙槽骨边缘，随着年龄的增长，多生牙继续往高位发展。而且经过不同学者研究发现，多生牙有往牙根方向进行性移动的趋势。

表 2-1　上颌前部多生牙儿童就诊年龄与临床分型的相关性

年龄（岁）	高位	中位	低位	总计
5	—	38	3	41
6	2	31	2	35
7	3	36	1	40
8	4	36	—	40
9	5	16	—	21
10	4	13	—	17
11	9	9	—	18
12	7	6	—	13
13	6	7	—	13
14	6	3	—	9
15	9	1	—	10
合计	55	196	6	257

　　注：X^2=64.5679，$P < 0.001$，$Cramer\ V$=0.3579。

[资料来源：于婷婷，咏梅 . 多生牙发生的原因及研究现状的概况 . 世界最新医学信息文摘，2017，17（A2）：61-63.]

（四）多生牙对牙颌发育的影响

多生牙带来的危害依据其存在的部位、发生的时间点不同存在不同的表现。

1. 正中多生牙

正中多生牙最为常见（图 2-4），多出现在乳牙列末期和替牙列早期，常因相邻中切牙萌出异常被发现。临床上常见并发症（图 2-5）如下。

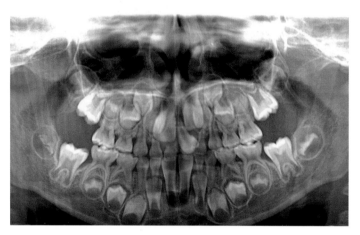

图 2-4　正中多生牙

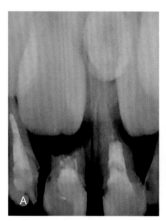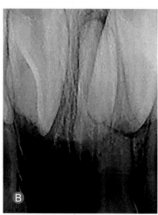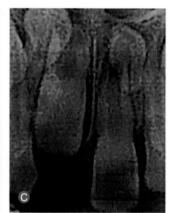

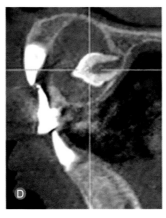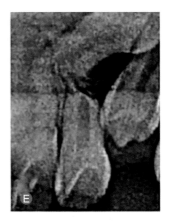

A.间距；B.邻牙的扭转；C.牙齿迟萌；D.囊性病变；E.临近牙齿牙根吸收。

图2-5　正中多生牙并发症的分类

[资料来源：PARK S Y，JANG H J，HWANG D S，et al.Complications associated with specific characteristics of supernumerary teeth.Oral Surg Oral Med Oral Pathol Oral Radiol，2020，130（2）：150-155.]

（1）中切牙萌出受阻和乳牙滞留，常以上颌侧切牙萌出而中切牙单侧或双侧未萌出为参考标准。

（2）中切牙的萌出移位，可能出现轻度扭转甚至严重的、完全的移位。

（3）前牙区拥挤。

（4）中切牙缝隙变大。

（5）相邻中切牙或侧切牙牙根吸收。

（6）病理改变，往囊肿发展。有研究显示6%～11%的多生牙会往含牙囊肿发展，而其中90%以上发生于上颌正中的多生牙，尤其是长期埋伏阻生的多生牙更为多见。

2. 尖牙区多生牙

尖牙区多生牙的危害主要表现为尖牙阻生和含牙囊肿的出现（图2-6）。2005—2017年抽取的西班牙马德里21 615名人群的研究发现，尖牙区多生牙发生率为0.1%，其中53.85%的多生牙患者出现恒尖牙阻生，15.38%牙齿囊泡扩大超过3 mm，有出现含牙囊肿的趋势。

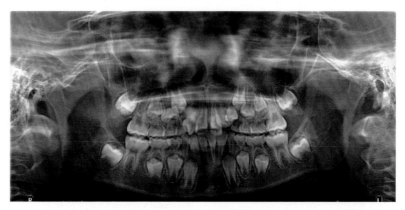

图 2-6　左上颌尖牙区多生牙 1 枚

3. 前磨牙区多生牙

前磨牙区多生牙多见于下颌，遗传性高，可能带来的危害主要是对儿童咬殆发育的干扰，如牙列拥挤；恒牙嵌塞或延迟萌发；咬殆不正、牙齿旋转；乳牙滞留；恒尖牙腭部移位、出现异常萌出序列、间隙关闭不全和牙齿牙根转矩控制干扰；偶尔还会形成含牙囊肿和邻牙牙根的挤压吸收。

4. 磨牙区多生牙

磨牙区多生牙常因空间占用之故导致邻牙的萌出异常，进而引发危害。

总体来说，多生牙造成的影响与多生牙的数量、形态、萌出方向、位置和相邻牙的牙根发育有关。Ok Hyung Nam 在 2015 年发表的文献中指出，半数以上锥形和齿状的多生牙会出现临床并发症，而几乎全部结节状的多生牙都会出现并发症。其中萌出方向正常的多生牙并发症发生率最高，其次是扭转异位及横向阻生的多生牙，而倒置多生牙出现并发症的可能性最低。当正中多生牙位于中切牙唇侧会对中切牙的萌出造成 100% 的影响，而位于中切牙牙冠或牙根之间时萌出干扰影响最大，尤其是位于牙根尖之间时。对比邻牙牙根发育，当牙根处于 Nolla 分期（图 2-7）中的 6 期、7 期、8 期时，多生牙的存在易对中切牙造成萌出干扰。临床上应在恒牙发育至 Nolla 7 ～ 8 期前对多生牙予以拔除，如图 2-8 所示。在该研究中同时发现，同一区域多生牙的数量越多并发症出现的可能性越大，但由于统计样本量过小，相关性有待考察。

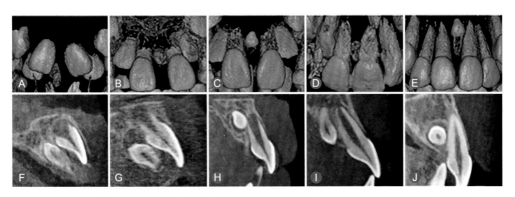

A+F.Nolla 6 期；B+G.Nolla 7 期；C+H.Nolla 8 期；D+I.Nolla 9 期；E+J.Nolla 10 期。

图 2-7　Nolla 分级：多生牙对不同时期恒牙的影响

[资料来源：O-H NAM，LEE H-S，KIM M-S，et al.Characteristics of mesiodens and its related complications.Pediatr Dent，2015，37（7）：E105-E109.]

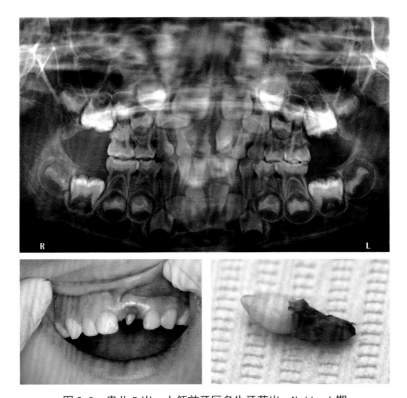

图 2-8　患儿 5 岁，上颌前牙区多生牙萌出，Nolla 6 期

多生牙对牙列造成最严重的影响是恒牙阻生，即便拔除多生牙后，这种症状也不会即刻缓解。以前牙区为例，影响后继恒牙萌出的原因包括多生牙形态

和切牙移位的水平，Foster 和 Taylor 等指出，结节状多生牙比圆锥形多生牙更不利于上颌切牙的萌出。上颌阻生切牙垂直位置显示出萌出所需时间。有回顾性研究表明，垂直高度越高的阻生上颌切牙在多生牙拔除之后自然萌发的可能性越小，当单侧阻生的上颌切牙初始位置在对侧萌出中切牙牙根根尖 1/3 水平时萌出可能只有 28.6%，需要拔除后额外干预。

（五）多生牙的诊断标准和筛查指征

作为诊断多生牙的金标准，放射检查是评估有无多生牙的有效法则。乳牙的外形对多生牙的发生有一定影响。早期干预可降低其对邻牙造成的影响，针对适龄儿童进行放射检查的筛查非常必要。我们在临床工作中发现，更多数的多生牙是患儿因龋齿或外伤等其他原因就诊时而被偶然发现的。

萌出延迟也需要引起更多的关注。上颌恒牙萌出延迟的参考指标为：对侧切牙在 6 个月前或更早前已萌出，或者下颌切牙已萌出 1 年而上颌切牙仍未萌出或有明显异常的萌出序列，如侧切牙早于中切牙萌出。此外，也需要注意切牙正中缝隙过大、上颌中切牙错位扭转，这些异常的临床指征提示医师，患儿需要做放射检查以排除多生牙可能。

有意思的是，有研究显示外伤会导致多生牙的出现，因此针对外伤部位应密切观察，定期摄片检查；由于多生牙有复发性，常见于前磨牙区多生牙，有数据统计在拔除该区多生牙后有 8% 的复发率，而在比较低的年龄阶段发现前牙区有圆锥形或结节状多生牙的人群，后期前磨牙区发现单颗或多颗多生牙的概率也会较正常人群高 24%。

（六）多生牙的治疗原则

多生牙的治疗原则取决于多生牙的类型、位置及其对邻牙已经产生或存在潜在的影响。多生牙的处理应该是序列治疗计划的一部分而不应该被独立考虑。多生牙的治疗争议在于拔与不拔和拔除时机，目前尚无统一定论。

对于正中多生牙，当出现中切牙萌出延迟或被阻碍、中切牙萌出有扭转或移位、该区邻牙有病理性改变、矫正进程中涉及与多生牙相邻的切牙矫治需要、多生牙的存在会对唇腭裂的二次骨移植有危害、多生牙出现在特定种植修复骨组织上、多生牙已经自然萌出时，均建议及时拔除。然而，如果相关的牙齿已经正常萌出、没有主动正畸需要、没有病理性改变、现在拔除会损害相邻牙齿的活力时，为非手术拔除指征，可以考虑暂不处理。

对于多生牙导致恒牙牙根弯曲等病变而多生牙形态及萌出状态较好时，临床上可以选择保留多生牙而拔除受累恒牙。

（七）多生牙的早矫建议

多生牙产生的危害在替牙列早期就已经出现，对于处于发育阶段的儿童来说，早期干预就有着非同寻常的意义。部分学者建议确诊多生牙后及时拔除，可有效增加牙齿萌出的潜力和减少萌出空间的丧失、预防中线偏移、降低二次手术的可能性和减少必要的正畸介入。与此同时，更多学者一致认为多生牙拔除后辅助快速扩弓可促进阻萌的邻牙萌出。Chiara Pavoni 在 2012 年发表的文献中通过对比实验论证了多生牙拔除后引入快速扩弓的必要性。实验组拔除多生牙并辅助快速扩弓获得了 82% 的萌出率，而对照组拔除多生牙后未做任何处理，其自然萌出率仅为 39%，差异显著。除了萌出结果的不同之外，该文献还提出了快速扩弓不仅有效地增加了阻萌牙齿的萌出率，萌出时间也较正常对照组缩短了 2 个月。快速扩弓组中空间的保持和增加有利于切牙的萌出，与此同时，快速扩弓在某些机制上额外促进了牙槽嵴和颌骨的生长，而对照组萌出失败究其根本是前牙区持续的空间丧失。

另一种推荐的促进阻生上颌切牙萌出的方法是多生牙拔除后进行手术暴露。在此范畴内，早期的正畸牵引能促进阻生牙齿的萌出。目前，有大量证据证明在拔除多生牙的同时结合正畸牵引的手术暴露可以达到 90% 的萌出率。由于大多数未萌出中切牙都在替牙列，此阶段运用 2×4 技术在空间创造、空间维持、萌出牵引上都会是有效的。通过固定的正畸排列得到合适的空间也可大幅度减少治疗的时间。

（八）多生牙的干预时机

手术拔除多生牙的最佳年龄是未知的，因为在大多数情况下，拔除年龄会受到确诊年龄的影响。有学者建议确诊多生牙后及时拔除，可有效增加牙齿萌出的潜力和减低萌出空间的丧失。Rotberg 和 Kopel 认为，手术拔除多生牙的最佳年龄在 5 岁之前。早期拔牙可增加邻牙向牙弓正常萌出的可能性。当然对于复杂的多生牙，早期拔除也会增加发育中邻牙被损伤的风险。晚期拔牙可规避损伤风险，8 ～ 10 岁邻牙根尖接近闭合，但自发性萌出的可能性大大降低，大多数情况下需要正畸干预。学者 Omer 提出拔除多生牙的最佳年龄是在 6 ～ 7 岁，牙齿发育完成前拔除更有利于减少并发症。由于年龄在牙齿的自然萌出中并不是明显决定因素，因此，对于多生牙的干预应该综合考虑，仔细评估早期拔牙和延迟拔牙的风险和优势。随着外科手术设备的不断精进，外科手术通路定位越来越精确，损伤越来越小，为了规避未来可能的风险，降低并发症发生率，我们推荐在儿童 6 ～ 7 岁（邻牙发育完成前）拔除多生牙。

（九）结论

鉴于多生牙常见于上颌前牙区，尤其是中切牙区，上颌切牙萌出时容易造成切牙区牙齿扭转、移位、间隙增宽甚至萌出受阻等现象，对早期替牙列的形成造成不利的影响。另外，前磨牙区等区域多生牙的钙化形成也多数集中于替牙早期，因此，对于进行早期矫正的患者而言，我们推荐关注多生牙的发生时机为 6 ～ 7 岁，有利于医师更合理地制定错𬌗畸形儿童的矫正方案，特别是乳牙列有多生牙、牙外伤、唇腭裂、Ganner 综合征等系统性疾病的儿童，我们更应该提前给予更多的关注，及早排查多生牙带来的危害。

二、先天缺牙

先天缺牙又称牙齿数目不足，是指在牙胚形成过程中未能发育和未形成的牙齿，或是在牙胚发育早期即牙蕾形成期的先天性异常。按缺牙的数目分类，先天缺牙可分为个别牙缺失、多数牙缺失和先天无牙等。个别牙缺失通常不伴有全身其他组织的发育异常。

（一）先天缺牙的病因

个别牙缺失的病因尚未明确，可能与牙板生成不足或与牙胚增殖受到抑制有关。有学者认为与遗传因素有关，也有的学者认为是胚胎早期受有害物质影响的结果。例如，在牙胚发育早期受到 X 线照射可引起局部牙齿缺失。大多数先天缺牙与遗传因素有关，对先天缺牙的患儿父母进行调查，发现如果父母中有一方先天缺牙，其子女的先天缺牙率很高。研究认为先天缺牙是一种常染色体显性遗传病。而经调查发现，先天缺牙与其他因素无明显关系，如双亲年龄、妊娠时母亲的健康状况、出生至 1 岁时的健康状况、胎次和家庭社会经济情况等。

以下从先天缺牙在遗传因素和环境因素两个方面简述先天缺牙的病因和发生机制。

1. 遗传因素

先天缺牙具有家族遗传聚集性，多数以 1 ～ 2 颗为主，重度先天缺牙在遗传学上表现更为明显。牙齿的发生是一个复杂的过程，大多数研究者认为先天缺牙受多基因调控。大部分已证实与非综合征型先天缺牙有关的基因有：肌节同源盒基因 1（muscle segment homeobox gene 1，*MSX1*）、配对盒基因 9（paired box homeotic gene 9，*PAX9*）、轴抑制基因 2（axis inhibition protein 2，*AXIN2*）、*Wnt10A* 和 *EDA*。*MSX1* 突变常与双尖牙和第三磨牙的缺失有关，*AXIN2* 突变通常导致恒磨牙、双尖牙、下颌切牙和上颌侧切牙缺失。*EDA* 基因突变可引起中切牙的缺失。*Wnt10A* 是 Wnt 信号通路中的一个关键基因，高表达于牙发育起始阶段的上皮中。*Wnt10A* 突变可导致除第三磨牙外的所有种类牙齿缺失。*PAX9* 是参与调控牙发育过程中的重要转录因子，其突变引起广泛的牙齿缺失，影响最为严重。

多数牙缺失和全口牙缺失常与遗传疾病有关，如遗传性外胚叶发育不全综合征、唐氏综合征、Robin 综合征等。目前具有先天缺牙这一表现的临床综合征不少于 60 种，已证实 *EDA-EDAR-EDARADD*、*P68*、*P63*、*CXORF5*、*IRF6* 等致病基因与综合征型先天缺牙有关。

2. 环境因素

（1）子宫内环境的改变

母体妊娠疾病或代谢障碍可以引起乳牙、恒牙发育缺陷。Parkin N 等研究发现，胚胎发生早期母体使用化学药物或放射性物质治疗也可导致胎儿先天牙缺失的发生。

（2）牙胚发育环境的改变

牙胚发育期间外伤，如牙槽突骨折、手术等可能终止或影响牙齿的发育，从而导致牙胚发育异常。有研究证实，如果牙胚发育早期受到 X 线照射，则受照射侧牙齿可能缺失。

（3）全身性疾病

结核病、佝偻病等全身系统性疾病使牙齿的胚胎被破坏或发育受阻，引起先天性缺失牙。

（4）感染因素

一些致病微生物，如风疹病毒、梅毒螺旋体感染等会导致牙齿发育的异常甚至先天缺失。

（5）母体吸烟和摄入酒精、咖啡因

母体吸烟可以影响氧分压水平，从而影响神经嵴细胞的分化，进而影响胎儿颌面部发育。先天牙缺失与唇腭裂的发生由相似的信号通路控制，但目前尚无相关研究和数据明确表示两者有直接的关系。母体吸烟和摄入酒精、咖啡因等物质对牙齿缺失的影响尚存在争议。

（二）先天缺牙的流行病学表现

不同种族和人群中先天缺牙的发病率不同，从沙特阿拉伯的 2.6% 到伊朗的 11.3% 不等。在患病率这个问题上，有学者认为女性更为常见，且男女比为 2∶3，也有学者认为男女比例并无统计学差异。

在好发牙位这一方面，先天缺牙多见于恒牙，第三磨牙的缺失是恒牙列中最为常见的，概率为 20% ～ 22%。当第三磨牙被排除在先天缺牙之外时，不同种族人群不同牙位先天缺失就有比较大的差异。蒙古人种比高加索人种更为常见；在欧美人群中，下颌第二前磨牙和上颌侧切牙的缺失最为常见；在针对亚洲人群的研究中，下颌切牙是最容易先天缺失的牙齿。其中下颌第二前磨牙和上、下颌侧切牙是日本人最常见的缺牙类型。而国内研究学者发现我国人群下切牙缺失的比例占比更高，其中我国香港人群下颌切牙缺失率占比达到 58.7%；陕西省延安市人群下颌中切牙缺失则占缺牙人群统计总数的 58.59%，上、下颌侧切牙占 27.27%；天津某高校也有学者报道了天津某医学院校

4002名学生下颌侧切牙缺失占比29.63%，下颌中切牙占比14.81%；另外中国南方也有报道先天缺牙上颌比下颌更常见，为1.7 : 1.0，且对称性缺失率高于非对称性缺失4倍有余。日本也有报道称对称性分布更为常见。乳尖牙和恒尖牙的先天缺失不常见。

  图2-9和图2-10为临床常见的前牙区先天缺失，下前牙先天缺失最为常见，其次为上颌侧切牙。上颌侧切牙具有更简单的形态，比任何其他牙齿更易受到影响。随着先天缺牙程度加重，则会出现下颌第二前磨牙的先天缺失。图2-11为临床常见的多颗前磨牙先天缺失。牙齿缺失中，极少涉及第一磨牙、尖牙和上颌中切牙。部分文献中也提及了孤立型上颌尖牙的先天缺失，但极为少见且多数伴有其他牙齿的缺失。图2-12和图2-13为罕见的多颗牙缺失，累及恒尖牙，这种一般需要更多地考虑全身因素。

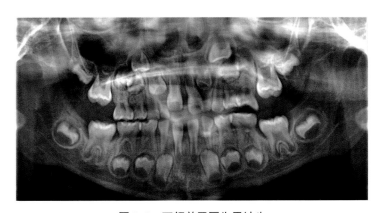

图 2-9　下颌前牙区先天缺失

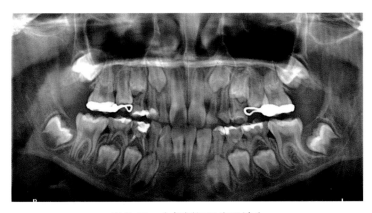

图 2-10　上颌侧切牙先天缺失

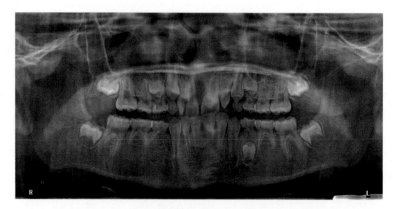

图 2-11　多颗前磨牙先天缺失，侧切牙过小牙

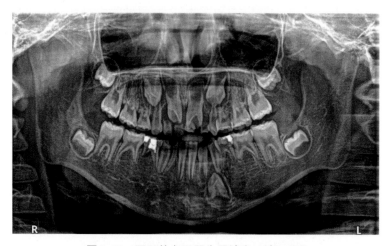

图 2-12　罕见的多颗牙先天缺失，缺 12 颗

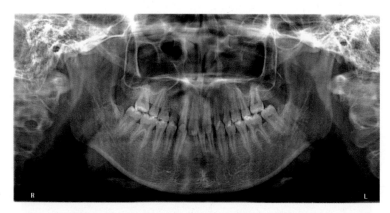

图 2-13　多颗牙先天缺失的成年患者，混合牙列

乳牙列亦可发生先天缺牙，大部分乳牙的缺失都是以上、下颌乳侧切牙为主（图 2-14）。另外，更值得我们关注的是，乳牙的缺失多数会伴有恒牙的先天缺失。丹麦学者对 193 个样本的同一人群中乳牙和恒牙先天缺失做了连续文献报道：完全采样的 33 个样本中，乳牙列和恒牙列的缺牙分布是有所不同的，但结合缺失相同象限来看，几乎所有乳牙先天缺失患者的后继恒牙都有所缺失，而且在缺失数量上，恒牙列缺失明显比乳牙列缺失更多。图 2-15 展示了下颌乳切牙 82 先天缺失，检查后发现对应下颌恒切牙 31、41 也存在先天缺失。乳牙缺失 1 颗，而恒牙缺失 2 颗。

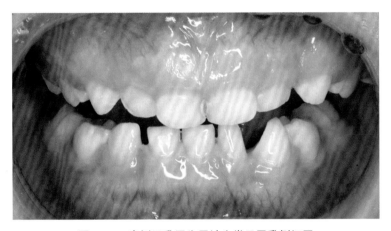

图 2-14　病例示乳牙先天缺失常见于乳侧切牙

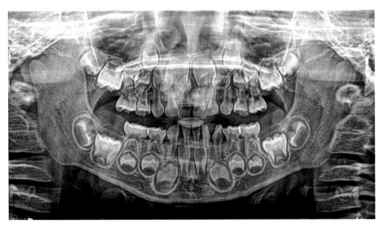

图 2-15　下颌乳前牙先天缺失，后继恒牙先天缺失

（三）先天缺牙对颌面部发育的影响

1. 牙齿和牙弓的改变

先天缺牙患者相比正常人群牙齿近远中径更小，这其中，牙齿大小改变最大的是上颌侧切牙、下颌中切牙和下颌第二前磨牙。有学者将此解释为形态基因理论，认为牙列中最早形成的牙齿是牙齿形态改变最小的，而下颌中切牙、上颌侧切牙和下颌第二前磨牙不是各自领域的关键牙位，而被赋予了更大的可变性。因此，第一磨牙和上颌中切牙更为稳定，而上颌侧切牙、下颌中切牙、下颌第二前磨牙变异更大。先天缺牙患者平均牙冠近远中尺寸更小。临床上先天缺牙的数量越多，过小牙出现的可能性越大，其余牙齿牙冠的宽度也减小得越明显。先天缺牙与过小牙存在一定联系，在先天缺牙患者中，约有 8.9% 能看到上颌侧切牙呈锥形牙，而正常人群仅有 1.6% 会出现。图 2-11 为先天缺牙伴发侧切牙过小牙。

先天缺牙患者相比正常人群牙弓宽度也有显著差异，尖牙间和磨牙间牙弓宽度减少明显。不同性别在牙齿大小和牙弓改变方面存在明显差异，重度先天缺牙的患者尤为明显。有研究报道，先天缺牙组较正常组上下牙弓有明显减少，下颌尖牙牙弓宽度在男性中减少了 2.41 mm，在女性中减少了 2.99 mm；上颌则分别减少了 3.05 mm 和 3.12 mm，是尖牙间牙弓宽度最大的平均减少量。这可能与侧切牙先天缺失或上颌乳侧切牙早失后尖牙和后牙前移有关。当下颌第二前磨牙缺失时，下颌第二乳磨牙的滞留导致下颌磨牙间宽度减少量分别是 1.95 mm 和 2.03 mm。可见先天缺牙患者较正常人群尖牙间和磨牙间牙弓宽度减少的差异显著，且差异值与性别相关。

2. 牙根的改变

先天缺牙同样会造成牙根的改变。在先天缺牙患者中，牙根形态的改变明显比正常人群高，如短根、粗根、弯曲牙根和壳状牙根在先天缺牙人群剩余牙齿中更易出现。我们在正畸治疗中要考虑得更为全面。Consolaro 和 Bianco 提出牙根吸收在正畸治疗中是可预测的，并且在大多数情况下是可以预防的。尽管牙根吸收是正畸治疗的固有结果，可能因治疗时间的延长和作用力强度的增加而出现，但牙根吸收不一定是医源性的，形状异常的根对再吸收的敏感性较高。Nigul 和 Jagomagi 发现，小根的吸收几乎是其他所有根形态的 2 倍，这些发现与 Sameshima 和 Sinclair 的发现相似，他们认为正常根的再吸收作用最小。因此对于具有先天缺牙或牙根异常的正畸患者，我们要格外注意牙根吸收问题。

3. 先天缺牙造成颌面部的改变

临床中先天缺牙患者尤其是多数牙齿先天缺失患者，经常能观察到其颅底长度和角度减小，上颌长度减小，下颌稍前突和向上旋转，上、下颌切牙舌倾。几乎所有以前的研究也都表明，先天缺牙患者上颌长度的显著减少归因于前后牙生长不足。Björk 已经证明，上颌长度的增加几乎完全是通过骨与上颌结节的配位完成的，导致整个上颌向前移动，与牙槽突的贴合和牙齿的萌出有关。因此，上颌长度的减小可能是由于磨牙先天缺失导致上颌结节附着生长不足，切牙先天缺失导致前牙区牙槽骨的发育不足。在先天缺牙人群中，表现为下颌前突轻微增加，下颌骨向上旋转可能是由于颅底长度和角度减小，以及由于后侧咬𬌗支持减少而导致的垂直面部发育不足。后牙支撑的减少可能与前磨牙和磨牙等多颗牙齿的缺失有关。此推断是基于一项报道，即如果颌面部骨缝和牙槽突的垂直生长速度低于髁突，下颌骨就会向前旋转。而由于切牙的先天缺失，唇舌压力平衡被打破，舌支持力量减少，导致上、下颌切牙舌倾，并且由于下颌向前生长的特性，下颌切牙舌倾的幅度较上颌更为明显。

有报道指出先天缺牙对颌面部的影响与重度先天缺牙有明显相关性，也有学者指出先天缺牙个体颌面部形态与先天缺牙的位置更具有相关性。部分研究认为，缺牙数与 SNA 角、NAFH 角、ANB 角、下颌平面、下巴厚度、面部高度之间存在显著相关性。对于重度先天缺牙患者，先天性缺失牙的数量与骨骼形态存在差异，在发育高峰前后，骨骼形态也存在差异。对颅颌面形态的影响须评估先天缺牙的严重程度，有先天缺牙的患者会表现为更内收的上颌和更小的下颌平面角，这些改变随着先天缺牙数目的增加会更趋向于向Ⅲ类错𬌗发展。

因此先天缺牙患者颅底长度减小、颅底平面角度更小，有着更短的上颌长度与轻度前突、向上旋转的下颌，以及上、下颌切牙舌向倾斜，因此更易形成Ⅲ类𬌗关系的骨骼特征，该特征被大量文献论证，在学者间基本达成共识，因此在制定治疗计划时需考虑相关因素。

（四）常见不同牙位个别牙缺失造成的影响

1. 上颌侧切牙缺失

上颌侧切牙正常萌出于替牙列早期，缺失可出现于单侧或双侧，双侧更为多见，常导致中线偏移，前牙区缝隙。最易造成的错殆畸形为安氏Ⅰ类错殆。有研究报道在 1000 例样本中，骨性Ⅰ类、Ⅱ类和Ⅲ类患者上颌侧切牙缺失的比例分别为 54.16%、33.33% 和 12.5%。而往往单侧缺失时对侧切牙为过小牙的概率更高，Bolton 指数不调更为明显，甚至可能发生尖牙腭侧移位。而上颌侧切牙先天缺失与尖牙腭侧移位之间存在实质性的关系，这也可以用指导理论来解释。如果侧切牙缺失，尖牙将得不到引导而沿着正常的萌出路径下移（沿着更靠近腭侧的路径下移），直到接近牙槽突内侧的骨膜。这种发现提示我们在进行早期矫正的时候要提前考虑是否存在尖牙阻生的可能，以及时介入干预。另外还有研究发现，侧切牙缺失伴尖牙移位的个体，其覆殆更大，覆盖更小，有更大的Ⅲ类错殆发展趋势。

2. 下颌切牙缺失

下颌切牙正常萌出于替牙列早期，缺失可发生于单侧或双侧，下颌切牙先天缺失最主要的临床表现有下颌切牙区散在间隙，中线偏移，切牙更为舌倾，下颌前牙区牙槽骨发育更为内倾，下颌联合更小，前牙深覆殆、深覆盖或内倾性深覆殆，颏唇沟深，下颌后缩或上颌前突，Bolton 指数不调等。

下颌生长可引起下颌联合的形态学改变，而下颌联合与不同类型的咬殆不良和正畸治疗相关。Buschang 的研究表明，儿童和青春期的垂直和水平生长变化分别在上 20% 和上 50% 下颌骨联合处最为显著。牙齿萌出对下颌联合的持续生长起着至关重要的作用，可刺激下颌体高度的增加。因此，当下颌切牙发育不全时，下颌联合形态会产生很大影响。下颌切牙先天缺失的患者下颌切牙舌倾可能是由于在一个紊乱的舌 – 唇压力平衡环境中，同时缺乏舌支持导致的。而牙槽骨的生长与牙列的持续萌出有关。可见牙槽骨内倾可能是下颌切牙的舌倾所致。

3. 下颌第二前磨牙缺失

下颌第二前磨牙正常萌出于替牙列后期，下颌第二前磨牙缺失可能会导致第二乳磨牙长期滞留，乳牙和恒牙形态大小的差异会造成上、下颌牙无法达到很好的尖窝关系。而因滞留造成的乳牙低位的同时会导致第一磨牙前移、第一前磨牙后移、牙槽垂直高度下降、对颌牙伸长等一系列问题。

对于牙列拥挤、上颌或下颌前突需要进行拔牙矫正的病例，优先考虑对称拔除第二前磨牙。对于第二前磨牙先天缺失的患者，是否采取拔牙方案解决前突的问题，还要考虑牙齿大小的改变和牙弓的改变。拔除滞留乳牙后也会导致牙槽宽度发育不足，颊侧牙槽骨发育较舌侧发育更为不足，如果考虑后期种植修复缺牙间隙，要在正畸治疗方案中考虑设法恢复牙槽骨宽度。如果考虑采取非种植修复方式，则要考虑在正确咬𬌗关系的状态下保留合适的修复空间，主要是近远中间隙。下颌第二前磨牙缺失导致乳牙滞留并发乳牙低位和强直时，要评估牙槽骨的改变，通常会累及超过近远中1颗牙齿的牙槽改变，所以要选择合适拔牙时机，以免造成牙槽垂直高度的下降。

（五）先天缺牙诊断标准和临床先兆

拍摄X线片是检测有无牙齿缺失的方法，是金标准，但乳牙和恒牙的萌出均有其特定的时间节点。大量临床研究发现，以下与先天缺牙相关的几个现象，有助于帮助我们提前发现先天缺牙，做好早期介入治疗的评估。

1. 乳牙融合牙

乳牙融合牙与恒牙先天缺失有很强的相关性。对于因年龄较小无法配合放射检查的儿童，我们有时候需要根据乳牙有无融合牙来预测其有无先天缺牙的可能。我们要知道，判断一颗牙齿是否为乳牙融合牙还是邻牙的先天缺失，是由测量可疑的牙齿的近远中宽度对比正常牙齿的近远中宽度来决定的，如果宽度更大则考虑为融合牙。一份较大样本量的报道研究发现，融合牙的存在与后继恒牙的缺失有着直接关系。总体而言，乳牙融合导致后继恒牙单颗缺失的概率为49%，而2颗同时缺失没有出现。不同的乳牙融合对后继恒牙缺失的影响概率也有着明显的不同。在下颌乳侧切牙与尖牙融合的人群中，下颌继承恒侧切牙的缺失率为74%（图2-16）；在上颌乳中切牙与侧切牙融合人群中，上颌继承恒侧切牙的缺失率为65%；在下颌乳中切牙和侧切牙融合人群中，单独切牙的缺失率仅为16%。而该文献也发现下颌侧切牙与尖牙融合是最常见的导致先天恒牙缺失的牙齿融合，而上颌乳中切牙与侧切牙融合是一定会对后继恒牙产生影响的，即使没有先天缺失的情况，其后继恒牙也存在着牙齿畸形或萌出障碍，临床上应引起注意。

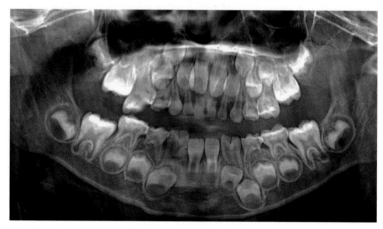

图 2-16　下颌乳侧切牙与尖牙融合，后继恒牙先天缺失

2. 牙齿发育迟缓

前文提及，牙齿发育延迟是先天缺牙一个较为多见的临床表现，所以我们在判断某颗牙齿是否真的先天缺失时要考虑到这一因素，不能局限于儿童现实的年龄和常规的牙齿生长发育规律。下颌第二前磨牙在所有牙齿中表现出了最大的差异化改变和钙化形成，这些牙齿大概在儿童 2 岁至 2 岁半就开始牙胚钙化形成，标准偏差在 2 年左右，一般不低于 3 岁半至 4 岁，牙冠大概在 6 ～ 8 岁形成。但是，下颌第二前磨牙在儿童 5 ～ 6 岁牙胚钙化形成也并不少见。第二前磨牙缺失的常见确诊时间是在患儿 8 ～ 9 岁时，因为极少有第二前磨牙在这一年龄之后形成。有研究在患儿 8 岁 1 个月时开始进行长达 17 个月的追踪，患儿将近 10 岁才发现了第二前磨牙的存在，因此根据其评估，第二前磨牙发育迟缓可能存在，需要在替牙列早期的正畸治疗中密切观察，这会对治疗计划的制定和调整有着重要意义。

3. 第二前磨牙延迟发育病例

第二前磨牙发育迟缓与第二前磨牙先天缺失的界定没有明确界限，在下颌第二乳磨牙下方发现下颌第二前磨牙缺失并不令人感到震惊，因为这是先天缺牙最为常见的区域。而作者也设计了一个拔除第二乳磨牙、前移第一磨牙的方案，不幸的是，在后期的矫正复查中发现了右侧第二前磨牙的出现，随之改变了治疗计划。如果后继恒牙缺失，Lindqvist 推荐在患儿 8 岁左右（第一磨牙牙根发育完成时）进行下颌第二乳磨牙拔除以获得最大的空间收缩。而在个别案例中，这种方法可能引发不可逆的后果——覆盖的乳牙不能保留到后继恒牙牙根形成。Rune 和 Sarnäs 还提出相比同侧相对牙齿的缺失，对应同名牙的发育也是有一个牙根形成的过度延迟，但未在此病例中发现（图 2-17 ～图 2-21）。

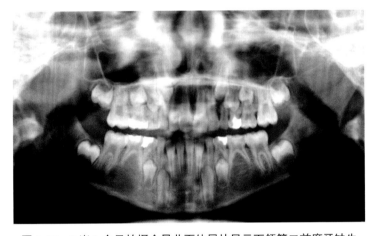

图 2-17　8 岁 1 个月拍摄全景曲面体层片显示下颌第二前磨牙缺失

[资料来源: BICAKCI A A,DORUK C，BABACAN H.Late development of a mandibular second premolar.Korean J Orthod，2012，42（2）：94-98.]

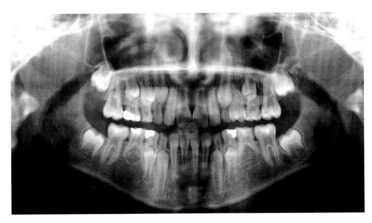

图 2-18　9 岁 6 个月拍摄全景曲面体层片显示距初步诊断 17 个月后右下第二前磨牙形成

[资料来源: BICAKCI A A,DORUK C，BABACAN H.Late development of a mandibular second premolar.Korean J Orthod，2012，42（2）：94-98.]

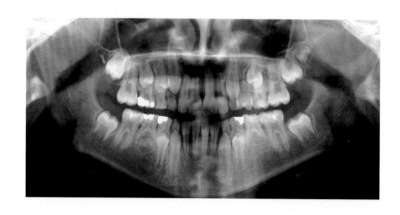

图 2-19　全景曲面体层片示左侧下颌第二前磨牙没有任何形成的迹象，而右侧下颌第二前磨牙继续钙化

[资料来源：BICAKCI A A,DORUK C，BABACAN H.Late development of a mandibular second premolar.Korean J Orthod，2012，42（2）：94-98.]

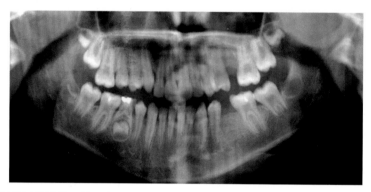

图 2-20　全景曲面体层片示第三磨牙开始矿化而第一前磨牙开始萌出，因此诊断为左前磨牙缺失，拔除左下第二乳磨牙

[资料来源：BICAKCI A A,DORUK C，BABACAN H.Late development of a mandibular second premolar.Korean J Orthod，2012，42（2）：94-98.]

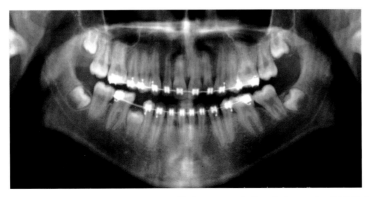

图 2-21　全景曲面体层片示右下第二前磨牙牙根形成三分之二，牙齿即将萌出

[资料来源：BICAKCI A A,DORUK C,BABACAN H.Late development of a mandibular second premolar.Korean J Orthod，2012，42（2）：94-98.]

（六）先天缺牙的检查时机

先天缺牙受遗传因素和环境因素的共同调控，放射检查为诊断的金标准。为降低漏诊风险，我们建议在替牙早期进行放射检查，应常规拍摄全景曲面体层片筛查。当患儿出现乳牙先天缺失、乳牙融合牙时可提前摄片以确定后继恒牙有无缺失。当患儿有唐氏综合征等系统性疾病时也要在替牙期早期确认是否有先天缺牙，这样有助于医师提前针对错验畸形的形成进行干预，避免错验畸形的形成和加重，有助于早期介入矫正时合理制定治疗方案。

患儿因乳牙患龋病或根尖周病就诊时，当根尖片视野里见不到后继恒牙胚时就须引起足够的重视，辅助全景片有助于明确口内有无恒牙。由于牙齿发育延迟是先天缺牙一个较为多见的临床表现，我们数次强调，在判断某颗牙齿是否真的先天缺失时要考虑到这一因素，不能局限于儿童现实的年龄和常规的牙齿生长发育规律，对于存在可能先天缺牙的儿童，我们建议每 6 个月常规复查根尖片。

综上所述，个别牙先天缺失常见于上、下颌侧切牙和下颌第二前磨牙，会造成牙齿数量的减少、牙齿尺寸的变小、Bolton 指数不调，甚至会造成牙弓大小和形态的改变，对于重度多数牙齿先天缺失的儿童而言，这些改变会更为突出，甚至影响颌面部的形态，医师不可忽略这些改变对于错𬌗畸形的影响，务必把握好关注的时机。在先天缺牙患儿 6 ～ 7 岁，正是这些牙齿发育异常基本明确诊断的时间，医师在替牙早期就可以通过医学影像学来做好评估，出现乳牙先天缺牙和乳牙融合牙时尤其有必要提前关注恒牙缺失情况，对于早期进行错𬌗畸形矫正的患儿而言，及时发现前牙区牙齿先天缺失就可以及早地对其进行介入干预，避免错𬌗畸形的加重并及时纠正（参见图 2-48）。对于后牙区先天缺失的患者，医师也可以提前做好思想准备，这样便于调整治疗计划，制定更为合理的治疗方案，从而更有效地预防和干预错𬌗畸形，严重者可以多学科联合治疗，提供更加全面的治疗计划。

三、牙瘤

1. 牙瘤的概念

牙瘤（odontoma）是由于牙上皮异常增生和乳牙牙胚出芽生长导致，可分为组合性和混合性，表现为一团钙化组织。牙瘤病程缓慢，病史较长，早期无自觉症状，常因检查缺牙、外伤及其他口腔科疾病等摄片时偶然被发现。牙瘤是一类可形成牙齿硬组织的牙源性肿瘤，主要发生于儿童和青少年，患病率仅为 0.51%，但 77.27% 发生于上颌，这与国际研究的发现相似，没有明显的地域差异和性别差异。在影像学表现中，混合性牙瘤多见于下颌骨后部，呈类圆形改变，病变边界清晰，可见低密度条带状纤维包膜影，内部为密度高度不一的非均质性团块，较大的瘤体可使颌骨呈膨胀性改变；组合性牙瘤多见于上颌前部，形状与边缘同混合性牙瘤，内部为高密度团块表现，且由数目不等、大小不一、排列杂乱的牙样结构所组成（图 2-22）。

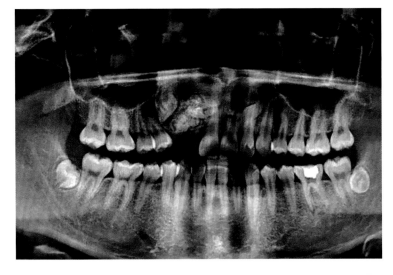

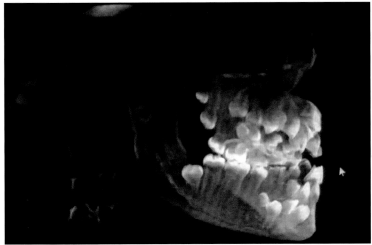

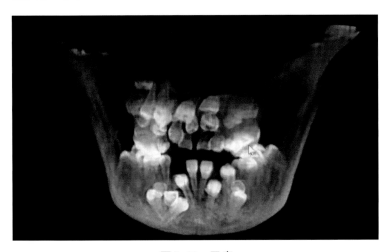

图 2-22　牙瘤

2. 牙瘤与错殆畸形的关系

牙瘤常会导致错殆畸形,如前牙区恒牙久不萌出或乳牙久不替换。上颌前牙区牙瘤影响恒牙萌出,有碍恒牙列正常形成。有报道显示,48%的牙瘤患者伴随牙齿不萌,还可导致牙齿异位萌出、切牙中缝过大、向远中倾斜、出现牙列不齐的现象。牙瘤生长缓慢,早期无自觉症状,常因乳牙滞留、恒牙阻生、牙列不齐而在拍摄X线片时被发现;晚期瘤体生长至体积较大时,因颌骨膨隆、压迫神经引起疼痛或继发感染时被发现。牙瘤伴发的错殆如恒牙阻生、牙列不齐等严重影响患者的咀嚼功能和美观需求,均应在手术后进行正畸治疗。

3. 牙瘤的发生部位与错殆畸形的关系

组合性牙瘤平均发病年龄为14.8岁;混合性牙瘤平均发病年龄为20.3岁。上颌前牙区牙瘤导致的切牙中缝过大,在上前牙萌出阶段即患儿7～8岁时就应该引起重视,应尽早进行临床检查和治疗,结合放射检查,及时做出正确的诊断。

(1)前牙区

前牙区的牙瘤在临床中通常表现为切牙中缝过大或前牙区前庭沟异常骨突起,多在放射检查过程中被偶然诊断出来。前牙区牙瘤多发于上颌,69.23%的牙瘤会造成一定影响,这其中53.85%会造成永久性损害。传统的筛查技术依赖于曲面体层摄影。随着锥形束计算机体层扫描(cone beam computed tomography,CBCT)应用范围逐渐增大,CBCT被视为一种有效的筛查工具。如果不及早发现并适当治疗牙瘤,可能会导致多种类型的并发症,如中切牙移位或旋转、牙根吸收或囊性变性。前牙区牙瘤也可能会导致上颌前牙区牙列的拥挤或者出现散在缝隙,而上前牙区牙瘤发现的时间多在患儿6～8岁,临床医师应重视此阶段,拍片排查牙瘤,及时治疗并干预牙瘤给错殆畸形带来的影响。

(2)尖牙区

尖牙区牙瘤在临床中最常于乳尖牙脱落、恒尖牙迟迟未萌出或者尖牙唇侧牙槽黏膜肿胀、无疼痛而就诊时摄片发现。图2-23A、图2-23B为临床右上尖牙区组合性牙瘤。尖牙区牙瘤可导致尖牙异位萌出或埋伏阻生、牙根偏移,临床医师在患儿 9 ～ 13 岁这个阶段就应该关注尖牙区牙瘤与错殆畸形的关系，从而预防和解决这些临床问题。Erden Sahin 报道了 1 例尖牙区牙瘤，口内检查示右下乳尖牙滞留占位，恒尖牙缺失，X 线片示牙瘤范围很大，右下尖牙明显移位（图 2-23C ～图 2-23J）。就牙齿而言，可根据病变大小将萌发障碍和牙齿错位与其他并发症联系起来，因此尽早诊断有利于最大限度地降低潜在并发症的发生率。像病例中这样大体积的占位无论是日常生活还是手术中都更易导致下颌骨骨折，同时牙瘤的存在还影响了下颌恒尖牙的替换和萌出。因此，尖牙区牙瘤是正畸治疗的挑战。

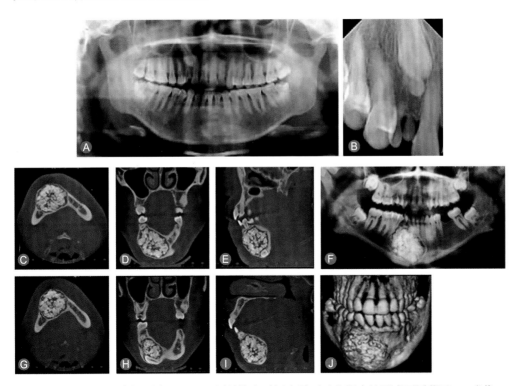

A、B. 右上尖牙区组合性牙瘤；C ～ J. 罕见的右下颌尖牙区巨大混合性牙瘤不同截面 CT 成像。
图 2-23　尖牙区牙瘤

[资料来源：ERDEN SAHIN M B，CALIS A，KOCA H.An unusual case of 177 pieces of mandibular compound odontoma：10-year follow-up.J Stomatol Oral Maxillofac Surg，2020，121（5）：585-588.]

（3）磨牙区

磨牙区牙瘤可分为乳磨牙区牙瘤和恒磨牙区牙瘤。

①乳磨牙区牙瘤发生在乳牙列阶段，多在放射检查过程中偶然被诊断出来（图2-24）。关于乳磨牙区牙瘤发生部位的文献报道较少，Lee等发现乳磨牙区的牙瘤可发生于根分叉处，通常无症状，并且常与恒牙萌发障碍有关，如前倾异位或迟萌。可以选择手术切除来治疗乳磨牙区牙瘤，在治疗与受累牙齿有关的牙瘤时，应小心避免对相邻牙齿的损害。

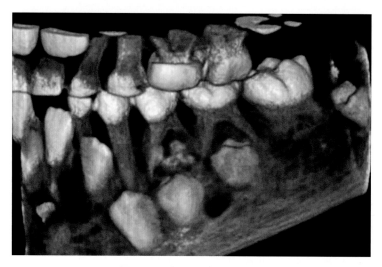

图 2-24　左下乳磨牙区牙瘤

[资料来源：LEE H，CHOI S，CHAE Y K，et al.Customized surgical guide with a bite block and retraction arm for a deeply impacted odontoma；a technical note.J Stomatol Oral Maxillofac Surg，2021，122（4）：456-457.]

徐璐等报道了1例牙瘤导致第一乳磨牙迟萌的病例。在患儿6岁时，右侧上颌第一乳磨牙才开始萌出，显著滞后于平均萌出时间，被诊断为迟萌。个别牙齿迟萌主要是局部因素所致，通常包括萌出间隙不足、外伤或感染导致牙齿发育异常、机械性占位性病变（如多生牙或因乳牙早失出现黏膜瘢痕化）。同时，各种牙源性病损也是导致个别牙齿迟萌的重要原因，包括牙源性囊肿、牙源性肿瘤、牙瘤等。尽管个别牙齿迟萌在恒牙列、替牙列中较常见，但在乳牙列中很少发生，特别是个别乳磨牙迟萌非常罕见。此病例出现的右侧上颌第一乳磨牙迟萌，尚未见文献报道。

②恒磨牙区牙瘤常引起延迟性萌出，也常引起邻近牙的移位，甚至牙根的吸收，范围较大的牙瘤可导致大面积骨质破坏甚至骨折等临床症状。口腔科专家对于去除牙瘤的时间进行了讨论，认为当牙瘤引起不适时，建议尽早去除，医师应仔细评估手术的风险和患儿的收益。近 70% 的牙瘤可伴有牙阻生、牙错位、牙发育不全和牙畸形等异常改变。关于牙瘤的影像学检查、病理学诊断和手术治疗的报道通常可见，关于其所伴发畸形需要进行正畸治疗的报道却较为少见。有少量报道显示，磨牙区的牙瘤也伴有相应部位的恒牙缺失。

早期诊断可实现最佳的患者管理和治疗计划，并在适当的时间进行干预，以预防并发症，从而减轻后期正畸治疗的复杂程度。

四、牙形态异常

牙齿大小、形态的变异对于牙齿与牙弓间的协调、上下牙列间的协调和整个牙颌面部的美学具有重要意义。牙形态异常是造成儿童错𬌗畸形的常见病因，下文主要讨论牙形态异常的发病时间规律与错𬌗畸形的关系，从而在正确的时间进行相关干预治疗。

（一）融合牙

1. 融合牙的概念

融合牙（fused tooth）是指 2 个分别发育的牙胚连合，导致 2 颗牙齿的牙冠融合且牙列中牙齿数量减少 1 颗的情况。乳恒牙均可发生融合牙，局限于前牙，有家族遗传倾向。

2. 融合牙的发病率

文献报道显示，融合牙在牙齿异常中发病率居首位，乳牙的发生率大于恒牙。融合牙在美国、英国、丹麦等欧美国家的发病率小于 1%，在印度为 1.5%，较其他国家，中国、日本等亚洲国家发病率更高。融合牙多发生于乳牙期，以下颌单侧前牙区高发（图 2-25），单侧多于双侧。融合牙是造成错𬌗畸形的原因之一，其间的融合牙往往可以形成各种各样的前牙错𬌗畸形，不仅严重影响美观，还可造成前牙咬𬌗紊乱。国内外有关融合牙的报道较少，有学者认为近年融合牙的发生率有增长趋势。

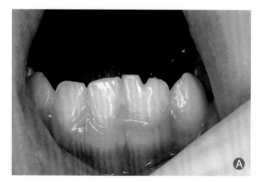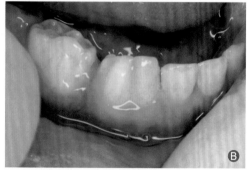

A. 左下乳中切牙和侧切牙融合牙；B. 右下乳侧切牙乳尖牙融合牙。

图 2-25　临床常见的乳牙融合牙

3. 前牙区不同时期融合牙的表现

在临床中，不管融合牙是被发现在乳牙还是恒牙，都会导致所在颌的牙列长度、牙弓宽度小于正常数据，严重者可导致错𬌗畸形。临床医师在工作中应重视儿童 6 ～ 10 岁的这个阶段，注意融合牙对儿童的影响。

（1）乳牙期融合牙与错𬌗畸形的关系和发病时间

乳牙期融合牙常见于下前牙，于儿童半岁到 1 岁期间萌出发现，影响美观，融合部位较易存留食物残渣而引起龋坏。随着乳牙的完全萌出，有融合牙的乳牙列牙量相对正常乳牙列减少，继而减少了咀嚼功能对颌骨的刺激作用而导致颌骨发育不足。融合牙所在颌的牙列长度、牙弓宽径及长径小于正常者，在继承牙胚俱全时有引起恒牙列不齐的可能。

日本学者 Keiichiro Tsujino 研究了乳牙融合与后继恒牙的关系，对 197 例有 247 颗融合乳牙的儿童展开了研究，确定了参与融合的乳牙的组合并确定了这些不同组合对后继恒牙的存在、形态和萌发的影响。结果显示，42% 是下颌侧切牙和尖牙融合，其中 74% 没有侧切牙，2% 后续恒牙为融合牙；40%是下颌中切牙和侧切牙融合，其后继恒牙 16% 为单切牙，1% 后续恒牙为融合牙，双切牙可能导致前牙区拥挤；19% 是上颌中切牙和侧切牙融合，其中高达65% 为单颗恒牙缺失。在临床中我们也经常看见乳牙融合导致后继恒牙缺失，从而在替牙早期出现下颌的牙列稀疏、牙量 / 骨量不调、覆盖过大等，对患者的侧貌面型也有较大影响（图 2-26）。

乳牙下前牙融合而无后继恒牙先天缺失者，恒牙替换后均出现了下恒前牙不同程度的拥挤。乳牙列的融合牙影响美观，融合部位较易存留食物残渣而引起龋坏。发现融合牙后可通过 X 线片检查来了解乳牙融合牙与恒牙胚的关系，如牙冠是否为牙本质的融合、根管形态是否有变异等，便于以后治疗时参考。因此在乳牙融合牙萌出到替换(1.5 ～ 8.0 岁)时期，我们应密切观察乳牙融合牙，及时处理并做好咬殆诱导，方可防止恒牙列错殆畸形的发生。

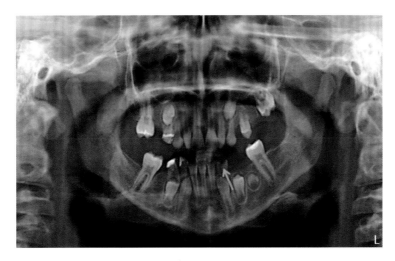

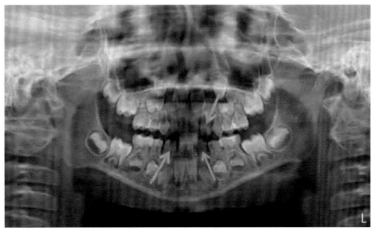

图 2-26　乳牙融合牙影像资料，箭头示不同融合程度的融合牙

[资料来源：AÇIKEL H，İBIŞ S，ŞEN TUNÇ E. Primary fused teeth and findings in permanent dentition.Med Princ Pract，2018，27（2）：129-132.]

（2）恒牙融合牙早期错殆畸形的表现和发病时间

恒牙融合牙也是常见于前牙区，下颌多于上颌。临床上正常牙形成融合

牙后牙冠宽度与正常牙有明显差异且影响美观，其牙冠宽度明显小于正常两牙的宽度，因此牙齿融合是牙量减少的一种表现形式。同时存在 2 颗融合牙的患者，其牙量丧失度大于或等于 1 个牙位的宽度。错殆畸形的表现主要是牙量减少，融合牙所在颌的牙列长度、牙弓宽度均要小于正常者，出现上下前牙区的 Bolton 指数不调、牙列的尖窝咬殆关系不良、覆殆、覆盖异常、牙列稀疏，前牙区覆殆、覆盖在替牙列早期随着前牙的萌出建殆也可看出此时融合牙对错殆畸形的影响。融合牙同时造成不同程度的上下切牙中线偏斜，有报道称牙列中线偏移率为 91.67%，中线偏斜随着中切牙、侧切牙的萌出在 6 ～ 8 岁可见。恒牙融合牙也可能会出现牙列稀疏，从而影响美观。

（3）多生牙与正常牙的融合

临床上亦可见多生牙与正常牙融合，其牙冠宽度较正常牙明显增大。下颌牙量明显大于上颌牙量，易造成牙列拥挤、下颌牙弓宽度增大，致前牙区形成反殆。采用拔牙配合邻面去釉的矫治方法进行矫治设计，使下颌融合牙错殆畸形的矫治达到适宜的牙尖交错殆和正常的覆殆、覆盖。对牙冠融合牙根不融合者，最好在根管治疗的前提下采取磨改牙冠外形，拔除多生牙牙根的方法，这样既可以保持下前牙的正常形态，又可以使 Bolton 指数达到正常，还可以解决中线对正的美观问题。

综上所述，融合牙有一定的发生率，而且对牙列有一定的影响，可引起前牙区 Bolton 指数不调而导致覆殆、覆盖异常，应该引起重视。临床医师应该在发现恒牙融合时密切观察其与错殆畸形的关系，在对应的时间段选择合适有效的干预治疗措施。

（二）过大牙与过小牙

1. 过大牙与过小牙的概念

过大牙（macrodontia）与过小牙（microdontia）分别指较正常大或者小的牙（图 2-27、图 2-28），由遗传因素决定，同时受遗传因素和环境因素影响，在不同种族、性别之间存在差异。男性多见过大牙，女性多见过小牙。过小牙在国内文献的报道中显示发病率为 4%，国内发病率高于国外，多见于上颌侧切牙，这一特点与国外研究相符。

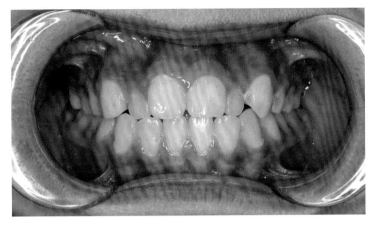

图 2-27　上颌侧切牙过小牙

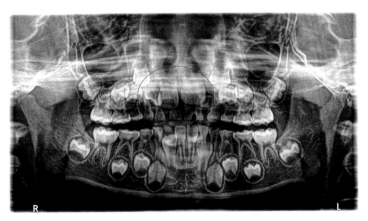

图 2-28　左上中切牙过大牙

2. 过小牙与错船畸形的关系和发病时间

前牙区过小牙都会导致 Bolton 指数不调且影响美观，多见于上颌侧切牙及上颌第三磨牙，发生于第二前磨牙少见。女性多见，会出现前牙散在缝隙，形态异常时会有圆锥形或钉状上颌侧切牙、上、下牙量不调，患儿可能会出现个别牙反船，或者是前牙区浅覆船浅覆盖，甚至是对刃船，同时上前牙过小可引起局部牙弓狭窄。但廖妮等选取 120 例上颌过小侧切牙患者作为研究对象，分为两组：A 组为Ⅰ型锥形侧切牙 60 例，B 组为Ⅱ型过小侧切牙 60 例，通过拍摄 X 线头颅侧位片，对其进行 X 线头影测量分析，从而对其颌面形态特征进行研究。研究发现，多数上颌Ⅰ型锥形侧切牙患者表现为上颌骨发育不足，上颌后缩；多数上颌Ⅱ型过小侧切牙患者表现为下颌骨发育不足，下颌后缩。两种类型的过小侧切牙患者具有截然不同的颌面形态特征，以上的错𬌗畸形在替牙列早期前牙萌出时即可诊断，其中患儿上颌侧切牙萌出的年龄为8～9岁，此时应采取相应的正畸方法或结合修复治疗的手段去改变过小牙对错𬌗畸形的影响。

前磨牙区出现过小牙大概在患儿替牙晚期10～12岁时，表现为所在牙列牙量减少，出现前磨牙区散在间隙、上下牙Bolton指数不调，导致过小牙远中牙位前移，近中牙位后移，从而导致咬𬌗紊乱、尖窝关系异常，患儿可能出现偏侧咀嚼等错𬌗畸形（图2-29）。有病例报道前磨牙区过小牙会伴有对侧同名牙缺失、上颌牙量严重减少，出现安氏Ⅲ类错𬌗畸形、下颌牙量大于上颌、反𬌗。临床根据具体情况尽早行正畸治疗，部分病例可结合修复治疗，从而尽早解决患儿的错𬌗畸形，改善面型，解除不良咀嚼习惯。

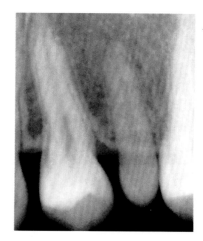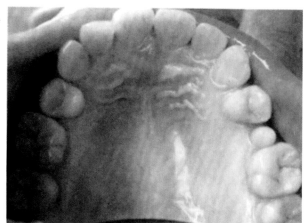

图2-29　前磨牙区过小牙

3. 过大牙的早期错𬌗畸形的表现和发病时间

过大牙亦好发于上颌侧切牙，对Bolton指数有影响，且治疗难度大于过小牙。上颌侧切牙临床表现为过大牙的患儿年龄多为8～9岁。过大牙不但影响前牙美观，而且上颌牙量大于正常、Bolton指数减小，临床可能表现出牙性前突，前牙覆盖增加。下颌侧切牙临床表现为过大牙的患儿年龄多为7～9岁，下颌牙量大于正常、Bolton指数增大，前牙可能出现对刃𬌗，甚至反𬌗，过大牙会加重Ⅲ类错𬌗畸形的临床表现。池学谦等对1例下颌双侧过大牙伴下颌双侧尖牙缺失的患者进行研究发现，患者 X 线片显示侧切牙的冠根比明显大于正常牙，双尖牙缺失也导致下颌牙量减少、Bolton 指数过小、前牙覆盖过大、ANB 角增大，临床可能表现为 II 类错殆畸形，下颌后缩（图 2-30）。临床上根据过大牙和过小牙与错殆畸形的关系，可在儿童替牙列早期 7～9 岁时发现并制定相应的正畸治疗方案，以改善患儿的错殆畸形，解决美观问题。

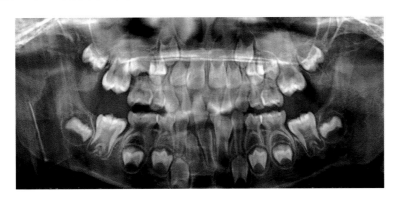

图 2-30　右下乳切牙融合牙，左下恒切牙过大牙

（三）弯曲牙

1. 弯曲牙的概念和发病率

弯曲牙（dilacerations）是指牙的异常成角、弯曲，多见于牙根，牙冠少见（图 2-31）。主要病因可能是乳牙外伤使牙胚异位发育而产生畸形或乳牙根

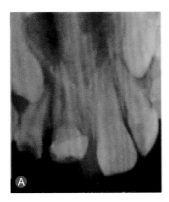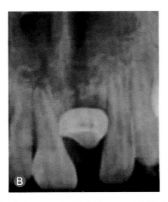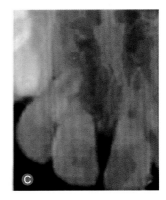

A. 牙冠弯曲；B. 冠根弯曲；C. 牙根弯曲。

图 2-31　弯曲牙的常见类型

[资料来源：郭晓贺，伍美玲，刘安琪，等 . 237 例儿童弯曲恒切牙的分类与疗效评价 . 牙体牙髓牙周病学杂志，2017，27（8）：459-466，441.]

尖部感染等。弯曲牙的患病率为 2.16%，而国外仅为 0.73%。国外统计称在正常人群中，弯曲切牙的发生率为 0.3% ～ 1.4%；上颌弯曲切牙埋伏阻生的发生率为 0.06% ～ 0.20%；因正畸就诊的患者中发生率为 2% ～ 3%。

2. 弯曲牙临床诊断的重要方法

X 线片可以判断弯曲牙的类型、位置、形态和弯曲程度，以及弯曲牙与相邻牙关系、弯曲牙与相邻颌面骨的关系、弯曲牙牙根的发育状况、弯曲牙牙周牙槽骨情况等。现代 CBCT 技术的推广应用使弯曲牙的临床诊断简便了许多，通过 CBCT 三维重建，临床可直观了解弯曲牙的各种信息，为临床治疗选择提供依据，也为早期诊断弯曲牙带来了便利，从而了解预判弯曲牙对错𬌗畸形带来的危害，达到早期治疗的目的。

3. 弯曲牙的发病时间及其与错𬌗畸形的关系

弯曲牙在前牙和后牙中均可见，后牙以下颌第三磨牙多见，常造成阻生，增加拔牙难度；前牙以上颌前牙为主，常影响口颌美观及功能，压迫邻牙使其移位或牙根吸收，导致错𬌗畸形；也可见于下颌前牙，常异位萌出，牙为舌侧或者颊侧位，从而导致牙列不齐等错𬌗畸形。弯曲牙常因患儿在 3.5 岁左右（甚至更早）发生乳牙外伤，至 6 ～ 9 岁在曲面体层片中可见。

4. 前牙区弯曲牙对错𬌗畸形的影响

（1）前牙弯曲牙出现阻生导致乳牙延迟脱落。

（2）相邻牙向缺隙侧倾斜，牙列间隙增大。

（3）由于弯曲牙阻生，弯曲牙相邻牙向缺隙侧移位，上下中线不齐。

（4）移位弯曲牙压迫邻牙牙根，造成相邻牙根吸收。

（5）弯曲牙阻生，前牙区咬𬌗功能丧失。

临床中若有乳前牙出现外伤或根尖感染时，应该定期复诊检查。弯曲牙对邻牙、对错𬌗畸形的影响在替牙列早期可以通过临床和影像学检查进行早期诊断，从而早期治疗，注意预防相应的并发症。

五、牙齿固连

（一）牙齿固连的概念

牙齿固连（tooth ankylosis）指的是生长发育期儿童的患牙𬌗面低于邻牙

正常𬌗平面的一种普遍现象，又称下沉牙、低𬌗牙或牙齿强直。牙齿固连描述的是牙骨质或牙本质与牙槽骨解剖学意义上融合的现象，病因目前尚不明确，可能与牙周膜紊乱、局部代谢障碍、局部机械损伤、物理化学刺激和硬组织吸收等有关。在混合牙列（8～9岁）中更为常见。

（二）牙齿固连的诊断

牙齿固连的诊断主要依靠临床检查和 X 线检查。

1. 临床检查

（1）牙齿低𬌗

患牙𬌗平面低于同一象限内的最近一个非固连牙的𬌗平面至少 1 mm，近期也有报道认为是大于 0.5 mm（图 2-32）。

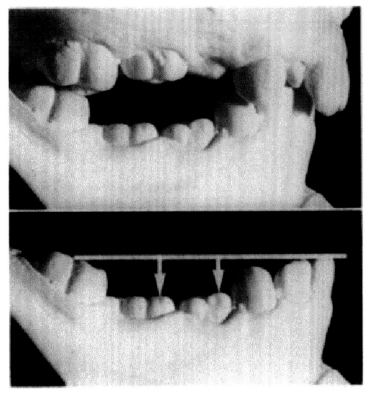

图 2-32　牙齿固连的低𬌗现象

[资料来源：KUROL J，KOCH G.The effect of extraction of infraoccluded deciduous molars：a longitudinal study.Am J Orthod，1985，87（1）：46-55.]

（2）患牙无正常生理活动度

当用手推动固连牙齿时，与正常（非松动）牙齿相比，磨牙不会移动。

（3）叩诊

固连牙齿叩诊呈实音。有学者认为叩诊对诊断牙齿固连比 X 线片更为敏感和精确。当牙根面的 20% 以上发生固连时即可出现实性叩击音。但也有学者认为患牙叩诊音会受主观因素的影响，能否作为一个必要的诊断指标还值得探讨。

2. X 线检查

牙齿固连在 X 线片上的表现是牙周膜影像消失或模糊，根骨连接处不清晰，可提示牙槽骨与牙骨质和（或）牙本质发生粘连，且可以存在朝向固连牙齿的角状骨缺损，其随着后继恒牙的替换而消失。固连的牙齿上牙槽嵴顶较低，因此常被作为牙齿固连诊断的重要辅助手段（图 2-33）。

（三）牙齿固连的发生率

各学者报道的牙齿固连发生率不一。20 世纪 60 ～ 80 年代的报道在 0.7% ～ 38.5%，近期报道结果在 1.3% ～ 9.9%。这种较大范围的波动可能是研究中采用的诊断标准、样本量选取的大小、研究对象的年龄和种族的不同、调查人群口腔内留存的乳磨牙数量不同等差异造成的，而年龄和种族是影响牙齿固连发生率的主要因素。据研究文献报道显示，最早发现牙齿固连的年龄是 3 岁，随着儿童年龄的增长，牙齿固连的发生率逐渐增长，以 7 ～ 12 岁组为最高。不同年龄组的发生率存在性别差异，3 ～ 6 岁组呈现女孩高于男孩，7 ～ 12 岁组则反之。Cristina de-la-Rosa-Gay 认为近年女孩们对错𬌗畸形矫治要求的增加是近期报道发生率女孩高于男孩 2 倍的原因，也是高发年龄增长到平均 13.6 岁的原因之一。而早期的报道认为牙齿固连的发生与性别无关。Mueller 针对美国不同地区儿童牙齿固连的流行性调查发现西班牙人和高加索人的发病率明显高于其他人种。Koyomdjisky-Kaye 对伊朗不同种族人群儿童下沉牙发病率研究发现库德人、东欧人、德鲁士人、索凯逊人和北非人要高于其他种族。William 等研究表明具有该特征儿童的兄弟姐妹的牙齿固连发生率为 44%，而非兄弟姐妹的发生率只有 1.3%。目前较肯定的是牙齿固连的发生与是否饮用氟化水源无关。

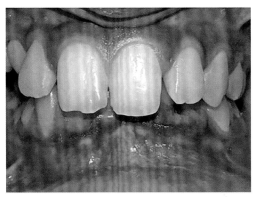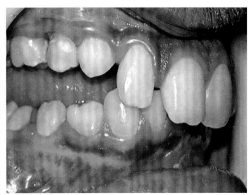

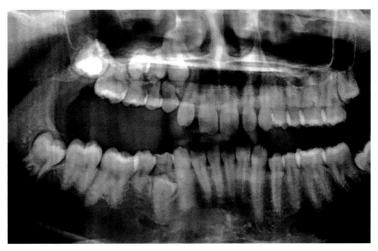

图 2-33　牙齿固连在 X 线片上的表现

[资料来源：SHIVAKUMAR G C，SRIVASTAVA A，SHIVAKUMAR S.Primary failure of eruption：a cause of posterior open bite.Int J Clin Pediatr Dent，2019，12（4）：360-361.]

（四）牙齿固连的发生部位和时期

牙齿固连作为萌出异常的一种，可以发生于牙齿萌出的任何时期，在各个阶段乳恒牙均可受累，但以乳牙多见，乳恒牙比例为 10 ∶ 1。下颌牙固连是上颌牙的 2 倍。下颌第二乳磨牙常被认为最易发生固连，其次是下颌第一乳磨牙、上颌第二乳磨牙、上颌第一乳磨牙。牙齿固连可发生在单颗牙，也可累及多颗牙，而且当患者口腔中有 1 ～ 2 颗固连牙齿时会增加其他牙齿出现固连的概率。另外，对于口腔内多个象限出现固连牙齿的患者，其发病部位往往存在对称性组合（即同颌内双侧对称或同侧的上、下颌对称），且对侧发生更多在下颌弓，单侧发生更多在上颌弓。Louise Brearley Messer 等进行的一项关于牙齿固连的为期 8 年的纵向研究显示：下颌第一乳磨牙的平均发病年龄是7.1 岁（范围 5.2 ～ 9.2 岁）；下颌第二乳磨牙的平均发病年龄是 8 岁（范围5.1 ～ 10.4 岁）；上颌第一乳磨牙的平均发病年龄是 6.2 岁（范围 4.7 ～ 8.6 岁）；上颌第二乳磨牙的平均发病年龄是 4.6 岁（范围 3.0 ～ 9.4 岁）。

（五）牙齿固连与错𬌗畸形的关系

①邻牙倾斜，固连牙齿延迟脱落。

②牙槽骨发育不足，通常在乳牙脱落和恒牙萌出时发生。尖牙 – 第一磨牙区缺乏垂直的牙槽骨高度，促进牙周袋的形成。

③减少继承双尖牙周围的骨量。

④牙弓长度缩短，影响患侧咀嚼，后继恒牙萌出困难。

下颌第二乳磨牙可能会受到双侧影响，可能比下颌第一乳磨牙发病晚。下颌第二乳磨牙固连，使下颌第一乳磨牙近中倾斜，导致牙弓长度损失。目前尚无法监测这些牙齿是否会导致磨牙过度保留和局部缺少垂直牙槽骨，应密切观察下颌第二乳磨牙固连的情况，并进行研究和弓长测量。如果乳磨牙处于轻度牙固连，第一恒磨牙将近中倾斜。如果乳磨牙处于中度或重度牙固连，则会阻碍垂直牙槽骨的生长，并导致随后的牙周预后不良。

如果乳磨牙处于中度或重度下颌咬𬌗，则可能会阻碍垂直牙槽骨的生长，并导致随后的牙周预后不良。须格外注意重度牙固连，随着时间的推移，咬𬌗也会持续改变，临近牙齿倾斜造成空间的缺失，同时也对对颌牙齿造成损伤。在这些情况下，所涉及的牙齿倾向于发展为进行性和显著的低位咬𬌗，具有或多或少明显的牙根吸收。

Kurol 和 Olson 选取了 68 名患者，为了评估其 143 颗恒磨牙与相邻的低咬𬌗的 119 颗乳磨牙和对侧 24 颗正常乳磨牙，在低咬𬌗的第二乳磨牙自然脱落或拔除的 8 年间反复对其进行临床检查和影像学检查，发现只有 2 颗第一恒磨牙的近中牙槽骨水平正常。故对于此类牙齿，我们建议提前干预。

如果乳磨牙固连且永久性前磨牙缺失，则应就牙齿的长期治疗寻求早期的正畸咨询。虽然可以在整个混合牙列中使用修复体来维持固连牙齿的垂直和近远中距，但此类修复体只能作为临时治疗。同样，在建立恒牙列之后，在支持相邻牙齿的整个牙槽骨的整个生命周期中进行稳定的重塑很可能需要定期更换这种堆积的修复体。

由于在固连牙齿的紧邻区域中牙槽骨停止生长，相邻牙齿的根部可能会被骨剥夺，并且牙齿会丢失。这种长期的修复和牙周后果表明，应尽早考虑结合正畸治疗牙列，拔除固连牙齿，解除封闭空间。这种情况具有家族倾向，还应注意患儿家庭中的兄弟姐妹是否出现。

Kurol 和 Thilander 等发现乳牙固连现象出现的时间越早进展越快，而出现越晚则往往是进展缓慢的表现。牙齿固连发生的年龄、进展类型、牙根吸收方式、患者年龄、后继恒牙是否发育不全，这些信息对临床医师选择治疗方案有很大帮助。

六、乳牙滞留

（一）乳牙滞留的概念

乳牙脱落是替牙期阶段通过乳牙牙根吸收而发生的生理过程，保证了后继恒牙正常的萌出顺序和建立正常恒𬌗。乳牙滞留（retained deciduous teeth）分为早期乳牙滞留和晚期乳牙滞留。早期滞留指后继恒牙已萌出，乳牙未能按时脱落；晚期滞留指恒牙未萌出但已超正常换牙年龄极限，而乳牙仍未脱落，多与先天缺牙有关。乳牙滞留是错拾畸形常见的发病原因之一，我们将在下文主要讨论乳前牙滞留与错拾畸形的关系。

（二）乳牙滞留的病因

①后继恒牙萌出方向异常，使乳牙牙根未吸收或吸收不完全。

②后继恒牙先天缺失、埋伏阻生、异位萌出，不能促使乳牙脱落。

③后继恒牙萌出无力，乳牙根不被吸收。

④全身因素，如佝偻病、侏儒症、外胚叶发育异常，以及某些遗传因素等致多数乳牙滞留。

（三）乳牙滞留的发病率

国内学者杨赓棣在1984年对乳牙滞留问题进行的调查中报道，乳牙滞留的发病率是11.34%；1993年杨富生对2839名儿童乳牙滞留状况进行分析，结果显示，乳牙滞留的发病率是8.49%，且在此调查报道中乳前牙占6.4%，远低于乳磨牙和乳尖牙；到2018年，乳下切牙滞留的发病率占比高达31%。近年来乳中切牙发病率大于乳侧切牙，男女无异常，随着我国居民食物结构的改变，乳前牙滞留的发病率也在上升。

（四）乳牙滞留与错𬌗畸形的关系

乳前牙滞留会导致恒牙异位萌出，如下切牙舌侧错位、上切牙唇侧或近远中位错位，且上、下颌前牙扭转与对颌牙发生异常接触将会导致对颌牙的唇或舌向错位。乳牙滞留常表现为：①牙列不齐；②上颌前突；③开𬌗；④替牙早期的牙性－功能性反𬌗。

乳中切牙滞留与错𬌗表现：上颌乳中切牙滞留与错𬌗表现可见上颌恒切牙腭向错位，上颌恒中切牙反𬌗；上颌恒中切牙唇向错位、外翻；上颌中切牙牙胚的埋伏阻生。下颌乳中切牙滞留，多见下颌中切牙舌向错位萌出。

乳侧切牙滞留与错𬌗表现：上颌乳侧切牙滞留可见上颌侧切牙外翻、个别前牙或者部分前牙反𬌗、上颌侧切牙埋伏阻生、上颌侧切牙牙胚先天缺失。下颌乳侧切牙滞留，多见下颌侧切牙舌向错位萌出。

乳中切牙滞留的发病年龄是6～8岁，乳侧切牙滞留的发病年龄是7～9岁，这是由于此期间正是替牙的阶段，乳牙滞留导致错𬌗发生后引起了患儿家长的注意，能够及时就诊。混合牙列时期是儿童颌骨、牙弓的主要发育成长期，也是建立恒𬌗关系的关键期。因此，我们认为在此时期若及时发现并正确处理好滞留的乳牙，将有助于减少错𬌗的发生，引导儿童𬌗向正常发育，否则会因滞留的乳牙导致错𬌗的发生、发展。乳切牙滞留可能是其他症状的继发表现，如上颌中切牙间有多生牙或有其他罕见的萌出异常。

我们建议通过全景X线片纵向监测和控制乳牙、恒牙的替换，以预防多种牙齿异常脱落和萌出。

（五）总结

综上所述，牙齿发育变异、牙齿固连和乳牙滞留对𬌗的影响在替牙列早期是可以诊断的，详细诊断时间见表 2-2。由此可见，在替牙列早期对这些因素进行及时诊断，并在准确诊断和生长发育规律基础上对其进行合理、恰当、及时的干预，进行预防性和阻断性治疗，对于牙齿与牙弓间的协调、上下牙列间的协调及整个牙颌面部的美学具有重要意义。

表 2-2　牙齿发育变异、牙齿固连和乳牙滞留诊断时间

诊断		临床推荐诊断时间
牙瘤	前牙区	6～8 岁
	尖牙区	9～13 岁
融合牙		6～10 岁
过大牙 / 过小牙	前牙区	7～8 岁
	磨牙区	10～12 岁
弯曲牙		6～9 岁
牙齿固连		8～9 岁
乳牙滞留		6～9 岁

七、第一磨牙萌出异常

（一）第一磨牙萌出异常的概念

牙齿的萌出是指形成的牙齿从颌骨迁移到其在口腔内的功能位，并与对颌牙齿形成咬𬌗接触的过程。牙齿萌出过程复杂，可受到遗传、细胞、分子或组织等因素干扰。异位萌出（ectopic eruption，EE）描述的是牙齿向非典型位置萌出的倾向，这一概念最早由 Chapman 于 1923 年提出。值得注意的是，"非正常位置"的萌出即可判定为异位萌出，但不一定到阻生的程度。统计学上异位萌出依次好发于上颌第一磨牙、上颌尖牙，其次是下颌尖牙、下颌第二前磨牙和上颌侧切牙。第一恒磨牙的异位萌出是牙列发育中相对普遍的现象，由于萌出的位置或者角度异常，第一恒磨牙经常被"锁定"在第二乳磨牙的远侧，

不能达到正常的咬𬌗面，因此阻生并停止萌出，造成邻近乳磨牙远中颊根的显著吸收，进而导致第二乳磨牙松动、早期脱落或不得已而拔除的情况，此现象称为第一磨牙异位萌出。

（二）第一磨牙萌出异常的流行病学表现

全球不同人群异位萌出的患病率从 0.75% ~ 6.00% 不等，这些差异归因于群体大小、人口的年龄范围和龋齿状况。第一磨牙异位萌出的发生率为 2% ~ 6%，在上颌更易发生，其发病率是下颌的 25 倍。单侧多发于双侧，单侧中以右侧为多，也是右侧更为严重。约 2/3 的异位萌出可逆。上颌第一磨牙异位萌出的发生无种族差异，无明显男女性别差异，具有一定的家族遗传性（图 2-34、图 2-35）。

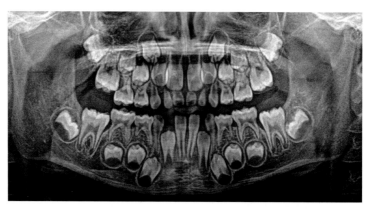

图 2-34　常见的右侧上颌第一磨牙前倾，发病率最高

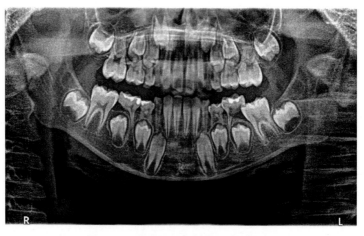

图 2-35　不常见的下颌第一磨牙前倾

（三）第一磨牙萌出异常的病因

第一磨牙萌出异常的具体致病因素尚未明确。异位萌出的病因可能是多因素的，可分为遗传因素、局部因素和全身因素。第一磨牙前倾有较高的家族性倾向，有研究显示，兄弟姐妹中患病呈明显的相关性，磨牙前倾多呈现出女性隐性遗传模式。在局部因素中，异位萌出主要取决于以下几个因素的综合作用，包括上颌骨生长的不足、上颌乳牙与恒牙的大小、第一恒磨牙的萌出角度和医源性因素：①上颌骨生长的不足，包括上颌棘突和前后向生长的不足、上颌相对颅底的位置不良、上颌磨牙的萌出与上颌结节区域骨生长不同步等因素。②牙齿尺寸的增大、早萌、牙齿钙化延迟和第二前磨牙先天缺失都会导致上颌第一磨牙异位萌出的发生。③第一磨牙牙胚位置异常、萌出角度异常、萌出间隙不足是常见的异位萌出的因素。④一些医源性因素不容忽视，如对第二乳磨牙的冠修复不准确，冠方的阻挡会造成萌出异常，尤其是右侧上颌冠修复后，容易引起磨牙近中萌出阻生。在全身因素中，一些系统性疾病会有第一磨牙前倾的表征，如 Apert 综合征、Usher 综合征和 Treacher-Collins 综合征等；对于唇腭裂患者，20% ～ 26% 伴发第一磨牙前倾。第一磨牙的异位萌出还会伴发其他口腔异常，如第二乳磨牙发育不全、上颌侧切牙过小、釉质发育不全和乳磨牙低咬𬌗等。60% 的异位萌出患者合并一种或几种牙齿异常，而对于上颌第一磨牙异位萌出与尖牙异位萌出的相关性仍有争议，有学者认为两者有相关性，也有学者认为两者并无联系。

（四）第一磨牙萌出异常的诊断标准

X 线片为确诊第一磨牙萌出异常的依据，细致的临床检查不可或缺。建议对替牙期儿童常规使用 X 线片筛查，有利于早期诊断。第一恒磨牙在 X 线片上的位置很高，与第二乳磨牙的远中颊根紧密相连。在大多数异位萌出病例中，第一恒磨牙的牙冠表现为近中倾斜，故第一恒磨牙向乳磨牙近中倾斜是磨牙异位萌出的征兆。当左上第一恒磨牙和右上第一恒磨牙之间有不对称的萌出时，也提示我们需高度怀疑异位萌出的可能性。

因此在第一恒磨牙萌出前应对 5 ～ 6 岁儿童常规拍摄口内片、全景片，观察第一磨牙的位置、与第二乳磨牙远中根的关系、近中倾斜程度等。对于 7 岁或 7 岁以上的儿童，如口内可以观察到第一恒磨牙被第二乳磨牙遮挡，牙冠锁在第二乳磨牙后方或第一恒磨牙近中倾斜即可判定为第一恒磨牙异位萌出。

（五）第一磨牙萌出异常的严重程度分类

第一种常用的分类方式是根据第二乳磨牙牙根的吸收程度，运用 Barberia-Leache 的分级方法，将异位萌出划分为 4 个等级（表 2-3、图 2-36）：1 级涉及牙骨质及极少的牙本质；2 级涉及牙本质，而牙髓未暴露；3 级为远中根吸收，牙髓暴露；4 级为近中根吸收。严重程度逐级递增。

表 2-3　第一恒磨牙异位萌出的分类

异位萌出分级	严重程度	对乳磨牙的影响
1 级	轻微	牙骨质少量吸收，牙本质吸收
2 级	中等	牙本质吸收，尚未近髓
3 级	严重	远中根吸收导致牙髓暴露
4 级	非常严重	第二乳磨牙近中根吸收

有意思的是，临床研究发现部分前倾的第一磨牙可利用磨牙替换的间隙自行纠正。因此，根据前倾的第一磨牙能否自发萌出，我们将前倾的第一磨牙分为可以自我纠正（self-correcting，SC）与不可以自我纠正（irreversible，IRR）两类，这是第二种常用的分类方式。

可逆的 SC 通常在儿童 7 岁前完成前倾第一磨牙的自我纠正并正位萌出。统计发现，前倾的第一磨牙自行矫正率高达 69.4%，即 SC 约占总 EE 的 2/3，而且当观察时间进一步放宽至 7 ~ 9 岁时，异位萌出自我纠正的成功率可提升至 74%。绝大多数的前倾异位随时间的变迁有一定自我纠正的能力，因此，当临床中出现症状时可先行观察，暂缓处理。然而仍有一定数量的异位萌出无法自我纠正，对于这种类型来说等待没有意义，相反，越早介入越能争取更多时机（图 2-37）。因此，IRR 的早期筛查和预测极为关键。

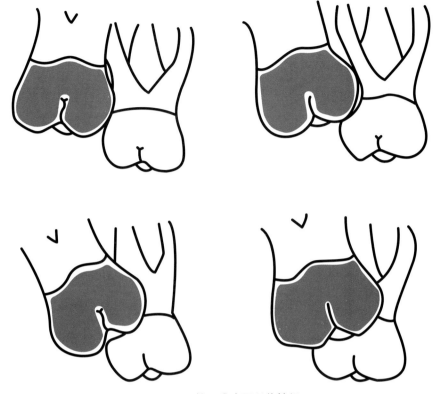

图 2-36　第二乳磨牙吸收等级

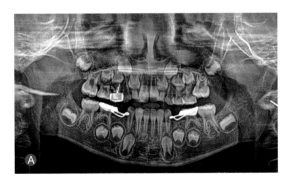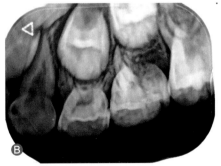

图 2-37　A. 3 级的磨牙前倾导致第二乳磨牙牙根严重吸收；B. 磨牙前倾人工干预纠正后

　　关于 IRR，Dabbagh 等给出了良好的预测建议，即依据放射检查，从第一磨牙的前倾程度和乳牙牙根吸收的速度进行综合评估。

1. 磨牙前倾程度

前倾量与 IRR 有显著相关性，当前倾大于 2.25 mm 时可早期诊断为不可逆性。

2. 发生部位

双侧发生的异位萌出更有可能进展为不可逆性。

3. 第二乳磨牙牙根的吸收程度

一般轻中度的乳磨牙牙根吸收有希望自行矫正，约 92% 的 SC 都会出现牙根吸收，而引起脱落的概率极低。当吸收速度加快就应引起足够的重视，这预示着会有一个不好的转归。约 14.3% 的第一磨牙前倾会导致乳磨牙的牙髓暴露。当观察期内出现乳牙不适、窦道形成甚至第二乳磨牙的松动即可评估为不可逆性 IRR。虽然有研究证实，第二乳磨牙的牙根吸收状态与第一磨牙的萌出无明显关系、无统计学意义，但牙根吸收状态越严重，其自我纠正能力越低。

4. 空间损失

过早的空间损失可作为诊断依据。空间损失一直都是所有正畸医师关注的重点，也是第一磨牙前倾最为常见的不良事件。有证据显示 SC 在临床上并不会导致空间丧失，而 IRR 在早期即可发生大量的空间丧失，平均值为（3.7±2.4）mm。磨牙前倾发生时间越早，空间损失越多。

（六）磨牙前倾的发生年龄

第一磨牙异位萌出的诊断年龄在儿童 5 ～ 7 岁，平均为（6.82±1.25）岁。一般在替牙早期被发现，常通过拍摄 X 线片而被筛查出来。

（七）异位萌出的危害

牙齿萌出异常最主要的危害是造成牙齿排列异常及拥挤。首先，第一恒磨牙近中迁移占据了第二乳磨牙的空间，使牙弓长度减小；异位萌出造成第二乳磨牙牙根过早吸收，进一步引发疼痛和松动，进而过早脱落（图 2-38）。间隙的丧失造成第二前磨牙萌出异位或延迟。其次，第一恒磨牙是行使咀嚼功能的重要区域，第一恒磨牙的萌发促进了上颌骨的矢状和垂直向的生长，与面部的垂直发育、骨骼的快速增长有关。牙齿萌出通过远端方向快速发散生长和发展，表现为上颌牙弓在横向上扩张。如果上颌第一恒磨牙前倾萌出将导致颌骨尺寸发生变化。上颌第一磨牙严重的内倾将导致牙弓的缩小、前磨牙和尖牙的萌出空间不足、与对颌的咬𬌗接触不良等，进而影响咀嚼效率。因此，对于上颌第一磨牙异位萌出而言，早期诊断和干预非常重要，若介入时间过晚，正畸治疗过程将更为复杂、费用更加昂贵、耗时更加漫长。

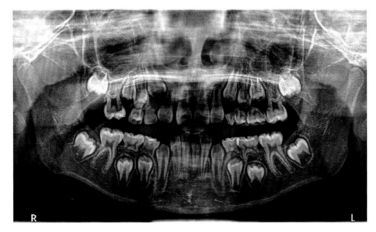

图 2-38　右上颌第一磨牙前倾导致乳磨牙早失

（八）磨牙异位萌出的最佳干预时间

虽然磨牙异位萌出不常发生，但早期诊断也格外关键，有利于在最佳时间开展治疗。总体来说，由于第一磨牙前倾在儿童 7～9 岁时有一定的自我纠正概率（自发纠正通常发生在 7 岁之前，纠正概率为 50%～69%），故对 8 岁左右做出诊断的患儿，观察 6 个月是明智的。如果 6 个月内未进行自发纠正，则可认为是牙齿受到了不可逆的异位冲击，需要某种形式的主动治疗。早期诊断对于阻止乳磨牙牙根的吸收至关重要。可以延迟对轻度和中度第一磨牙前倾的干预，减少不必要的治疗。对于不可自发纠正的磨牙前倾，空间损失的控制尤为关键，早诊断方能早干预。第一磨牙异位萌出的早期纠正对于正常咬𬌗的建立有着至关重要的作用。因此，在儿童 7～8 岁阶段需要格外重视和鉴别前倾的进展和类型（参见图 2-49）。

第一磨牙异位萌出的治疗取决于多种因素，如患者的年龄、第二乳磨牙的状态、第二前磨牙的存在与否及异位严重程度。其治疗目标是使恒磨牙向远中移动以恢复空间、纠正近中角度以允许正常萌出。如果第二前磨牙缺失，拔除第二乳磨牙让恒磨牙向近中萌出并关闭间隙也是可取的。总体来说，治疗时机应与第一恒磨牙萌出的活动期相一致。

（九）总结

上颌第一恒磨牙异位萌出在牙列发育过程中较为常见，虽然大部分的异位可在儿童 7～9 岁时自我纠正，但对不可逆性前倾恒磨牙的早期鉴别仍是值得关注的问题。当儿童处于 7～8 岁阶段通过放射学筛查发现双侧异位萌出、前倾量大于 2.25 mm、第二乳磨牙牙根吸收加快时就需要高度警惕，这预示着会有一个不好的转归，需尽早正畸干预。治疗的重点是使恒磨牙向远中移动，以恢复空间。

如果是运用 Barberia-Leache 的分级方法分类：1 级可以自行纠正；2 级会影响第二乳磨牙牙髓活性；3 级通常需要干预第一磨牙的前倾，使用分离器械或放置固定装置，有可能涉及拔牙；当异位萌出非常严重以至于影响到第二乳磨牙的近中根（4 级）时，建议拔除乳牙，早期预防错𬌗畸形。虽然牙骨质及牙本质的吸收也存在于 1 级和 2 级，但无须治疗即可自愈。然而，如果等级是 3 级或 4 级，大多数病例不会自我纠正，则需要及早干预控制。

八、上颌切牙正中间隙过大

（一）上颌切牙正中间隙过大的概念

上颌中切牙间隙（maxillary midline diastema，MMD）是指 2 颗上颌中切牙之间的间隙。这一现象在替牙期儿童中最为常见，大多数情况下缝隙可随着上颌前牙区替换结束的标志即上颌尖牙的萌出而自行纠正。上颌中切牙间隙的出现是正常牙齿发育的一部分，被认为是生理性、暂时性的，不需要额外干预。然而有些过大的缝隙会在替牙后持续存在。当 2 颗中切牙间的缝隙大于 0.5 mm 时即认为缝隙显著。替牙期上颌中线间隙是引起父母和患儿特别关注的错𬌗问题之一，尤其是考虑到它的位置。上颌中切牙间隙的存在被一致认为是不美观的，会严重影响患者微笑和自信。有研究调查显示，在患者的自我认知中，缝隙对牙齿美观的影响程度甚至严重于氟斑牙。因此，替牙期的上颌中切牙间隙发生的时间、可能的病因和早期介入的预判标准需要我们格外关注。

（二）上颌切牙正中间隙过大的流行病学表现

上颌中切牙间隙在儿童中发生率很高，是每个替牙期小朋友都会经历的"丑小鸭阶段"，有调查研究显示，有 98% 的 6 岁儿童出现中线扩张，随着年龄的增长，这一百分比显著下降：10 ～ 11 岁儿童中线扩张占 48.7%；在 12 ～ 18 岁学生的样本中，这一数字下降到 7%。约 90% 替牙期的中切牙间隙可自愈，而过大的缝隙会延续到恒牙列期。成年人中不同人群和年龄组的 MMD 发生率为 1.6% ～ 25.4%，其分布具有显著的种族差异，黑种人的流行率始终高于白种人、黄种人和棕种人。同样，受文化、年龄和种族背景的影响，如尼日利亚等非洲人对于上颌中切牙间隙的存在接受度更高。

（三）上颌切牙正中间隙过大的临床诊断

上颌中切牙间隙虽然很容易视诊，但 Chreath 认为的准确诊断包括病史、体格检查、影像学检查和牙齿大小的评估。

（四）上颌切牙正中间隙过大的常见病因

主流观点认为，中切牙间隙的发展是多因素引发的现象，然而对于持续存在的中切牙间隙，预防、干预和纠正是必要的。如果需要通过正畸治疗关闭间隙，了解病因必不可少，通过准确的分析判断来进行与特定病因有关的干预措施。MMD 的病因有：遗传因素，唇系带因素，不良口腔习惯（如吐舌习惯、咬手指习惯），牙齿大小或形态异常（如过小牙），牙齿数量异常（如多生牙或先天缺牙），咬牙合创伤，牙齿的病理性移位，上颌中线牙源性病变等。其中唇系带形态异常、上颌前牙区多生牙和不良口腔习惯是儿童上颌切牙正中间隙过大最常见的原因。

1. 遗传因素

遗传因素在上颌中切牙间隙的发生中起到一定作用。上颌中切牙间隙的表达具有家族遗传性，为常染色体显性遗传，父母和子女具有相同的遗传表型。Nainar 和 Gnanasundaram 在对 9774 名印度南部人上颌中切牙间隙的研究中指出，家族性发生的频率相对增加，因此提出上颌中切牙间隙的表达存在遗传因素的观点。Shashua 和 Artun 在对中线扩张的原因进行了研究后得出结论，家族史是发生中切牙间隙的重要危险因素之一。

2. 唇系带因素

上颌系带是一种动态结构，在人体生长发育过程中会发生形状、大小和位置的变化。最普遍的系带是简单系带（59%）和持久性顶唇系带（25%），牙龈插入的水平随着年龄增长而向上移动。幼年儿童的中线间隙更宽，随着年龄的增长，牙龈插入水平和中线间隙成反比。上颌唇系带肥大或错位与上颌中线扩张之间存在因果关系，扩张的大小与异常系带的存在有一定的相关性，肥大性唇系带被认为是中线扩张的主要病因。系带附着的位置与扩张中线的大小成反比。一方面，肥大的上唇系带或系带附着过低（图 2-39）会切入切牙乳头，阻止上颌中切牙的接近；另一方面，上唇系带的存在是由于过大缝隙牙列对系带没有压力或压力很小，因此系带几乎没有萎缩。两者相互干预、相互影响。

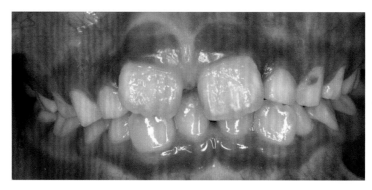

图 2-39　上唇系带附着过低导致的间隙

漂白测试是一种通过抬高上唇系带并施加间歇压力的简单诊断测试方法，用于预测系带是否会对前牙咬𬌗产生不利的影响。如果腭部乳头上方附着着一条厚厚的组织，底部很宽，并且在施加压力时变白，则可以得出结论：系带处于中切牙之间正常紧密接触的不利位置（图 2-40）。

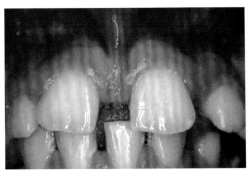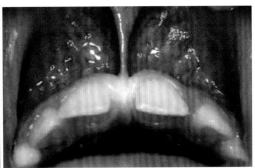

图 2-40　上唇漂白测试

唇系带的附着对上颌中切牙缝隙关闭的稳定性尤为重要。关于系带手术的介入时机（在正畸间隙关闭之前还是之后进行系带切除）尚属于争议的热点。正如一项研究表明，在某些没有正畸治疗的情况下，切除系带后会出现一些中线间隙关闭。然而，另一位作者建议在关闭间隔时中切牙正确定位后即刻进行系带切除术。这一想法背后的基础是，如果牙齿挤压在一起后移除多余的组织，关闭的牙齿周围将愈合并形成瘢痕组织。如果在正畸间隙关闭之前做系带切除，牙齿之间就会形成瘢痕组织，增加复发的风险。

3. 不良口腔习惯的影响

吮吸手指、不良吐舌习惯或舌体过大，会将前牙推动到更为向前的位置，从而增大周长，产生间距。吮吸手指打破了口腔的平衡状态，推前牙向前。异常的舌习惯是指当患儿被要求吞咽时，舌尖从前面的间隙伸出。在张开咬𬌗的情况下，可以看到舌头在上颌切牙和下颌切牙的切缘之间伸出。舌头大小异常是另一个严重的问题，会干扰最终矫治效果的维持状况。巨舌症的诊断方法比较简单，要求患者用舌头触摸鼻尖，如果在舌头的侧边看到齿痕，即考虑舌体过于肥大，需手术修整，以获得牙齿咬𬌗的稳定性。

此外，长时间使用安抚奶嘴会改变口腔内的平衡力，从而产生牙齿间隙。巴西的一项报道称，当儿童鼻气流气道面积小于 12 cm^2 时，前牙发生间隙的概率是正常儿童的 2.42 倍，即鼻通气不足、辅助口腔呼吸的儿童可能伴随着非典型舌位功能障碍，这可能导致上颌和下颌切牙明显的颊侧倾斜并导致前牙区出现间隙（图 2-41）。

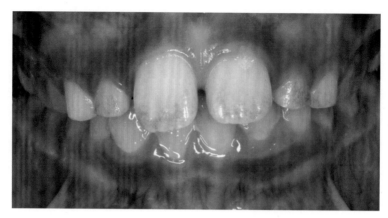

图 2-41　不良口腔习惯引起的切牙缝隙

4. 牙大小、形态的异常

牙大小、形态的异常指牙齿大小、牙弓大小不一致进而产生的中线扩张。上颌横腭弓的宽度与中线扩张正相关。大颌骨、正常牙齿或小牙齿的组合可能是由于遗传特征造成的。但在某些情况下，这可能是内分泌失衡造成的，像肢端肥大症会导致颌骨异常增大。正常大小的颌骨和小牙齿也会造成广泛的间隔，如过小牙和先天缺牙，约 5% 的人群个别牙齿大小有不同程度的不成比例。上侧切牙牙冠小或圆锥形是最常见的牙齿大小异常。

5. 多生牙

多生牙的存在会阻止相邻牙紧密接近，从而导致缝隙的产生。在所有的多生牙中，正中多生牙占 80%，上颌前牙区多生牙的存在是上颌中切牙间隙不容忽视的病因之一（图 2-42）。韩国的一项回顾性研究涉及 193 名 4～12 岁的儿童，通过临床和 CBCT 检查，作者报道多生牙（17.8%）是与上颌中切牙间隙相关的最常见的并发症，而这其中多生牙的形态与切牙缝隙的大小显著相关（圆锥形占 22%，结节状占 5.3%）。大多数具有中切牙间隙的儿童存在纵向或横向位置的多生牙。韩国的另一项回顾性研究利用 CBCT 分析了 4～10 岁的韩国儿童多生牙的患病率和并发症情况，作者观察到，上颌中切牙多生牙导致中切牙间隙的发病率为 11.9%。

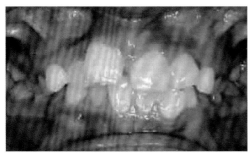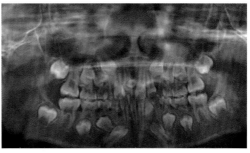

图 2-42 上前牙区多生牙引起的上颌中切牙间隙

6. 牙齿的角度

即使切牙在牙颈部接触，切牙的远端牙冠倾斜也会造成中线扩张的外观。如果牙冠向远端倾斜过大，牙齿之间的接触将仅限于近牙龈区域，中线扩张也比较明显，这是前牙的扭转所致。

7. 前牙创伤性咬𬌗

前牙过度覆𬌗是造成中线间隙的另一个主要因素。这是由于下颌前牙对上颌前牙持续性的创伤，导致上弓周长增加，进而产生中线间隙。接诊医师不能忽视深覆𬌗对中线扩张的影响，任何试图缩小中线间距而不纠正深覆𬌗和前牙创伤性咬𬌗的做法都会导致病情迅速复发。深覆𬌗的潜在原因可能是下颌或上颌切牙垂直牙槽过度发育、磨牙垂直尺寸不足等。

8. 牙齿病理性移位

牙齿病理性迁移是指由于牙齿固位力不平衡而导致的牙齿移位，造成因素有牙周组织的破坏、牙周组织的炎症、不良口腔习惯和咬𬌗力的改变等。牙周组织中的炎症促进了牙齿的漂移。图 2-43 为乳牙早失引起的前牙漂移产生间隙。

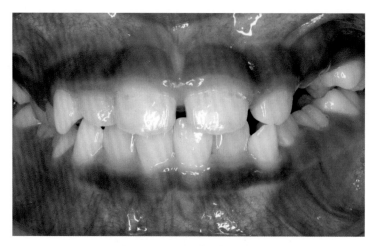

图 2-43　牙齿漂移引起的中缝

9. 上颌中线的牙源性病变

上颌中线的牙源性病变包括牙瘤、牙源性角化囊肿和腭正中囊肿。牙瘤是一种良性牙源性肿瘤，通常与牙萌出障碍有关。牙瘤可以出现在萌出的上颌中切牙的根部之间，阻止牙冠之间接触并导致巨大的中切牙间隙。牙源性角化囊肿可出现在上颌骨并使牙齿移位，导致前牙区出现间隔。腭正中囊肿是另一种罕见囊肿，起源于发育过程中沿腭侧上颌突融合线的上皮，其出现也会造成中线缝隙。因此，在没有观察到其他常见病因的情况下，需进行该区域的 X 线检查以排查罕见的中线病变。

综上，多种诱因皆可导致上颌中切牙间隙。去除病因和中切牙的发育有助于闭合间隙。最重要的是要分析潜在病因，这样才能获得良好的后期稳定性。

（五）上颌切牙正中间隙过大治疗时机的选择

混合牙列期上颌中切牙间隙通常是生长的正常特征，治疗则主要归因于审美和心理原因，而非功能性原因，调整扩张的中线是常见的审美诉求。对于上颌中切牙间隙是否需要在混合牙列期进行干预一直是一个有争议的话题，因为其有一定的自我纠正能力，大多数医师更倾向于等待到尖牙萌出后再决定是否干预。如果间隙过大，侧切牙和尖牙萌出后，间隙也不可能自动闭合。此外，间隙附近侧切牙和尖牙的萌出对于上颌弓空间的管理也至关重要。由于上颌中切牙间隙有诸多与之相关的病因，特别是对于症状较为严重的患者，早期的筛查和鉴别尤为重要和关键。因此对于较大的间隙，我们建议在替牙早期即需要引起关注，分析其可能产生的原因，辅助放射检查以排除某些可能因素，针对性拦截并采取有效措施纠正间隙，以最大限度地降低影响。

（六）上颌切牙正中间隙过大的预测方法

在混合型牙列期间尽早进行干预的决定取决于已知随着年龄的增长，上颌切牙间隙并不会自行消除。对于切牙缝隙的预测、是否需要早期干预、如何判断缝隙的转归是我们需要关注的重点。

Sanin 等根据混合牙列早期切牙中缝大小的数值范围提供了一种预测法，对于早期混合牙列中 1 mm 的缝隙，可自发闭合；对于 1.5 mm 的缝隙，闭合的可能性为 85%；对于 1.85 mm 的缝隙，闭合的可能性为 50%；对于 2.7 mm 的缝隙，未经处理闭合的可能性仅为 1%，评估时机为侧切牙萌出后。因此，建议在恒侧切牙萌出后，对于中线扩张大于 1.85 mm 的病例，应尽早进行干预（图 2-44）。

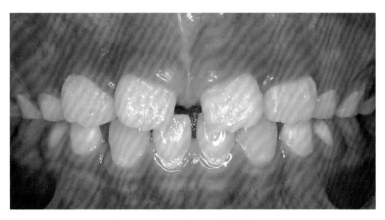

图 2-44 过大中缝，需提早干预

（七）上颌切牙正中间隙过大的干预方式

上颌中切牙间隙是多因素共同影响下的表征，为了有效治疗上颌中切牙间隙，必须对病因进行准确的诊断，并进行与特定病因有关的干预措施。治疗时机对于获得患者满意的结果很重要。

临床医师应该掌握患者全部的病史，包括间隙产生的时间、大小变化和全面的家族史。与此同时，治疗前应该进行详细评估，X线检查非常重要，常用于评估患者的牙龄、有无多生牙、牙齿缺失情况或判断萌出路径是否异常。此外，还包括对研究对象的间距分析、咬𬌗分析。舌头相对于牙弓的位置和大小也很重要，需纳入常规检查评估。

在采用任何治疗方案之前，准确确定是否有"实际"治疗需要是至关重要的。治疗时机主要取决于发生上颌中切牙间隙问题的原因，必须始终进行个体化治疗。

（八）总结

上颌中切牙间隙通常是正常牙齿发育的一部分，在混合牙列期的存在并不是一个必须关注的问题。然而，在侧切牙萌出后，如果间隔大于1.8 mm，也需要进行正畸干预，因为此时缝隙不能自发关闭，而且会持续到恒牙期。治疗的重点须分析中切牙间隙产生的根本原因。

九、牙外伤对牙颌发育的影响

（一）外伤与牙齿缺失对颌面部发育的直接影响

除了龋源性因素，外伤也会导致牙齿缺失，而外伤引起的缺失多为上前牙。根据外伤发生的时间不同，对颌面部发育的影响也不同。乳牙阶段，牙槽骨较为疏松，更易发生牙脱位。乳前牙早失对间隙的影响取决于外伤时乳尖牙是否萌出。有研究证实，两侧乳尖牙已经萌出后，乳前牙早失，乳尖牙间的距离保持不变。因外伤过早丧失的上颌乳切牙不会造成上颌前牙区空间的丧失。对于这一结论仍有争议，争议的点在于与其说因乳切牙早失而造成空间丧失没有变化，不如说有的病例因为生长发育而出现的牙弓扩大掩盖了间隙的缩小。生长间隙一定程度代偿了空间的丧失（图2-45）。

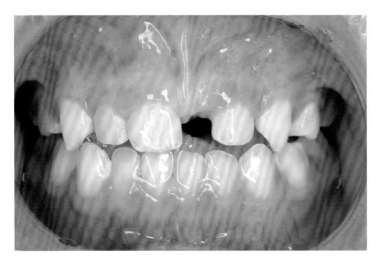

图 2-45　患儿 2 岁时乳牙外伤脱出，间隙丧失量可忽略不计

恒切牙在外伤时更易表现为釉质 – 牙本质的折裂，仍有极少数可能发生牙齿的全脱位。而恒切牙在萌出期早期缺失，缺失前 6 个月内会发生急剧的间隙缩小或闭锁，因此必须立刻进行间隙维持。因外伤导致的恒切牙外伤，诊断需拔牙患者，即便是在拔牙窝创伤愈合的短期内也会发生急剧的间隙缩小，造成相邻牙齿的移位和中线的偏移。当恒切牙缺失时，影响更为严重，需要即刻干预。

（二）牙外伤的患病率

牙外伤的患病率在世界范围内均较高，不同国家和地区之间存在相当大的差异。牙外伤与社会经济因素有关，经济贫困区域的儿童更容易出现牙外伤且多未经过救治；而对于经济富足区域的儿童，由于其活动性更大，危险因素增加，也是高风险人群。造成牙外伤最主要的活动包括摔跤、骑行等体育运动和交通事故等。近 10 年来，随着经济的逐步改善，儿童体育活动数量、质量均有所提升，生活方式的改变、社交活动的增加更为显著地提高了儿童的活动热情，而这也增加了发生牙外伤的风险因素。在性别构成比中，牙外伤在恒牙列中男性患者多于女性，差异显著；在乳牙列中男女患病率无显著差异。

不同年龄段的儿童牙外伤的患病率不同，为了排除年龄因素对患病率的影响，调查时常将牙外伤患者分为 5 岁年龄组（混合牙列期前）和 12 岁年龄组（混合牙列期后）。5 岁年龄组约 1/3 的儿童有牙外伤史，男孩的患病率稍高于女孩，由于乳牙牙槽骨非常有弹性，外伤时容易导致牙齿移位甚至脱出。12岁年龄组20%～30%的儿童有牙外伤史，男孩的患病率比女孩高1/3，典型的外伤为非复杂的牙冠折断（图2-46）。

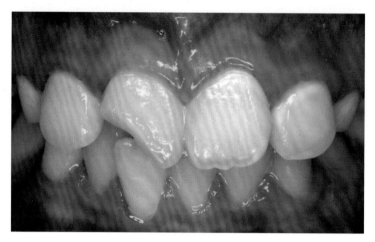

图2-46　最常见的恒牙外伤：上颌中切牙冠折断

乳牙外伤高发年龄为1～2岁，因为在这个时期儿童开始独立活动，但协调运动能力还处于发育阶段，活动概率增加却又缺乏运动协调性和自我保护意识，容易摔倒或撞击硬物而造成牙齿损伤。恒牙外伤的好发年龄常为7～9岁，这个时期儿童活泼好动，玩耍及运动时常发生跌倒、碰撞，容易发生外伤。同时恒前牙萌出时覆盖增大，增加了发生外伤的风险。

（三）发生牙外伤的原因

摔倒和碰撞是学龄前儿童发生牙外伤的最常见原因，主要是父母忽视了对儿童的看护，所以，父母仔细地照护儿童，对房屋进行安全设计，可以有效预防儿童摔倒和外伤。体育运动是学龄儿童发生外伤的常见原因，参加接触性运动（如足球、篮球、摔跤、跆拳道等）的儿童中，每年有1.5%～3.5%发生外伤。交通事故是儿童发生牙外伤的另一个常见原因，其中以自行车事故较为多见，由于在骑车时速度较快，所造成的外伤通常严重损伤软硬组织。用牙不当也是导致牙外伤的原因之一。有些全身性疾病会增加牙外伤的发生风险，如癫痫、脑瘫、贫血和眩晕等。牙齿的发育异常，如牙本质发育不全，也可能在无明显外因的情况下发生根折。还有一些人为因素可造成牙外伤，如儿童嬉闹或者虐待儿童；医源性因素的损伤也可导致牙外伤，如气管插管时处理不当，管腔对上颌牙槽突的压力会造成医源性损伤，可损伤乳牙和恒牙牙胚。有学者指出，牙外伤的发生可能与牙齿畸形、唇覆盖不足、深覆𬌗和深覆盖等因素有关。另有学者研究表明，儿童牙外伤的发生与其心理行为特征存在一定的相关性，但多动并未呈现为外伤发生的危险因素；外向型性格是影响儿童牙外伤伤情的显著相关因素。亦有研究表明，行为特征可能只是乳牙列发生牙外伤的潜在风险因素。国外有研究表明，注意力不集中和多动症与儿童牙外伤的发生存在相关性，但评价指标主要是依据与患儿及其监护人进行访谈，因此这一结论在一定程度上缺乏客观性。

（四）牙外伤的分类

牙外伤多发于上颌牙，尤其是中切牙，其次是侧切牙。外伤牙损伤数目以 1 ～ 2 颗最为常见，发生在乳牙的牙外伤以牙齿丢失为主，因为乳牙时期骨质较软。30% ～ 85% 的乳牙外伤表现为脱落，其次为牙齿嵌入。相对于乳牙，牙外伤在恒牙中更为多发。牙外伤的表征相较于牙齿缺失，釉质的损伤最为常见，其次为釉质 – 本质的损伤。非牙齿缺失的外伤对颌面部发育的潜在影响多发生在乳牙阶段，且影响具有一定的滞后性。在发育早期，上前牙恒牙牙胚位于乳牙的腭侧，可能接近乳牙根尖部。严重的上颌乳前牙外伤，如严重的挫入、乳牙牙冠的唇侧移位（牙根腭侧移位），可能会损伤、压迫恒牙胚，甚至使恒牙胚移位。严重时即使拔除乳牙也可能造成后继恒牙牙釉质发育不全，甚至牙齿畸形、埋伏阻生。这种损伤往往在受伤后较长的时间发现。

2 岁以前的外伤会影响恒牙，因为 2 岁主要是恒牙牙冠的发育时期，由于乳牙牙根与恒牙胚的距离关系，这个影响区间可以扩大到 5 岁。乳牙的嵌入和脱出是导致恒牙发育异常的主要因素。大的撞击会影响到后继恒牙胚，而对乳牙并不会产生损伤。这样的损伤发生时间越早，损伤越严重，对后期影响越大。有研究显示，0 ～ 2 岁乳牙的撕脱有 94.5% 的概率会影响到恒牙，2 ～ 4 岁受外伤有 80.5% 的概率会影响到恒牙，5 岁以后只有 18.2% 的概率会影响到恒牙。这其中，当撕脱发生早于 3 岁时，影响更为严重。有一些乳牙的外伤，其影响并不会即刻发生，但将在后期呈现，如造成后继恒牙胚的移位、恒牙胚牙根的弯曲等。

乳牙外伤对后继恒牙的潜在影响具体体现在以下几个方面。首先，乳牙外伤早失后，后继恒牙会因缺乏乳牙的萌出引导或因牙外伤导致恒牙牙胚移动，其异位萌出或错位率更高。其次，外伤早失的上颌乳切牙可能会影响后继恒牙的发育和矿化，出现牙釉质变色、发育不全等现象。造成矿化不良的外伤多在3岁之前发生。发育不全导致的环状缺损将在后期产生龋坏。同时由于局部的创伤和炎症会出现恒牙牙冠和牙根的弯曲、恒牙牙根的畸形，最终导致恒牙的早失。有研究证实，因外伤早失的上颌乳切牙将会导致后继恒牙萌出的延迟。乳前牙过早缺失，会使恒切牙萌出平均晚15.7个月。

（五）颌面部错𬌗畸形与外伤的相互关系

牙外伤的病因可以分为牙源性因素和非牙源性因素两大类，前文已简述关于非牙源性因素在牙外伤的流行病趋势，故下文重点讨论牙源性因素与牙外伤的相关性。例如，长期口呼吸患儿牙弓形态宽度的改变可引起替牙期暂时性上颌前突，同时开唇露齿，口周肌力量减弱，从而对牙齿缺乏保护作用，所以在意外发生时更易造成前牙外伤，增加了牙外伤的风险因素。

覆盖过大一直是牙外伤的高危因素（图2-47）。乳牙覆盖大于3 mm、恒牙覆盖大于5 mm、混合牙列覆盖大于7 mm都会增大牙外伤的发生概率。有比较研究发现，当覆盖大于3 mm时牙外伤的发生概率比覆盖小于3 mm的高2倍。覆盖每增加1 mm则牙外伤的风险因素增加13%，当覆盖大于3.5 mm时，增加牙外伤的风险就有统计学意义。由此可见，覆盖对牙外伤的意义重大。尤其对于Ⅱ类错𬌗畸形患儿，一般都会伴随前突的切牙，受到创伤时更易被波及。当这种理念几乎成为共识的时候，有学者通过随机对照试验发现，进行早期正畸纠正覆盖过大的患者并不会降低牙外伤的发生概率。牙外伤与Ⅱ类错𬌗畸形的关系问题，现在仍在探讨中。部分学者认为，牙外伤与Ⅱ类错𬌗无相关性，因为他们发现无论是否早期干预Ⅱ类错𬌗，牙外伤的发生率都无差异。牙外伤的风险因素从牙齿萌出时即开始，而一般早期矫正的阶段在9～10岁，这个时候预防牙外伤已经毫无意义。如果想要干预，建议在牙齿萌出时即刻干预牙外伤，需要在7岁控制覆盖，而前牙牙根在8岁左右才基本形成完全，此时干预才能获得良好的效果。另一点，牙外伤多为发生在上颌前牙区的小的釉质损伤，较小的损伤治疗简单，干预预防意义不大。另一部分学者认为，对比其他错𬌗畸形，Ⅱ类错𬌗发生外伤的概率高达 70%，Ⅱ类 1 分类会增加牙外伤的风险，骨性Ⅱ类错𬌗畸形更容易引起切牙外伤。以上几点都是显著相关的例证，需要更早进行干预。另外，错𬌗的复杂程度会影响切牙外伤发生的概率，非常复杂的错𬌗畸形反而比困难和难度中等的错𬌗畸形发生外伤的概率更低，因为非常复杂的错𬌗切牙内扣或者下颌前突的状况，反而对切牙形成了保护。

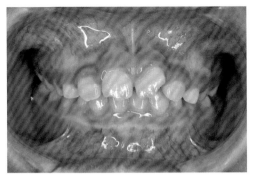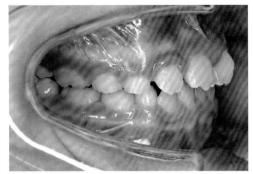

图 2-47　深覆盖与牙外伤

唇覆盖是另一个相关因素。当唇覆盖不足，即便并没有前突的切牙也会增大牙外伤的风险。唇部可以吸收部分伤害，因此唇覆盖不足为外伤的主要因素，尤其需注意因喂养习惯不良造成的唇覆盖不足。当然唇覆盖始终处于一个调整阶段，青春发育期嘴唇感受力会逐渐提高。

还有一个需要关注的点是下颌平面角过低。短面型有更高的牙外伤风险。下颌平面角小的受试者上颌切牙受创伤的概率比下颌平面角正常的受试者高4.55 倍，而这样低的下颌平面角更有可能呈现为安氏Ⅱ类错𬌗畸形。

除此之外，开𬌗、前牙区拥挤度甚至龋齿都与牙外伤呈现一定的相关性，研究显示，具有这些因素更易发生牙外伤。

（六）牙外伤的发生、危害及干预

牙外伤具有发生率高、发病原因较广、影响严重等特点，被列为儿童口腔公共卫生最严重的问题之一。学龄儿童因相对活泼好动、喜欢跑跳玩闹、参加较为剧烈的体育运动、自我防范保护意识相对缺乏等，易发生牙外伤。

牙外伤的主要危害包括因牙齿折断或松动、移位影响咀嚼，间接影响了儿童的牙弓形态的发育；其次是长时间的牙体缺损，如牙本质或牙髓暴露使前牙牙体色泽变暗；再者，牙齿严重移位时造成根尖血运损伤，进而演变发展为根尖肉芽肿和根尖周囊肿，甚至引起骨组织的丧失等；有些患儿由于牙冠严重缺损或牙齿完全脱出造成间隙丧失，为成年后后续的修复治疗增添了难度；伴发的牙槽骨和牙龈黏膜软组织损伤可能引起感染、瘢痕和组织畸形等不良后果。

1. 牙外伤发生时间

牙外伤发生的第一个高峰是乳牙列期（儿童1岁半左右，以12～17个月为多），这个阶段是蹒跚学步的时期，儿童容易造成磕碰，但此阶段家长的照护意识较强，所造成磕碰一般较为轻微。随着儿童年龄的增长、活动项目的增加，3～4岁是第二个高峰，这个时期发生的牙外伤，损伤发生的时间越早，损伤的程度越重，对后期的影响越大。恒牙外伤的高发年龄主要在替牙列期，8～11岁呈现峰值，发生率与覆盖的大小直接相关，而且这个阶段外伤的发生率在不同性别中呈现出显著差异，与男孩的活动量更大有关。

2. 牙外伤产生危害的时间

牙外伤与错𬌗相辅相成，牙外伤会导致错𬌗，错𬌗亦会增加牙外伤的发生风险。乳牙外伤尤其是3岁以前的外伤，对牙齿和颌面部发育存在潜在的影响，表现为恒牙胚的损伤、恒牙胚的异位、恒牙胚牙根的弯曲等。这一影响通常在替牙期才开始出现表征。前牙替换时发生迟萌、牙齿发育和矿化不良，严重畸形的恒牙牙根甚至导致恒牙早失。而这些表征一旦发生，就很难纠正或人工干预。相对于乳牙，恒牙外伤更多为釉质或釉质牙本质的折断，影响呈现即刻性。因此，相对恒牙，乳牙的外伤尤其需要医师重点关注。

3. 如何避免与减少牙外伤的发生

降低乳牙外伤对恒牙胚的影响是需要把控的关键点。生长间隙的代偿可以不用考虑间隙缺失的影响，乳牙发生外伤时，审慎地进行评估更为重要，尤其是外伤性嵌入，方向尤为关键。上颌恒牙胚位于乳牙的腭侧，一旦有伤及或影响恒牙胚的可能，建议早期拔除，以降低后期潜在的影响。由于低龄儿童磕碰常常发生，有些时候小的磕碰并不会引起家长足够的重视，因而未能及时就医，外伤发生很久后才因为牙体变色而通过询问被回忆起来。口腔常规检查中对切牙的筛查非常重要，及时的牙髓治疗可以更早地控制前牙区的炎症，切不可忽视，至替牙期往往影响已经不可逆转。

针对恒牙外伤的预防，建议对于明显增加外伤风险因素的错𬌗进行早期干预，牙外伤不可避免，预防就显得尤为重要。牙齿萌出即暴露于危险中，对于高危人群，我们建议在 7～8 岁进行干预，才能起到有效预防的作用。对于已经造成的较严重的牙外伤，解决伤害的关键点在于患牙的早期诊断、多学科联合治疗。对于严重的外伤折断，混合牙列早期可采用外科手术暴露和正畸牵引的方法，必要时也可采用相对保守的治疗方式。

（七）牙外伤的预防

儿童活泼好动，但其身体协调能力和对危险的判断能力差，这是导致儿童牙外伤的主要原因。家长或监护人对儿童的活动场所和运动项目的安全性应有科学评估或儿童应有专人看管。预防牙外伤的关键在于健康教育，教育对象是儿童、青少年与其父母、老师等，应提供有效避免损伤的信息和处理损伤的措施，使用清晰简洁的语言来强化认知。同时，医师应在儿童常规检查中洞察到可能导致口腔损伤的危险因素，特别需要关注高危人群，如上颌深覆盖的患者和已经有过一次外伤的人群，与没有发生外伤的人群相比，已经有过一次外伤的人群更容易发生第二次外伤。对于高危人群，可以通过配戴防护牙托来降低外伤发生的风险。防护牙托的作用是通过吸收和分散作用于牙齿的力量，预防牙外伤，遮挡唇、舌和牙龈组织避免撕裂；避免对颌牙之间的暴力接触；也可以通过控制其牙源性因素有效降低外伤的发生概率。

综上所述，增强大众对儿童青少年牙外伤的社会认知、提倡儿童做剧烈运动时佩戴头帽或护牙装置、提高公共设施的安全性都是可行的降低牙外伤风险的办法。此外，适龄儿童的早期矫治有利于降低覆盖，亦可防控牙外伤的发生。

九、病例展示

多颗牙先天缺失（图 2-48）。

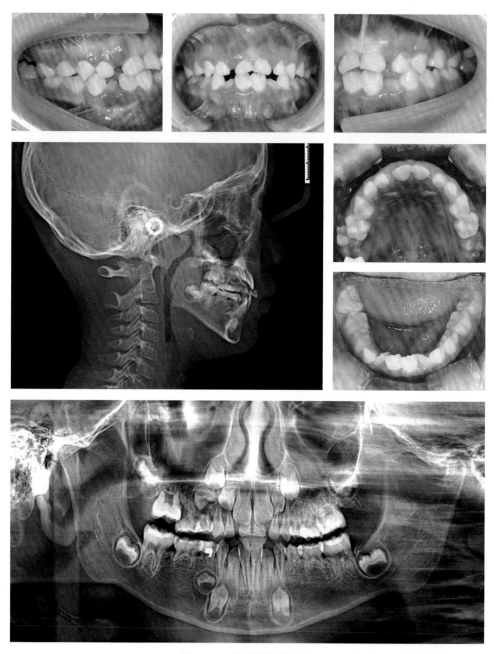

图 2-48　多颗牙先天缺失

磨牙近中倾斜（图 2-49）。

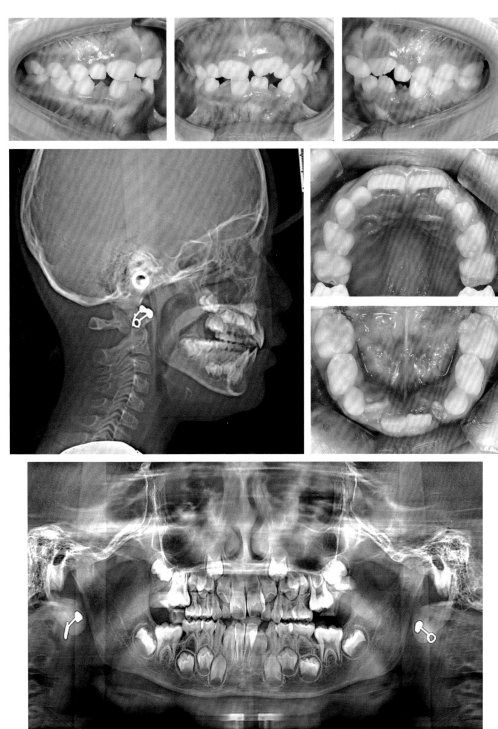

图 2-49　磨牙近中倾斜

参考文献

[1] FERRES-PADRO E，PRATS-ARMENGOL J，FERRES-AMAT E.A descriptive study of 113 unerupted supernumerary teeth in 79 pediatric patients in Barcelona.Med Oral Patol Oral Cir Bucal，2009，14（3）：E146-E152.

[2] GOMES C，DRUMMOND S N，JHAM B C，et al.A survey of 460 supernumerary teeth in Brazilian children and adolescents.Int J Paediatr Dent，2008，18（2）：98-106.

[3] C BEREKET，CAKIR-OZKAN N，SENER I，et al.Analyses of 1100 supernumerary teeth in a nonsyndromic Turkish population：a retrospective multicenter study.Niger J Clin Pract，2015，18（6）：731-738.

[4] ANTHONAPPA R P，OMER R S，KING N M.Characteristics of 283 supernumerary teeth in southern Chinese children.Oral Surg Oral Med Oral Pathol Oral Radiol Endod，2008，105（6）：e48-e54.

[5] COLAK H，UZGUR R，TAN E，et al.Investigation of prevalence and characteristics of mesiodens in a non-syndromic 11256 dental outpatients. Eur Rev Med Pharmacol Sci，2013，17（19）：2684-2689.

[6] CELIKOGLU M，KAMAK H，OKTAY H. Prevalence and characteristics of supernumerary teeth in a non-syndrome Turkish population：associated pathologies and proposed treatment. Med Oral Patol Oral Cir Bucal，2010，15（4）：e575-e578.

[7] AMINI F，RAKHSHAN V，JAMALZADEH S.Prevalence and pattern of accessory teeth （hyperdontia）in permanent dentition of iranian orthodontic patients.Iran J Public Health，2013，42（11）：1259-1265.

[8] DAOU M H，BTEICHE P H，FAKHOURI J，et al. Prevalence of hypodontia and supernumerary teeth in patients attending private pediatric dental clinic in lebanon.J Clin Pediatr Dent，2019，43（5）：345-349.

[9] SYRIAC G，JOSEPH E，RUPESH S，et al. Prevalence，characteristics，and complications of supernumerary teeth in nonsyndromic pediatric population of south India：a clinical and radiographic study.J Pharm Bioallied Sci，2017，9（1）：S231-S236.

[10] CORTÉS-BRETÓN-BRINKMANN J，MARTÍNEZ-RODRÍGUEZ N，BARONA-DORADO C，et al.Clinical repercussions and epidemiological considerations of supernumerary canines：A 26 case series. Med Oral Patol Oral Cir Bucal，2019，24（5）：e615-e620.

[11] 王桂红.116 例儿童替牙期上颌中切牙间隙的原因分析.牙体牙髓牙周病学杂志，2013，23（2）：141.

[12] 彭博，曾素娟，葛林虎.多生牙的研究进展.口腔医学研究，2018，34（2）：209-212.

[13] 葛立宏，王旭.多生牙发生的分子生物学研究进展.北京大学学报（医学版），2013，45（4）：661-665.

[14] 于婷婷，咏梅.多生牙发生的原因及研究现状的概况.世界最新医学信息文摘，2017，17（A2）：61-63.

[15] WANG X X，ZHANG J，WEI F C. Autosomal dominant inherence of multiple supernumerary teeth. Int J Oral Maxillofac Surg，2007，36（8）：756-758.

[16] PATIL S，PACHORI Y，KASWAN S，et al.Frequency of mesiodens in the pediatric population in north India：a radiographic study.J Clin Exp Dent，2013，5（5）：e223-e226.

[17] TEREZA G P，CARRARA C F，COSTA B.Tooth abnormalities of number and position in the permanent dentition of patients with complete bilateral cleft lip and palate.Cleft Palate Craniofac J，2010，47（3）：247-252.

[18] TAN E L，KUEK M C，WONG H C，et al.Secondary dentition characteristics in children with nonsyndromic unilateral cleft lip and palate：a retrospective study. Cleft Palate Craniofac J，2018，55（4）：582-589.

[19] KAN S，ZHU G，DU Y，et al.Non-syndromic cleft lip with or without palate-susceptible SNPs is associated with hyperdontia.Oral Dis，2019，25（7）：1751-1758.

[20] GERMEC CAKAN D，NUR YILMAZ R B，BULUT F N，et al.Dental anomalies in different types of cleft lip and palate：Is there any relation？J Craniofac Surg，2018，29（5）：1316-1321.

[21] PASTUSZAK P，DUNIN-WILCZYŃSKA I，LASOTA A.Frequency of Additional congenital dental anomalies in children with cleft lip，alveolar and palate.J Clin Med，2020，9（12）：3813.

[22] BUFALINO A，PARANAÍBA L M，GOUVÊA A F，et al.Cleidocranial dysplasia：oral features and genetic analysis of 11 patients.Oral Dis，2012，18（2）：184-190.

[23] PENA A H，CHAUDHRY A，SEIDMAN R J，et al.Ectopic craniopharyngioma of the fourth ventricle in a patient with Gardner syndrome.Clin Imaging，2016，40（2）：232-236.

[24] NAM O H，LEE H S，KIM M S，et al.Characteristics of mesiodens and its related complications.Pediatr Dent，2015，37（7）：E105-E109.

[25] ASAUMI J I，SHIBATA Y，YANAGI Y，et al.Radiographic examination of mesiodens and their associated complications.Dentomaxillofac Radiol，2004，33（2）：125-127.

[26] PARK S Y，JANG H J，HWANG D S，et al.Complications associated with specific characteristics of supernumerary teeth. Oral Surg Oral Med Oral Pathol Oral Radiol，2020，130（2）：150-155.

[27] 张占国.上颌前部埋伏多生牙定位分型拔除.山西大同大学学报（自然科学版），2009，25（6）：51-52.

[28] SRIVASTAVA N，SRIVASTAVA V.An inverted supernumerary tooth：report of case.ASDC J Dent Child，2001，68（1）：61-62，12.

[29] KUPIETZKY A，ROTSTEIN I，KISCHINOVSKY D.A multidisciplinary approach to the treatment of an intruded maxillary permanent incisor complicated by the presence of two mesiodentes.Pediatr Dent，2000，22（6）：499-503.

[30] 费瑛乐，群曹兵，张瑛，等.134 名儿童多生牙的临床分析.临床儿科杂志，1998（2）：124-125.

[31] 王宗耀.163 例学龄期儿童多生牙的临床研究.中国校医，2009，23（5）：580-581.

[32] 程学斌.251 例儿童多生牙临床分析.上海口腔医学，1993，2（4）：236.

[33] 胡晓虹，李爽英，王君.258 例 5～10 岁儿童多生牙的资料分析.宁夏医学院学报，1996（2）：89-90.

[34] 黄筱英.262 例儿童错𬌗畸形的临床分析与处理.中山大学学报（医学科学版），2004（S1）：313-314.

[35] 王兵，王丽.269 例多生牙临床分析.宁夏医学院学报，2001，23（4）：278-279.

[36] 陈旭，刘淑杰.3～14 岁儿童多生牙 104 例临床分析.辽宁医学杂志，1998（4）：203-204.

[37] 刘宪光，张君，李成龙，等.558 例多生牙临床特点的回顾性分析.山东大学学报（医学版），2017，55（3）：121-124.

[38] 赵骏超.多生牙 392 例患儿的临床报道.中国医药指南，2008（15）：420-421.

[39] 奥云，谢立.儿童多生牙治疗 170 例临床分析.包头医学院学报，2010，26（2）：66-67.

[40] 苏立刚，李永相，王玉芹.儿童已萌多生牙早期拔除后牙颌发育的临床观察.牙体牙髓牙周病学杂志，1995（2）：101.

[41] 杨再波，朱彬，周奇，等.上颌中切牙区域多生牙儿童患者的回顾性分析.临床口腔医学杂志，2017，33（11）：680-682.

[42] MAKINO E，TSUJINO K，ISHII T，et al.Difference in bilateral timing of eruption of permanent teeth.Bull Tokyo Dent Coll，2018，59（4）：277-284.

[43] KAYA G S，YAPICI G，OMEZLI M M，et al.Non-syndromic supernumerary premolars. Med Oral Patol Oral Cir Bucal，2011，16（4）：e522-e525.

[44] SOLARES R，ROMERO M I.Supernumerary premolars：a literature review. Pediatr Dent，2004，26（5）：450-458.

[45] CASSETTA M，ALTIERI F，GIANSANTI M，et al.Morphological and topographical characteristics of posterior supernumerary molar teeth：an epidemiological study on 25，186 subjects.Med Oral Patol Oral Cir Bucal，2014，19（6）：e545-e549.

[46] LEE A M H.Supernumerary teeth in the bilateral buccal space：a rare case.Br J Oral Maxillofac Surg，2019，57（3）：275-276.

[47] PESCIA R，KILIARIDIS S，ANTONARAKIS G S.Spontaneous eruption of impacted

maxillary incisors after surgical extraction of supernumerary teeth: a systematic review and meta-analysis. Clin Oral Investig, 2020, 24（11）: 3749-3759.

[48] ASHKENAZI M, GREENBERG B-P, CHODIK G, et al.Postoperative prognosis of unerupted teeth after removal of supernumerary teeth or odontomas.Am J Orthod Dentofacial Orthop, 2007, 131（5）: 614-619.

[49] FOLEY J.Surgical removal of supernumerary teeth and the fate of incisor eruption.Eur J Paediatr Dent, 2004, 5（1）: 35-40.

[50] TOURENO L, PARK J H, CEDERBERG R A, et al.Identification of supernumerary teeth in 2D and 3D: review of literature and a proposal.J Dent Educ, 2013, 77（1）: 43-50.

[51] LEE C K, KING N M, LO E C, et al.The relationship between a primary maxillary incisor with a talon cusp and the permanent successor: a study of 57 cases.Int J Paediatr Dent, 2007, 17（3）: 178-185.

[52] MANCHANDA N, ANTHONAPPA R, KING N.Supernumerary teeth formation following subluxation of primary incisors. Dent Traumatol, 2019, 35（3）: 212-215.

[53] FERRAZZANO G F, CANTILE T, ROBERTO L, et al.An impacted central incisor due to supernumerary teeth: a multidisciplinary approach.Eur J Paediatr Dent, 2014, 15（2）: 187-190.

[54] KOLOKITHA O E, PAPADOPOULOU A K.Impaction and apical root angulation of the maxillary central incisors due to supernumerary teeth: combined surgical and orthodontic treatment.Am J Orthod Dentofacial Orthop, 2008, 134（1）: 153-160.

[55] PAVONI C, FRANCHI L, LAGANA G, et al.Management of impacted incisors following surgery to remove obstacles to eruption: a prospective clinical trial.Pediatr Dent, 2013, 35（4）: 364-368.

[56] SEEHRA J, YAQOOB O, PATEL S, et al.National clinical guidelines for the management of unerupted maxillary incisors in children.Br Dent J, 2018, 224（10）: 779-785.

[57] PAVONI C, FRANCHI L, LAGANA G, et al.Radiographic assessment of maxillary incisor position after rapid maxillary expansion in children with clinical signs of eruption disorder.J Orofac Orthop, 2013, 74（6）: 468-479.

[58] SARNE O, SHAPIRA Y, BLUMER S, et al.Supernumerary teeth in the maxillary anterior region: the dilemma of early versus late surgical intervention.J Clin Pediatr Dent, 2018, 42（1）: 55-61.

[59] OMER R S, ANTHONAPPA R P, KING N M.Determination of the optimum time for surgical removal of unerupted anterior supernumerary teeth.Pediatr Dent, 2010, 32（1）: 14-20.

[60] AL-ANI A H, ANTOUN J S, THOMSON W M, et al.Hypodontia: an update on its etiology, classification, and clinical management.Biomed Res Int, 2017: 9378325.

[61] MACHIDA J, NISHIYAMA T, KISHINO H, et al.Genetic epidemiology of tooth agenesis in Japan: a population- and family-based study.Clin Genet, 2015, 88（2）: 167-171.

[62] LARMOUR C J, MOSSEY P A, THIND B S, et al.Hypodontia—a retrospective review of prevalence and etiology.Part Ⅰ.Quintessence Int, 2005, 36（4）: 263-270.

[63] ADEBOYE S O, COLE B O, HOBSON R S, et al.Severe hypodontia in a set of triplets.Br Dent J, 2006, 201（2）: 93-96, 120.

[64] YU M, WONG S W, HAN D, et al.Genetic analysis: Wnt and other pathways in nonsyndromic tooth agenesis.Oral Dis, 2019, 25（3）: 646-651.

[65] MASSINK M P, CRETON M A, SPANEVELLO F, et al.Loss-of-function mutations in the wnt co-receptor lrp6 cause autosomal-dominant oligodontia.Am J Hum Genet, 2015, 97（4）: 621-626.

[66] STOCKTON D W, DAS P, GOLDENBERG M, et al.Mutation of PAX9 is associated with oligodontia.Nat Genet, 2000, 24（1）: 18-19.

[67] FOURNIER B P, BRUNEAU M H, TOUPENAY S, et al.Patterns of dental agenesis highlight the nature of the causative mutated genes.J Dent Res, 2018, 97（12）: 1306-1316.

[68] BONCZEK O, BALCAR V J, SERY O.PAX9 gene mutations and tooth agenesis: a review. Clin Genet, 2017, 92（5）: 467-476.

[69] YIN W, BIAN Z.The gene network underlying hypodontia.J Dent Res, 2015, 94（7）: 878-885.

[70] MALMGREN B, ANDERSSON K, LINDAHL K, et al.Tooth agenesis in osteogenesis imperfecta related to mutations in the collagen type Ⅰ genes.Oral Dis, 2017, 23（1）: 42-49.

[71] AXELSSON S, BJORNLAND T, KJAER I, et al.Dental characteristics in Williams syndrome: a clinical and radiographic evaluation.Acta Odontol Scand, 2003, 61（3）: 129-136.

[72] ANTONARAKIS G S, PALASKA P K, SURI S.Permanent tooth agenesis in individuals with non-syndromic Robin sequence: a systematic review and meta-analysis. Orthod Craniofac Res, 2017, 20（4）: 216-226.

[73] PALASKA P K, ANTONARAKIS G S.Prevalence and patterns of permanent tooth agenesis in individuals with Down syndrome: a meta-analysis.Eur J Oral Sci, 2016, 124（4）: 317-328.

[74] 杨雪, 黎淑芳. 先天牙缺失病因研究及机制分析. 全科口腔医学电子杂志, 2019, 6（29）: 16-22.

[75] AL-ANI A H, ANTOUN J S, THOMSON W M, et al.Maternal smoking during pregnancy is associated with offspring hypodontia.J Dent Res, 2017, 96（9）: 1014-1019.

[76] PHAN M，CONTE F，KHANDELWAL K D，et al.Tooth agenesis and orofacial clefting：genetic brothers in arms？Hum Genet，2016，135（12）：1299-1327.

[77] RAKHSHAN V，RAKHSHAN A.Systematic review and meta-analysis of congenitally missing permanent dentition：Sex dimorphism， occurrence patterns， associated factors and biasing factors.Int Orthod，2016，14（3）：273-294.

[78] RAKHSHAN V.Meta-analysis and systematic review of factors biasing the observed prevalence of congenitally missing teeth in permanent dentition excluding third molars.Prog Orthod，2013，14：33.

[79] RAKHSHAN V，RAKHSHAN H.Meta-analysis of congenitally missing teeth in the permanent dentition：Prevalence， variations across ethnicities， regions and time.Int Orthod，2015，13（3）：261-273.

[80] SARNAT H，KAFFE I，PORAT J，et al.Developmental stages of the third molar in Israeli children.Pediatr Dent，2003，25（4）：373-377.

[81] ENDO T，OZOE R，KUBOTA M，et al.A survey of hypodontia in Japanese orthodontic patients.Am J Orthod Dentofacial Orthop，2006，129（1）：29-35.

[82] DAVIS P J.Hypodontia and hyperdontia of permanent teeth in Hong Kong schoolchildren.Community Dent Oral Epidemiol，1987，15（4）：218-220.

[83] 高冬玲，金钫，李扬.延安市青少年错殆畸形与先天缺牙患病率的调查研究.牙体牙髓牙周病学杂志，2014，24（4）：242-244.

[84] 赵晓雪，侯菲菲，马腾飞，等.4002名高校学生先天缺牙及牙齿畸形的现况调查.天津医科大学学报，2019，25（1）：43-46.

[85] WONG A T，MCGRATH C，MCMILLAN A S.Oral health of southern Chinese children and adolescents with severe hypodontia.Int J Paediatr Dent，2005，15（4）：256-263.

[86] CHO S Y，LEE C K，CHAN J C.Congenitally missing maxillary permanent canines：report of 32 cases from an ethnic Chinese population.Int J Paediatr Dent，2004，14（6）：446-450.

[87] CHO S Y，LEE C K.Congenitally missing maxillary primary canines：report of three cases.Int J Paediatr Dent，2006，16（6）：444-447.

[88] BROOK A H，JERNVALL J，SMITH R N，et al.The dentition：the outcomes of morphogenesis leading to variations of tooth number， size and shape.Aust Dent J，2014，59（1）：1131-1142.

[89] NIEMINEN P.Genetic basis of tooth agenesis.J Exp Zool B Mol Dev Evol，2009，312B（4）：320-342.

[90] DAUGAARD-JENSEN J，NODAL M，KJAER I.Pattern of agenesis in the primary dentition：a radiographic study of 193 cases.Int J Paediatr Dent，1997，7（1）：3-7.

[91]   DAUGAARD-JENSEN J，NODAL M，SKOVGAARD L T，et al.Comparison of the pattern of agenesis in the primary and permanent dentitions in a population characterized by agenesis in the primary dentition.Int J Paediatr Dent，1997，7（3）：143-148.

[92]   FEKONJA A.Comparison of mesiodistal crown dimension and arch width in subjects with and without hypodontia. J Esthet Restor Dent，2013，25（3）：203-210.

[93]   BACCETTI T.Tooth rotation associated with aplasia of nonadjacent teeth.Angle Orthod，1998，68（5）：471-474.

[94]   LAI P Y，SEOW W K.A controlled study of the association of various dental anomalies with hypodontia of permanent teeth. Pediatr Dent，1989，11（4）：291-296.

[95]   SALMON D，LE BOT P.Congenital defects of the upper lateral incisors：multivariate analysis of measurements of the other teeth，the superior arch，head and face. Am J Phys Anthropol，1977，46（2）：245-251.

[96]   DE ANDRADE VIEIRA W，SOUZA-SILVA B N，DE MACEDO BERNARDINO Í，et al.Maxillary incisor root morphology in patients with nonsyndromic tooth agenesis：a controlled cross-sectional pilot study.Am J Orthod Dentofacial Orthop，2020，157（2）：212-217.

[97]   CONSOLARO A，BIANCO D A.Tooth resorptions are not hereditary.Dental Press J Orthod，2017，22（4）：22-27.

[98]   ANDRADE D C，LOUREIRO C A，ARAUJO V E，et al.Treatment for agenesis of maxillary lateral incisors：a systematic review.Orthod Craniofac Res，2013，16（3）：129-136.

[99]   NIGUL K，JAGOMAGI T.Factors related to apical root resorption of maxillary incisors in orthodontic patients. Stomatologija，2006，8（3）：76-79.

[100]   WANG H，HUNG K，ZHAO K，et al.Anatomical analysis of zygomatic bone in ectodermal dysplasia patients with oligodontia.Clin Implant Dent Relat Res，2019，21（2）：310-316.

[101]   ENDO T，YOSHINO S，OZOE R，et al.Association of advanced hypodontia and craniofacial morphology in Japanese orthodontic patients.Odontology，2004，92（1）：48-53.

[102]   CHAN D W，SA MMAN N，MCMILLAN A S.Craniofacial profile in southern Chinese with hypodontia.Eur J Orthod，2009，31（3）：300-305.

[103]   TAKAHASHI Y，HIGASHIHORI N，YASUDA Y，et al.Examination of craniofacial morphology in Japanese patients with congenitally missing teeth：a cross-sectional study. Prog Orthod，2018，19（1）：38.

[104]   BJÖRK A.Sutural growth of the upper face studied by the implant method.Acta Odontol Scand，1966，24（2）：109-127.

[105] ISAACSON J R，ISAACSON R J，SPEIDEL T M，et al.Extreme variation in vertical facial growth and associated variation in skeletal and dental relations.Angle Orthod，1971，41（3）：219-229.

[106] SAHOO N，REDDY R，GOWD S，et al.Comparison of Frequency of congenitally missing upper lateral incisors among skeletal class Ⅰ，Ⅱ and Ⅲ malocclusions.J Contemp Dent Pract，2019，20（9）：1019-1023.

[107] LAGANA G，VENZA N，LIONE R，et al.Associations between tooth agenesis and displaced maxillary canines：a cross-sectional radiographic study.Prog Orthod，2018，19（1）：23.

[108] ZACHRISSON B U，ROSA M，TORESKOG S.Congenitally missing maxillary lateral incisors：canine substitution.Point.Am J Orthod Dentofacial Orthop，2011，139（4）：434，436，438.

[109] 庞光明，周宏原.下颌切牙先天缺失错𬌗畸形的临床矫治.临床口腔医学杂志，2004（9）：563-564.

[110] 陈小滨，张奇峰，邹淑娟.下颌切牙先天缺失的临床矫治分析.广西医科大学学报，2007，24（4）：624-625.

[111] HUANG S H，YANG S W，MA C B，et al.Clinical experience of orthodontic treatment on 36 cases with congenital lower incisor missing.Hua Xi Kou Qiang Yi Xue Za Zhi，2007，25（4）：368-370.

[112] BUSCHANG P H，JULIEN K，SACHDEVA R，et al.Childhood and pubertal growth changes of the human symphysis.Angle Orthod，1992，62（3）：203-210.

[113] ENLOW D H.Facial growth and development.Int J Oral Myol，1979，5（4）：7-10.

[114] ENDO T，OZOE R，KOJIMA K，et al.Congenitally missing mandibular incisors and mandibular symphysis morphology.Angle Orthod，2007，77（6）：1079-1084.

[115] WOODWORTH D A，SINCLAIR P M，ALEXANDER R G.Bilateral congenital absence of maxillary lateral incisors：a craniofacial and dental cast analysis.Am J Orthod，1985，87（4）：280-293.

[116] OSTLER M S，KOKICH V G.Alveolar ridge changes in patients congenitally missing mandibular second premolars.J Prosthet Dent，1994，71（2）：144-149.

[117] KOKICH V G，KOKICH V O.Congenitally missing mandibular second premolars：clinical options.Am J Orthod Dentofacial Orthop，2006，130（4）：437-444.

[118] SABRI R，ABOUJAOUDE N.Agenesis of the maxillary lateral incisors：orthodontic and implant approach.Orthod Fr，2008，79（4）：283-293.

[119] BORZABADI-FARAHANI A.Orthodontic considerations in restorative management of hypodontia patients with endosseous implants.J Oral Implantol，2012，38（6）：779-791.

[120] TSUJINO K，YONEZU T，SHINTANI S.Effects of different combinations of fused primary

teeth on eruption of the permanent successors.Pediatr Dent，2013，35（2）：E64-E67.

[121] BURCH J，NGAN P，HACKMAN A.Diagnosis and treatment planning for unerupted premolars.Pediatr Dent，1994，16（2）：89-95.

[122] MOYERS R.Growing up in the golden age of orthodontics.Am J Orthod Dentofacial Orthop，1993，104（4）：399-401.

[123] FASS E N.Aberrant second premolars.ASDC J Dent Child，1970，37（6）：494-498.

[124] MOORREES C F，FANNING E A，HUNT EE Jr.Age variation of formation stages for ten permanent teeth.J Dent Res，1963，42：1490-1502.

[125] BICAKCI A A，DORUK C，BABACAN H.Late development of a mandibular second premolar.Korean J Orthod，2012，42（2）：94-98.

[126] LINDQVIST B.Extraction of the deciduous second molar in hypodontia.Eur J Orthod，1980，2（3）：173-181.

[127] RUNE B，SARNAS K V.Tooth size and tooth formation in children with advanced hypodontia.Angle Orthod，1974，44（4）：316-321.

[128] MARSILLAC MDE W，ANDRADE M R，FONSECA RDE O，et al.Dental anomalies in panoramic radiographs of pediatric patients.Gen Dent，2013，61（7）：e29-e33.

[129] 凌豫琦.张琼，邹静.混合牙列期儿童的牙齿数目及形态异常的分析.华西口腔医学杂志，2015，33（6）：597-601.

[130] ASAUMI J I，HISATOMI1 M，YANAGI Y，et al.Evaluation of panoramic radiographs taken at the initial visit at a department of paediatric dentistry.Dentomaxillofacial Radiology，2008，37（6）：340-343.

[131] LEE H，CHOI S，CHAE Y K，et al.Customized surgical guide with a bite block and retraction arm for a deeply impacted odontoma；a technical note.J Stomatol Oral Maxillofac Surg，2021，122（4）：456-457.

[132] 徐璐，渠乐，高磊，等.牙瘤致第一乳磨牙迟萌1例.牙体牙髓牙周病学杂志，2013，23（11）：740-741.

[133] ERDEN SAHIN M B，CALIS A，KOCA H.An unusual case of 177 pieces of mandibular compound odontoma：10-year follow-up.J Stomatol Oral Maxillofac Surg，2020，121（5）：585-588.

[134] ZHUO Y C，FENG G Y.Huge erupted complex odontoma in maxilla.Oral Maxillofac Surg Cases，2019，5（1）：100096.

[135] BARNES L，EVESON J W，REICHART P A，et al.World HealthOrganization classification of tumors：pathology and genetics oftumors of the head and neck.Lyon：I ARC，2005：330-386.

[136] GARATTINI G，CROZZOLI P，BRENNA F.Bilateral dental fusion of the upper central incisors：a multidisciplinary approach.J Esthet Dent，1999，11（3）：149-154.

[137] 袁杰. 双牙畸形. 国外医学口腔医学分册，1993，20（1）：39-43.

[138] TASA G L，LUKOES J R. The prevalence and expression of primary double teeth in western India.ASDC J Dent Child，2001，68（3）：196-200.

[139] YONEZU T，HAYASHI Y，SASAKI J，et a1. Prevalence of congenitaldental anomalies of the deciduous dentition in Japanese children.Bull Tokyo Dent Coll，1997，38（1）：27-32.

[140] SHAVI G R，HIREMATH N V，SHUKLA R，et al.Prevalence of spaced and non-spaced dentition and occlusal relationship of primary dentition and its relation to malocclusion in School Children of Davangere.J Int Oral Health，2015，7（9）：75-78.

[141] RUPRECHT A. Double teeth：the incldence of gemination and fusion. J Pedodont 1985，9（4）：332-337.

[142] GINZELOVÁ K，KRIPNEROVÁ T，DOSTÁLOVÁ T.Anomalous findings of number，morphology and size of permanent teeth in 7-10 years children living in the Czech Republic. Prague Med Rep，2013，114（2）：113-122.

[143] GUPTA S K，SAXENA P，JAIN S，et al.Prevalence and distribution of selected developmental dental anomalies in an Indian population.J Oral Sci，2011，53（2）：231-238.

[144] KARACAY S，GUVEN G，KOYMEN R. Management of a fused central incisor in association with a macrodont lateral incisor：a case report.Pediatr-Dent，2006，28（4）：336-340.

[145] CLEM W H，NATKIN E. Treatment of the fused tooth.Report of a case.Oral Surg Oral Med Oral Pathol，1966，21（3）：365-370.

[146] TOPOUZELIS N，TSAOUSOGLOU P，PISOKA V，et al.Dilaceration of maxillary central incisor：a literature review.Dent Traumatol，2010，26（5）：427-433.

[147] MATSUOKA T，SOBUE S，OOSHIMA T.Crown dilacerations of afirst premolar caused extraction of its deciduous predeces-sor：a case report.Endod Dent Traumatol，2000，16（2）：91-94.

[148] STEWART D J.Dilacerate unerupted maxillary central incisors.Br Dent J，1978，145（8）：229-233.

[149] ANDREASEN J O，SUNDSTR M B，RAVN J J.The effect of trau-matic injuries to primary teeth on their permanent successors.I.A clinical and histologic study of 117 injured perma-nent teeth.Scand J Dent Res，1971，79（4）：219-283.

[150] KALRA N，SUSHMA K，MAHAPATRA G K.Changes in developing succedaneous teeth as a consequence of infected deciduous molars.J Indian Soc Pedod Prev Dent，2000，18（3）：90-94.

[151] DAVIES P H，LEWIS D H.Dilaceration-a surgical/orthodontic solution.Br Dent J，1984，156（1）：16-18.

[152] SEO B M, MIURA M, GRONTHOS S, et al.Investigation of multipotent postnatal stem cells from human periodontal ligament.Lancet, 2004, 364（9429）: 149-155.

[153] KAWAHARA T, YAMASHJTA M, IKEGAMJ K, et al.TGF-Beta negatively regulates the BMP2-Dependent early commitment of periodontal ligament cells into hard tissue forming cells.PLoS One, 2015, 10（5）: e0125590.

[154] 李小兵.弯根牙的临床综合治疗及正畸早期矫治的可能性.中国实用口腔科杂志, 2016, 9（9）: 523-527.

[155] 廖妮,郑怡,戴剑.等.上颌过小侧切牙患者颌面形态特征的研究.口腔医学, 2014, 34（3）: 204-207.

[156] KUROL J.Infraocclusion of primary molars: an epidemiologic and familial study.Community Dent Oral Epidemiol, 1981, 9（2）: 94-102.

[157] HENDERSON H Z.Ankylosis of primary molars: a clinical radiograph ic and histotogic study.J Dent Child, 1979, 46（2）: 117-122.

[158] KOYOUMDJISKY-KAYE E, STEIGMAN S.Ethnic variability in the prevalence of submerged primary molars.J Dent Res, 1982, 61（12）: 1401-1404.

[159] MUELLER C T, GELLIN M E, KAPLAN A L, et al.Prevalence of an kytosis of primary molars indifferent regions of the United States.J Dent Child, 1983, 50（3）: 213-218.

[160] MARÉCHAUX S C.The problems of treatment of early ankylosis: report of case.J Dent Child, 1986, 53（1）: 63-66.

[161] PILO R, LITTNER M M, MARSHAK B, et al.Severe infrachsion ankytosis: report of three cases.J Dent Child, 1989, 56（2）: 144-146.

[162] DOUGLASS J, TINANOFF N.The etiology, prevalence, and sequelae of infraclusion of primary molars.J Dent Child, 1991, 58（6）: 481-483.

[163] BEN-BASSAT Y, BRIN I, FUKS A B. Occlusal disturbances resulting from neglected submerged primary molars.J Dent Child, 1991, 58（2）: 129-133.

[164] DE-LA-ROSA-GAY C, VALMASEDA-CUSTELION E, COSTA-COOLINA X, et al.Infraclusion of primary molars: reports of cases.J Dent child, 1998, 65（1）: 47-51.

[165] KRMKOWIAK F J. Ankylosed primary molars.J Dent Child, 1978, 45（4）: 288-292.

[166] MIYANAGA M, TAKEI K, MSCDA T.Observation of a child with multiple submerged primary teeth.J Dent Child, 1998, 65（4）: 495-498.

[167] DARLING A I, LEVERS B G H.Submerged human deciduous molars and ankylosis.Arch Oral Biol, 1973, 18（8）: 1021-1040.

[168] KUROL J, OLSON L.Ankylosis of primary molars-a future periodontal threat to the first permanent molars？ Eur J Orthod, 1991, 13（5）: 404-409.

[169] STENVIK A, BEYER-OLSEN E M, ABYHOLM F, et al.Validity of the radiographic assessment of ankylosis- evaluation of long-term reactions 10 monkey incisors.Acta Odontol

Scand，1990，48（4）：265-269.

[170] ANDERSSON L，BLOMLOF L，LINDSKOG S，et al.Tooth ankylosis-clinical：radiographic and histological assessments.Int J Oral Surg，1984，13（5）：423-431.

[171] 张弘.牙齿固连的发生与治疗分析.中国现代医药杂志，2006，8（12）：150-152.

[172] MESSER L B，CLINE J T.Ankylosed primary molars：results and treatment recommendations from an eight-year longitudinal study.Pediatr Dent，1980，2（1）：37-47.

[173] 史俊南，韩桃娟，主编.口腔内科学.2版.西安：第四军医大学出版社，1987.

[174] 田熊庄三郎，八木俊雄，柳泽孝章.小儿口腔病理学.东京：学建书院株式会社，1987：139.

[175] 杨赓棣.乳牙滞留问题调查报道.中华口腔科杂志，1984，19（1）：31.

[176] 杨富生，方军，蔡伟英，等.2839名儿童乳牙滞留状况分析.牙体牙髓牙周病学杂志，2000，10（1）：37-38.

[177] 王加昌.乳牙滞留334例临床分析.实用口腔医学杂志，2004，20（1）：83.

[178] 董春海，孙建微.2792颗乳牙拔除的临床分析.系统医学，2018，3（4）：148-150.

[179] 吴丽清，韩星光.乳牙期替牙期前牙反牙合100例临床分析.实用口腔医学杂志，2006，22（3）：356.

[180] CHINTAKANON K，BOONPINON P.Ectopic eruption of the first permanent molars：prevalence and etiologic factors.Angle Orthod，1998，68（2）：153-160.

[181] BARBERIA-LEACHE E，SUAREZ-CLUA M C，SAAVEDRA-ONTIVEROS D.Ectopic eruption of the maxillary first permanent molar：characteristics and occurrence in growing children.Angle Orthod，2005，75（4）：610-615.

[182] KUROL J，BJERKLIN K. Ectopic eruption of maxillary first permanent molars：a review. ASDC J Dent Child，1986，53（3）：209-214.

[183] HENNESSY J，AL-AWADHI E A，DWYER L O，et al.Treatment of ectopic first permanent molar teeth.Dent Update，2012，39（9）：656-658，660-661.

[184] GUVEN Y.Prevalence of ectopic eruption of first permanent molars in a Turkish population. Eur Oral Res，2018，52（1）：1-5.

[185] CALISKAN S，TULOGLU N，OZDEMIR C，et al.Ectopic eruption of maxillary permanent first molars：Predictive factors for self-corrected and impacted outcome.Int J Clin Pract，2021，75（3）：e13880.

[186] DABBAGH B，SIGAL M J，TOMPSON B D，et al.Ectopic eruption of the permanent maxillary first molar: predictive factors for irreversible outcome.Pediatr Dent，2017，39(3)：215-218.

[187] KUROL J，BJERKLIN K.Ectopic eruption of maxillary first permanent molars：familial

tendencies.ASDC J Dent Child, 1982, 49（1）: 35-38.

[188] BJERKLIN K, KUROL J.Prevalence of ectopic eruption of the maxillary first permanent molar.Swed Dent J, 1981, 5（1）: 29-34.

[189] YASEEN S M, NAIK S, ULOOPI K S.Ectopic eruption - a review and case report.Contemp Clin Dent, 2011, 2（1）: 3-7.

[190] MUCEDERO M, ROZZI M, CARDONI G, et al.Dentoskeletal features in individuals with ectopic eruption of the permanent maxillary first molar.Korean J Orthod, 2015, 45（4）: 190-197.

[191] MOONEY G C, MORGAN A G, RODD H D, et al.Ectopic eruption of first permanent molars: presenting features and associations.Eur Arch Paediatr Dent, 2007, 8（3）: 153-157.

[192] BJERKLIN K, KUROL J, PAULIN G.Ectopic eruption of the maxillary first permanent molars in children with cleft lip and/or palate.Eur J Orthod, 1993, 15（6）: 535-540.

[193] BJERKLIN K, GLEERUP A, KUROL J.Long-term treatment effects in children with ectopic eruption of the maxillary first permanent molars.Eur J Orthod, 1995, 17（4）: 293-304.

[194] ABRAHAM R, KAMATH G.Midline diastema and its aetiology-a review.Dent Update, 2014, 41（5）: 457-460, 462-464.

[195] ROMERO M F, BABB C S, BRENES C, et al.A multidisciplinary approach to the management of a maxillary midline diastema: a clinical report.J Prosthet Dent, 2018, 119（4）: 502-505.

[196] CHU C H, ZHANG C F, JIN L J.Treating a maxillary midline diastema in adult patients: a general dentist's perspective.J Am Dent Assoc, 2011, 142（11）: 1258-1264.

[197] GASS J R, VALIATHAN M, TIWARI H K, et al.Familial correlations and heritability of maxillary midline diastema. Am J Orthod Dentofacial Orthop, 2003, 123（1）: 35-39.

[198] AKINBOBOYE B, UMESI D, AJAYI Y.Transcultural perception of maxillary midline diastema.Int J Esthet Dent, 2015, 10（4）: 610-617.

[199] HUANG W J, CREATH C J. The midline diastema: a review of its etiology and treatment. Pediatr Dent, 1995, 17（3）: 171-179.

[200] LOMBARDO G, VENA F, NEGRI P, et al.Worldwide prevalence of malocclusion in the different stages of dentition: a systematic review and meta-analysis.Eur J Paediatr Dent, 2020, 21（2）: 115-122.

[201] JAIJA A M, EL-BEIALY A R, MOSTAFA Y A.Revisiting the factors underlying maxillary midline diastema.Scientifica（Cairo）, 2016: 5607594.

[202] NUVVULA S, EGA S, MALLINENI S K, et al.Etiological factors of the midline diastema

in children：a systematic review.Int J Gen Med，2021，14：2397-2405.

[203] SHASHUA D，ARTUN J.Relapse after orthodontic correction of maxillary median diastema：a follow-up evaluation of consecutive cases.Angle Orthod，1999，69（3）：257-263.

[204] NAINAR S M，GNANASUNDARAM N. Incidence and etiology of midline diastema in a population in south India（Madras）.Angle Orthod，1989，59（4）：277-282.

[205] DIAZ-PIZAN M E，LAGRAVERE M O，VILLENA R. Midline diastema and frenum morphology in the primary dentition.J Dent Child（Chic），2006，73（1）：11-14.

[206] SEKOWSKA A，CHALAS R.Diastema size and type of upper lip midline frenulum attachment.Folia Morphol（Warsz），2017，76（3）：501-505.

[207] SCHMITT E，GILLENWATER J Y，KELLY T E.An autosomal dominant syndrome of radial hypoplasia， triphalangeal thumbs， hypospadias， and maxillary diastema.Am J Med Genet，1982，13（1）：63-69.

[208] JAMES G A.Clinical implications of a follow-up study after fraenectomy.Dent Pract Dent Rec，1967，17（8）：299-305.

[209] BUENO S B，BITTAR T O，VAZQUEZ F L，et al.Association of breastfeeding， pacifier use， breathing pattern and malocclusions in preschoolers.Dental Press J Orthod，2013，18（1）：30-31.

[210] SEKOWSKA A，CHALAS R，DUNIN-WILCZYNSKA I. Width of dental arches in patients with maxillary midline diastema. Folia Morphol（Warsz），2018，77（2）：340-344.

[211] GKANTIDIS N，KOLOKITHA O E，TOPOUZELIS N.Management of maxillary midline diastema with emphasis on etiology.J Clin Pediatr Dent，2008，32（4）：265-272.

[212] JUNG Y H，KIM J Y，CHO B H.The effects of impacted premaxillary supernumerary teeth on permanent incisors.Imaging Sci Dent，2016，46（4）：251-258.

[213] KIM Y，JEONG T，KIM J，et al.Effects of mesiodens on adjacent permanent teeth：a retrospective study in Korean children based on cone-beam computed tomography.Int J Paediatr Dent，2018，28（2）：161-169.

[214] OESTERLE L J，SHELLHART W C. Maxillary midline diastemas：a look at the causes.J Am Dent Assoc，1999，130（1）：85-94.

[215] PORTELLI M，MATARESE G，MILITI A，et al.A proportional correlation index for space analysis in mixed dentition derived from an Italian population sample.Eur J Paediatr Dent，2012，13（2）：113-117.

[216] SANIN C，SEKIGUCHI T，SAVARA B S. A clinical method for the prediction of closure of the central diastema.ASDC J Dent Child，1969，36（6）：415-418.

[217] ZALECKIENE V，PECIULIENE V，BRUKIENE V，et al.Traumatic dental injuries：

etiology, prevalence and possible outcomes.Stomatologija, 2014, 16（1）: 7-14.

[218] HOLAN G, NEEDLEMAN H L.Premature loss of primary anterior teeth due to trauma-potential short-and long-term sequelae.Dent Traumatol, 2014, 30（2）: 100-106.

[219] BORZABADI-FARAHANI A, BORZABADI-FARAHANI A.The association between orthodontic treatment need and maxillary incisor trauma, a retrospective clinical study.Oral Surg Oral Med Oral Pathol Oral Radiol Endod, 2011, 112（6）: e75-e80.

[220] RODD H D, MALHOTRA R, O'BRIEN C H, et al.Change in supporting tissue following loss of a permanent maxillary incisor in children.Dent Traumatol, 2007, 23（6）: 328-332.

[221] BASTONE E B, FREER T J, MCNAMARA J R.Epidemiology of dental trauma: a review of the literature.Aust Dent J, 2000, 45（1）: 2-9.

[222] 王楠, 龚怡.急性牙外伤在儿童及青少年中的流行与分布特点.中华急诊医学杂志, 2010（7）: 757-760.

[223] 白洁, 姬爱, 于冬梅.175 例急诊儿童牙外伤情况分析.北京口腔医学, 2010, 18（4）: 231-233.

[224] 郭飞飞, 赖新鑫, 周志斐, 等.学龄儿童牙外伤与性格因素的相关性研究.实用口腔医学杂志, 2019, 35（1）: 51-54.

[225] 钱虹.儿童牙外伤的风险因素及其预防策略.口腔疾病防治, 2017, 25（8）: 477-481.

[226] 黄习雯, 黄芳.年轻恒牙外伤儿童心理行为问题研究.中华行为医学与脑科学杂志, 2015, 24（11）: 1023-1025.

[227] SABUNCUOGLU O, TASER H, BERKEM M. Relationship between traumatic dental injuries and attention-deficit/hyperactivity disorder in children and adolescents: proposal of an explanatory model.Dent Traumatol, 2005, 21（5）: 249-253.

[228] ANDREASEN J O, RAVN J J.The effect of traumatic injuries to primary teeth on their permanent successors. Ⅱ.A clinical and radiographic follow-up study of 213 teeth.Scand J Dent Res, 1971, 79（4）: 284-294.

[229] FLORES M T, ONETTO J E.How does orofacial trauma in children affect the developing dentition？ Long-term treatment and associated complications.Dent Traumatol, 2019, 35（6）: 312-323.

[230] LENZI M M, ALEXANDRIA A K, FERREIRA D M, et al.Does trauma in the primary dentition cause sequelae in permanent successors？ A systematic review.Dent Traumatol, 2015, 31（2）: 79-88.

[231] KORF S R.The eruption of permanent central incisors following premature loss of their antecedents.J Dent Child（Chic）, 1965, 32: 39-44.

[232] BONINI G C, BONECKER M, BRAGA M M, et al.Combined effect of anterior

malocclusion and inadequate lip coverage on dental trauma in primary teeth.Dent Traumatol，2012，28（6）：437-440.

[233] 霍蓓蓓，侯樱子，陈秀英.替牙期口呼吸患儿的前牙外伤临床分析.全科口腔医学电子杂志，2019，6（14）：18-19.

[234] ARRAJ G P，ROSSI-FEDELE G，DOGRAMACI E J.The association of overjet size and traumatic dental injuries-a systematic review and meta-analysis.Dent Traumatol，2019，35（4-5）：217-232.

[235] BACCETTI T，GIUNTINI V，VANGELISTI A，et al.Diagnostic performance of increased overjet in Class Ⅱ division 1 malocclusion and incisor trauma.Prog Orthod，2010，11（2）：145-150.

[236] WAGNER Y，HEINRICH-WELTZIEN R.Occlusal characteristics in 3-year-old children-results of a birth cohort study.BMC Oral Health，2015，15：94.

[237] HIRUVENKATACHARI B，HARRISON J，WORTHINGTON H，et al.Early orthodontic treatment for class Ⅱ malocclusion reduces the chance of incisal trauma：results of a cochrane systematic review.Am J Orthod Dentofacial Orthop，2015，148（1）：47-59.

[238] CHEN D R，MCGORRAY S P，DOLCE C，et al.Effect of early class Ⅱ treatment on the incidence of incisor trauma.Am J Orthod Dentofacial Orthop，2011，140（4）：e155-e160.

[239] KINDELAN S A，DAY P F，KINDELAN J D，et al.Dental trauma：an overview of its influence on the management of orthodontic treatment.Part 1. J Orthod，2008，35（2）：68-78.

[240] BORZABADI-FARAHANI A，BORZABADI-FARAHANI A，ESLAMIPOUR F.An investigation into the association between facial profile and maxillary incisor trauma， a clinical non-radiographic study.Dent Traumatol，2010，26（5）：403-408.

[241] PRIMO-MIRANDA E F，RAMOS-JORGE M L，HOMEM M A，et al. Association between occlusal characteristics and the occurrence of dental trauma in preschool children：a case-control study.Dent Traumatol，2019，35（2）：95-100.

[242] SOARES T R，FIDALGO T K，QUIRINO A S，et al. Is caries a risk factor for dental trauma？ A systematic review and meta-analysis.Dent Traumatol，2017，33（1）：4-12.

[243] ODERSJO M L，ROBERTSON A，KOCH G.Incidence of dental traumatic injuries in children 0-4 years of age：a prospective study based on parental reporting.Eur Arch Paediatr Dent，2018，19（2）：107-111.

[244] CARVALHO J C，VINKER F，DECLERCK D.Malocclusion， dental injuries and dental anomalies in the primary dentition of Belgian children.Int J Paediatr Dent，1998，8（2）：137-141.

第三章

Chapter Three

儿童口颌面系统功能紊乱对颌面发育的影响

一、概述

（一）口腔功能与颌面生长发育的关系

一方面，儿童的脸型与父母相似，颌面形态的生长发育是由基因决定的；而另一方面，颌面部形态的生长发育又与口腔功能紧密相关。遗传决定形态，环境影响功能，这是造成错𬌗畸形的两个重要病理学因素。Graber 等认为，颌面形态和口腔功能的关系就像汽车与轮子一样密不可分。同时，口腔功能对保持身体姿势位也起着至关重要的作用，所有关于颅面部骨骼生长的理论都认为其是受到功能的影响。面部形态的重塑过程保证了在整个生长发育期，硬组织结构均须适应功能性需求。形态、功能和姿势位这三者互相影响，对持续的正常咬𬌗和面部平衡的生长发育起重要作用。颌骨的形状受到外部力量影响后会发生改变，外部力量对牙列和咬𬌗的影响取决于力的类型、频率、持续时间、力的大小和环境因素。保持良好咬𬌗平衡的力源自正常的形态、正常的功能和正常的位置，这些因素互相影响并维持良好的咬𬌗和面部的协调。

颅面部组织结构能够行使正常的生理功能，对形态的正常发育有着直接的促进作用，尤其在儿童的生长发育阶段，形态和功能之间的互相影响表现得更为突出。颅面复合体是一个非常复杂的多功能区域，根据 Moss 的功能机制理论，上、下颌骨的生长是对口腔、鼻咽腔等腔隙功能需要的反应。儿童颌骨形态的发育，除了由遗传基因调控外，还受到渐成因素和颌骨周围功能腔隙状态等的影响。在胎儿出生后的发育中，功能腔隙周围的肌肉活动参与调节腔隙的大小和形态，并影响硬组织的形态发育。因此，肌功能异常、腔隙功能异常均可导致面颌发育畸形。

口腔的主要生理功能包括呼吸、吞咽、咀嚼和语音。根据 Scammon 生长发育理论，人类身体各系统和器官的发育成熟并不均衡，颌面部的发育成熟时间通常要早于四肢。胎儿出生以后，由于呼吸的需求，气道很快建立起来并维持通畅，紧接着新生儿需要进行摄入乳汁即哺乳的生理活动，并逐步通过口腔和咽喉部来感知外界环境。哺乳是婴儿的一种反射活动，通过下颌骨的向下运动、舌体挤压、口轮匝肌和颊肌发力，刺激母亲乳腺乳管周围平滑肌收缩，在口腔内形成负压以完成哺乳活动。乳汁进入婴儿口腔后，舌尖向前与下唇内侧接触，通过舌体波动，将乳汁吞咽至咽部和食道，这一过程称之为婴儿式吞咽，而舌体位置在吞咽过程中非常重要。通常在婴幼儿出生后 1 年左右，哺乳反射和婴儿式吞咽便逐渐消失。随着乳切牙的萌出，婴幼儿在息止颌位状态下的舌尖位置逐步后移，最终定位在上颌硬腭皱襞处。与此同时，负责咀嚼的中枢神经系统不断发展，牙齿的萌出也促进了咀嚼功能的发育。咀嚼运动是下颌复杂而有规律的运动，在神经系统的支配下，通过咀嚼肌的收缩，使颞下颌关节、颌骨、牙齿和牙周组织产生节律运动。下颌的闭口、咬殆和开口 3 个连续运动构成了咀嚼运动的基本单位，称为咀嚼环。咀嚼运动在发育之初并不规则和协调，典型的婴幼儿咀嚼模式是开口时下颌即向侧方移动，然后再回到正中位。当乳磨牙萌出建立稳定咬殆之后，面部肌肉精细控制得到发育，下颌位置稳定，咀嚼周期才慢慢变得更加稳定并向成人咀嚼方式过渡。

总之，婴幼儿在出生后的 1 ～ 2 年中，口腔各方面功能不断成熟，颌面部的肌肉 – 骨骼系统功能也发生着显著的改变。口腔功能的成熟遵循着从前往后的顺序逐步推进，口唇肌肉功能在出生时就相对成熟，以便能够进行有力的哺乳活动，而舌后部和咽部的结构功能较弱。随着儿童不断生长发育，口腔的活动和功能需要更多、更复杂的口腔后部结构的参与。口颌面部的功能成熟，保证了各组织结构可以正常地行使功能，也决定了颌面形态最终的形状、大小和位置。一旦这个过程被打破，个体的形态－功能关系对错𬌗畸形的发展就会起到显著的推进作用。假如功能可以影响颌骨的生长，功能的改变就可能成为错𬌗畸形的主要病因。

（二）平衡理论

平衡理论来源于物理学的衍生概念，是指当身体处于休息位时受到了各个方向的作用力，但并未产生运动；如果身体受到非平衡力的作用将会加速运动，移动到另一位置，这就要求反向力平衡以达到身体静止状态。同理，我们的牙列也正是处于平衡状态中。牙齿在牙槽骨内受到多种作用力的影响，但口颌系统并没有出现异常的运动形式，这是因为口颌系统受到各个方向肌力的制约和软硬组织的阻挡，导致各个方向的作用力相互抵消。即使牙齿存在轻微的移动，变化也是非常缓慢的，基本趋于平衡状态。

在咀嚼时，不仅有牙齿的轻微移动，还有牙槽骨和上、下颌基骨的弯曲、收缩，这些变化都是在数秒内完成，牙齿和颌骨又快速地回到了原来的位置。双侧咀嚼运动使咀嚼肌和颞下颌关节受到均匀的锻炼，下颌骨受到均匀的刺激从而对称生长，因此也可视为平衡的运动。咀嚼力的大小足以移动牙齿，但作用时间不够。当吞咽或讲话时，舌肌和口唇与牙齿接触产生的间歇短期压力似乎对牙齿的移动没有显著作用。只有持续时间长的轻力（每天6小时左右），才能够导致足够的力量失衡而引起牙齿移动。所以相对于咀嚼力，放松状态下口周肌肉和舌肌对牙齿持续的轻力是决定其位置的更为重要的因素。这就意味着如果颊舌部的压力改变，将会造成牙齿的移动。下颌骨的形态很大程度上取决于其活动功能的形态，特别容易改变。面部骨骼作为一个整体，其密度随肌肉负荷的增减而增减。

Enlow的颅面生长发育学理论认为，颌面骨骼的生长会受到周围组织功能和形态的影响。口周肌肉、结缔组织、神经血管等的生长发育都对上、下颌骨的生长有促进作用。在口腔功能因素的影响下，面部骨骼不断调整到正确的解剖位置，最终达到适宜的形状、大小和位置。因此，平衡理论除了适用于静止状态下的骨骼肌肉，也同样适用于运动状态下的生长发育。口颌系统"平衡地"

运动，促进组织按恒定的形状对称性地扩大，即"平衡地"生长。在颅面生长发育过程中，经常出现由各种因素导致的局部功能不平衡，最终会导致面部形态结构的不平衡。

1. 影响平衡的主要因素

（1）内在力量

如舌和嘴唇。舌肌和口周肌肉在咀嚼、说话和吞咽时产生短效力，一般仅持续 1 秒或更短的时间。牙齿位置的平衡不完全是由舌头和嘴唇的作用力和反作用力决定的，其他因素必须加以考虑，包括作用时间、静息状态、几何曲率半径等。

（2）外在力量

如习惯（吮指）和矫治器（正畸力）。在正畸治疗中，力的持续时间是一个比力的大小更为重要的变量。口腔习惯持续的时间越长，对牙齿的移动影响就越大。牙齿的垂直位置主要受外力因素影响，休息时舌头和嘴唇的压力会影响牙齿的垂直位置。Wallen 的研究表明，吞咽时垂直向的压力在开𬌗患者中比正常𬌗者更小，显示出吞咽时相对高位的切牙与舌体保持密切接触，吞咽时吐舌更多的是开𬌗造成的结果，而非原因。

（3）来自咬𬌗的压力

短暂接触的咬𬌗力不会使牙齿发生永久的变化或向颊、舌向移动，咬𬌗力对与平衡理论相关的牙齿垂直向位置非常重要。牙齿垂直向位置决定于对抗萌出的力与促进萌出的力之间的平衡，而咬𬌗力则与之相关。改变牙齿的垂直平面可以导致下颌休息位的改变。如果磨牙受到压低的正畸力，在咬𬌗接触和休息位改变时下颌将会向下向后旋转。一旦牙齿受压，肌肉组织会去适应它的位置。

（4）来自牙周膜的萌出力

萌出力在牙齿到达咬𬌗和功能位后一直保持活跃，萌出持续伴随着面部的垂直生长。以上颌第一磨牙为代表的萌出，就是从 6 岁开始萌出至首次建𬌗到青春晚期下颌垂直生长停止。如果它的对抗力被压制，任何牙齿在垂直位置稳定以后都可能再次萌出，这表明萌出机制保持完整并可能产生能移动牙齿的力量。大部分牙齿萌出理论研究都表明萌出力产生于牙周膜而非根尖。牙周膜破裂时常常会发生牙齿移动，如40～50岁者上颌切牙开始向前移动。

2. 影响平衡的次要因素：口颌系统中位置关系的影响

对于人类而言，呼吸的生理需求是口腔活动发生改变的姿势基础。正确的呼吸方式决定了下颌和舌体的位置，头的姿势位也深受其影响。

（1）头的姿势位

头的姿势位是在颈部和身体处于放松状态产生的，而非肌肉放松状态，常常是下意识的，下颌位、舌及相关结构也是一样的。自然的头位指的是标准的直立位，是与脊柱姿势最后的连接。但是一个正常的姿势稳定需要通过髓质控制的肌肉组织来保持。Solow 和 Tallgren 的研究显示头颈角度与面部比例和牙槽骨比例相关。头往前伸得越远，面部垂直向可能越长，反之亦然。而头位越向前，上颌牙槽骨高度将增加，尤其是基骨部分。头前位同样与咬殆平面角有关。Beni Solow 和 Andrew Sandham 等认为，颅面形态改变和姿势位改变之间存在生长协调，主要集中体现在下颌骨的生长发育。头位与颅颌面形态有关联，头颈姿势会影响随后的颅颌面生长。上气道阻塞可能引起姿势位的改变，然后导致头颈角的增大。当姿势位改变时，面部皮肤和肌肉的软组织层会对面部骨骼产生压力，这个力量会限制上、下颌骨的向前生长，并使之改变生长方向而更向后生长。

（2）下颌骨的位置和舌位

前伸头位与相对于上颌的低下颌位、低舌位有关。在正常情况下，牙列和牙槽骨在上、下颌关系的差异中提供补偿，以维持正常的牙齿咬殆，下颌和舌低位更倾向于增加后牙的萌出高度，这个位置更容易使上颌牙弓变窄。由于舌低位使舌肌对于上颌的静息压力消失，而前牙开殆就是前后牙萌出差异造成的。如果鼻呼吸出现障碍，则会产生生理适应性的口呼吸，出现头颈向前的姿势位、下颌骨低位和前伸的舌低位。位置关系的改变是为了满足呼吸的需求。口呼吸时可以产生下颌和牙齿生长的改变，在一些极端的病例中，患者肌肉严重无力，表现出长脸和过度萌出的牙齿，也称"长面综合征"。这类患者的下颌从上颌下降，产生了一个异常陡峭的下颌平面角，后牙过度萌出导致了严重的前牙开𬌗。组织形态学上的改变在发音和吞咽时需要产生生理适应性改变，是功能适应了形态改变，同时功能改变又会促进形态结构的变化。吞咽方式的改变可能是由于舌休息位的改变而不是吞咽本身变化，语言、咀嚼、吮吸功能亦是如此。

（三）功能紊乱导致的儿童不良口腔习惯及其发生率

颌面部和牙槽骨区域发生的无意识、习惯性行为的力量能够引起骨结构逐渐变形，导致颌骨畸形和错𬌗畸形。异常的姿势位产生的不稳定力量也与各种各样的错𬌗畸形相关。正如前文所述，形态、功能和姿势位关系紧密，这些因素互相影响并维持良好的咬𬌗关系和面部的协调，对持续的正常咬𬌗和面部平衡的生长发育起着重要作用。一旦口腔的功能出现了异常，会由此而表现出各种各样的不良习惯，习惯又引起口颌部位功能位的适应性变化，导致发育方向的错误；牙颌形态发生改变又继续加重功能的异常，这样一直不断地恶性循环。简言之，不良口腔习惯更像是口腔功能紊乱的外在表现形式。根据文献报道，在乳牙列向替牙列过渡的过程中，不良口腔习惯的发生率显著增加，从 61.6% 到 80.8% 不等。而导致发生率增加的原因主要是静态功能紊乱的增多，如替牙列期的张口姿势、非生理性舌位和其他各种不良习惯。牙槽骨和基骨的适应性改变就是这些不良习惯导致的结果。

根据 Suzely 等的研究统计，87.5% 的错𬌗畸形都是由在儿童时期养成的不良口腔习惯所造成的，说明不良口腔习惯在错𬌗畸形的病因学上有着非常重要的地位。常见儿童不良口腔习惯的一般表现为吮指习惯、舌习惯、口呼吸、唇习惯、偏侧咀嚼习惯等，发生率较高。2 岁以前的营养性吮吸是早期生长发育正常的生理需求，有研究表明，70% ～ 90% 的婴幼儿都有过营养性吮吸的习惯。但超过 2 岁的营养性吮吸，如长时间的吮指习惯，如果习惯一直延续到 4 岁、5 岁，就逐渐演变成了非营养性吮吸，那么就会影响正常的舌位，导致吞咽功能的异常，并无法过渡到正常的成人型吞咽模式。咬下唇习惯更多的是对下唇的吮吸动作，很多时候是非营养性吮吸的一种延续，所以这也可以被认为是吞咽功能发育过程中出现的障碍。在正常情况下，在幼儿 2 ～ 4 岁，吞咽功能不断发育成熟，会逐步从婴儿式吞咽模式向成人型吞咽模式过渡。与此同时，咀嚼功能也在不断发育。咀嚼不是从婴儿期的哺乳吮吸逐渐发展而来的，而是中枢神经系统负责咀嚼的分支的发展结果，乳牙的萌出进一步促进咀嚼功能的发展。幼儿的低级咀嚼运动是不规则、不协调的，当乳磨牙建殆后形成尖窝交错的咬殆关系，咀嚼周期变得更加稳定。一直到 12 岁左右，逐渐建立起成人的咀嚼方式。许多人都存在咀嚼侧的偏好使用习惯，且在人群中的存在比例并不低。因此，在整个口腔功能发育的过程中，任何影响功能平衡的因素都有可能导致颌面部结构功能位置异常，最终演化为各种形式的不良口腔习惯（图 3-1）。

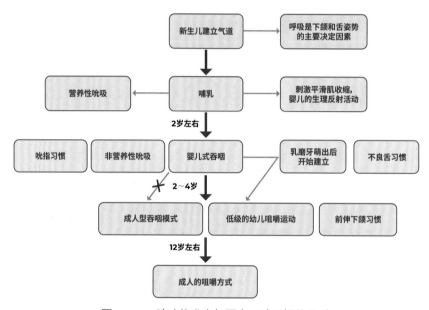

图 3-1　口腔功能发育与不良口腔习惯的关系

　　具有解剖形态学或功能异常的错殆畸形，对牙列发育和发育生理学相关的功能（如咀嚼、吞咽、语音、呼吸）有着持续的影响。根据 Myrbery 和 Thilander 的研究表明，不同年龄组的各种错殆畸形的发生率与牙龄和生长发育阶段有关（表 3-1）。大量错殆畸形的儿童在乳牙列末期达到发病的最高峰，随后在功能性阶段有所下降，再到替牙列初期再次达到顶峰。乳牙列组深覆盖发病率从 22% 降至 17%，年龄相关性显著降低。矢状向深覆盖从乳牙列 56% 的发病率，到替牙列期降低到 35%，相关的功能紊乱诊断也减少，由此结论说明错殆畸形是由婴幼儿时期持续的不良习惯导致，仅存在单独的吮指习惯在习惯戒除后自我纠正的趋势表现明显。

表 3-1　不同年龄组不良口腔习惯的发病对比

年龄（岁）	例数（个）	吮指习惯		吐舌习惯		磨牙症		口呼吸习惯		咬指甲		奶瓶喂养习惯	
		例数（个）	百分比（%）	例数（个）	百分比（%）	例数（个）	百分比（%）	例数（个）	百分比（%）	例数（个）	百分比（%）	例数（个）	百分比（%）
6～8	240	36	4.4	10	1.2	96	11.5	0	0	0	0	84	10.1
8～10	288	24	2.9	23	2.8	48	5.8	8	0.9	12	1.4	0	0
10～12	304	12	1.4	8	0.9	0	0	28	3.4	36	4.4	0	0
P	832		0		0.041		0		0		0		0

［资料来源：GARDE J B，SURYAVANSHI R K，JAWALE B A，et al.An epidemiological study to know the prevalence of deleterious oral habits among 6 to 12 year old children.J Int Oral Health，2014，6（1）：39-43.]

据各国文献报道，德国儿童替牙列期（平均年龄 8.9 岁）口面部肌肉功能紊乱发生率为 10%，高于乳牙列期（平均年龄 4.5 岁）的发生率。尼日利亚 4～15 岁儿童不良口腔习惯发生率为 34.1%，其中 4～5 岁的发生率最高，占 44.2%；14～15 岁逐渐减少至 11.8%。在墨西哥的一项研究中，2～15 岁儿童不良口腔习惯总体发生率为 96.6%，其中 4 岁和 6～11 岁年龄组的发生率最高。根据印度针对 5～13 岁学龄期儿童的横断面研究显示，这个年龄段的儿童不良口腔习惯发生率达 25.5%。在所有不良习惯中，吐舌习惯发生率最高，占比 71%；口呼吸发生率次之，占 26%；吮指及其他不良习惯仅占 3%。在中国，张美兰等在 2010 年调查发现有 64.9% 的学龄前儿童存在不良口腔习惯，有 21.4% 的儿童具有多种不良口腔习惯。刘筠等的调查数据显示，6～10 岁儿童不良习惯发生率较高，其中女生为 60.79%，男生为 55.77%。姚霜等的研究结果表明 6～18 岁儿童和青少年口腔不良习惯发生率为 16.16%，而不良口腔习惯者的错𬌗畸形发生率高达 87.93%。王楠研究发现，3～14 岁儿童不良口腔习惯发生率为 27.72%，其中替牙期是不良口腔习惯的高发期，发生率占 37.47%，原因可能与这一时期儿童的口腔结构和环境发生变化相关（表 3-2、表 3-3）。由此可见，不良口腔习惯在世界各地儿童中都较为多见，并且与错𬌗畸形的发生密切相关。

表 3-2　口腔不良习惯在各牙龄期的发生人数和构成比

不良习惯类型	替牙期		恒牙早期		恒牙期		合计	
	发生人数（例）	构成比（%）	发生人数（例）	构成比（%）	发生人数（例）	构成比（%）	发生人数（例）	构成比（%）
吮指	57	43.18	52	39.4	23	17.42	132	11.63
咬物	42	28.77	55	37.67	49	33.56	146	12.86
唇习惯	29	13.81	94	44.76	87	41.43	210	18.5
舌习惯	105	51.47	41	20.1	58	28.43	204	17.97
异常吞咽	32	32.99	48	49.48	17	17.53	97	8.55
口呼吸	51	24.52	86	41.35	71	34.13	208	18.33
夜磨牙	17	19.32	30	34.09	41	46.59	88	7.75
偏侧咀嚼	29	58	11	22	10	20	50	4.41
合计	362	31.89	417	36.74	356	31.37	1135	100

[资料来源: 姚霜, 徐明, 者丽萍. 昆明市中小学生口腔不良习惯的调查与分析. 中国实用医药, 2007（33）: 2.]

表 3-3　不良口腔习惯在各牙龄期的发生人数

牙龄组	有不良口腔习惯者（例）	无不良口腔习惯者（例）	总计（例）
乳牙期	99	390	489
替牙期	175	292	467
恒牙期	82	246	328
总计	356	928	1284

[资料来源：王楠 .1284 例儿童口腔不良习惯调查分析 . 中国医药导刊，2013，15（2）：367-368.]

　　总而言之，在生长发育过程中，口腔颌面部的形态与功能是互相影响、互相协调发展的。目前，我国儿童、青少年的错𬌗畸形患病率高达 67.82%，其中乳牙期占 51.84%，替牙期占 71.21%，恒牙初期占 72.92%，错𬌗畸形发生率与过去相比上升十分显著。Maja Ovsenik 等通过评估 3 ～ 12 岁儿童的口颌面形态学和功能性错𬌗特征的变化，来判断 3 ～ 5 岁时儿童口颌面的功能性特征是否与 12 岁的错𬌗畸形严重程度有关系。该研究记录了 5 个不良口腔习惯，包括口呼吸、吐舌习惯、吮指习惯、使用安抚奶嘴和奶瓶喂养。文章中指出形态学上的错𬌗畸形评分在整个生长发育期是几乎一致的，并不会随年龄增长而降低，而功能学上的错𬌗畸形评分则显著降低。由此表明，在早期，错𬌗畸形严重程度与牙列发育所处的阶段有关；而在后期，错𬌗畸形严重程度又与牙列发育早期的不良口腔习惯有关。因此，在适当的时机对错𬌗畸形进行早期干预和阻断性矫正，有利于降低患儿未来的错𬌗畸形严重程度，简化治疗难度。

二、呼吸功能紊乱

（一）呼吸功能紊乱的表现

　　根据 Moss 的功能基质理论，鼻呼吸能够促进颅面和牙颌面复合体的正常生长发育。这个理论是基于正常鼻腔呼吸系统通过与咀嚼、吞咽功能和头颈部其他结构的互相影响，可以刺激颅颌面结构的协调生长。呼吸方式由鼻腔向口腔的转变，将使下颌、舌体和头位发生变化。这种变化又会引起颌骨与牙齿之间的压力失衡，导致颌骨发育和牙齿位置发生改变，通过姿势改变造成软组织长时间的张力变化。如果鼻呼吸道任何部位发生了堵塞，鼻呼吸的阻力都会增加，当堵塞达到某种临界状态时，口呼吸便发生了。这个临界状态因人而异，一般是当堵塞达到 3.5 ~ 4.0 cmH$_2$O/（L·min）时。通常情况下，正常鼻呼吸的人也可能混合少量的口呼吸。只有当张口呼吸超过一定比例时，临床上才称之为口呼吸。

杨凯等在一项研究中对 11 ~ 14 岁正畸患者在非呼吸道感染期使用口鼻气流同步仪进行平静呼吸时的口鼻气流量检测，每人测 2 次，取平均值，根据检测结果，计算口呼吸比例。结果显示，大部分受试者为完全鼻呼吸或口、鼻并用呼吸，仅有 1 例为完全的口呼吸，口鼻气流比例高达 99.4%，说明该研究中患者完全通过口呼吸的方式极为少见。同时，在所有的 74 例受试者中，有 34 例儿童口鼻气流比例 ≤ 5%，临床可视为鼻呼吸；36 例口呼吸比例 ≥ 30%，可视为口呼吸。

伴有鼻呼吸道堵塞的口呼吸可能导致气道塌陷，更为严重的是最终出现呼吸睡眠紊乱综合征，甚至是呼吸暂停。有研究表明，与腺样体、扁桃体增大有关的上气道阻力增加是阻塞性睡眠呼吸障碍的主要病因，打鼾是阻塞性睡眠呼吸障碍最常见的临床表现，包括原发性打鼾、上呼吸道阻力综合征、阻塞性肺泡通气不足、呼吸困难等。有关文献报道显示，5 ~ 6 岁口呼吸儿童呼吸睡眠紊乱的发生率从 3.3% 至 42% 不等，会导致儿童注意力不集中、精神亢奋、晨起疲倦、推理能力下降、学校表现差等神经认知损伤的表现，甚至出现生长发育迟缓；而夜间呼吸暂停是最严重的呼吸睡眠紊乱症状。因此，早期发现儿童的呼吸道疾病和进行适当的正畸治疗，可以及早阻断不良因素对颌面部生长造成的不良影响，有助于恢复儿童的正常呼吸。

（二）与口呼吸相关的问题

1. 口呼吸的发生率

口呼吸是儿童常见的不良口腔习惯。由于涉及的年龄组、诊断方法不同，口呼吸的发病率从 3.4% 至 56.8% 不等。Felcar 在文献中报道，6 ~ 9 岁的学龄儿童口呼吸发生率为 56.8%；Abreu 等的研究数据显示，3 ~ 9 岁儿童的口呼吸发生率达 55% 左右；Kristina 等的研究显示，5 ～ 7 岁儿童的口呼吸发生率为 10.1%；Bollero 的研究显示，7 ～ 15 岁儿童口呼吸发生率为 23.2%。在不同国家、不同地区，口呼吸的发生率也有所不同，意大利 3 ～ 6 岁儿童为 23%；印度 5 ～ 13 岁儿童为 6.6%，排在不良口腔习惯的第二位。

2. 口呼吸形成的原因

正常的呼吸功能的建立和维持，需要鼻腔通气道的通畅、唇闭合无异常和舌位正确位于"N 点"。一旦这 3 个条件中的任何一个被破坏，呼吸功能就会随之发生异常，从正常的鼻呼吸转变为张口呼吸（图 3-2）。

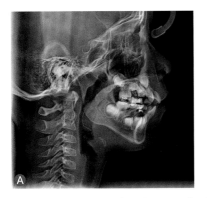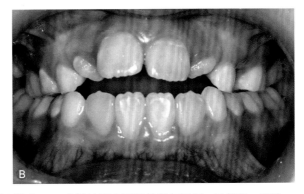

图 3-2　A. 扁桃体异常肥大，口咽部呼吸堵塞；B. 扁桃体肥大引起的通气不畅➡舌低位➡开𬌗➡口呼吸

Slim 在 1987 年将口呼吸分为阻塞型、解剖型、习惯型 3 类。口呼吸的病理因素复杂，受多因素影响，有局部的病因，也有系统性的病因。在很大程度上，口呼吸是由于局部鼻咽部呼吸道堵塞而导致的功能适应性改变。

上气道各段都可能发生阻塞，按阻塞位置不同可以分为鼻阻塞性和咽阻塞性。由鼻腔阻塞导致的口呼吸中，最常见的病因是过敏性鼻炎，主要是因为近年来空气质量和外界环境的变化导致儿童变态反应性疾病增多；其他病因包括鼻甲肥大、鼻中隔偏曲、鼻息肉、先天性鼻咽腔狭窄等解剖结构异常。咽部气道又分为鼻咽腔和口咽腔。鼻咽腔是由骨组织包绕，宽度受到周围硬组织的限制，鼻咽腔阻塞最主要的病因是腺样体肥大（图 3-3）。腺样体位于鼻咽顶部，其健康状态和体积直接影响到鼻咽腔的空间；口咽腔阻塞则是由于腭扁桃体、咽扁桃体肥大导致咽腔变得狭窄，鼻呼吸通道受阻，被迫形成口呼吸习惯。

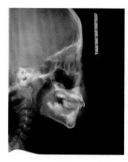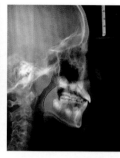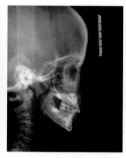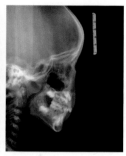

图 3-3　腺样体肥大严重程度判断，从左到右肥大程度依次加重

　　腺样体是一种淋巴组织，出生后 6 个月开始就可以观察到，到儿童 2 ~ 3 岁时逐渐增大，体积约占鼻咽腔的 1/2。有学者通过对侧位片的纵向研究发现，腺样体组织的厚度在儿童 5 ~ 6 岁时达到顶峰，随后到 10 岁左右逐渐出现生理性萎缩，鼻咽腔空间逐渐增大。扁桃体通常指的是腭扁桃体，位于咽腭弓和舌腭弓之间的隐窝内，左右各一，其大小随着免疫状态的不同而异。随着年龄增长，一般在儿童 14 岁左右，扁桃体的免疫功能被身体其他免疫组织所替代。扁桃体肥大和腺样体肥大，虽然出现在生命的早期（通常在 2 岁左右开始变得越来越明显），但这两个腺体伴随着淋巴系统的发育和年龄的增长，肥大也会变得更为严重。鼻炎被认为是鼻黏膜的炎症反应，主要特征是鼻塞、流鼻涕、打喷嚏和鼻子痒，一般在学龄前儿童中非常常见，有高达 40% 的人群受影响，而鼻塞是其最常见的表现。通常过敏性鼻炎与咽扁桃体肥大相关，大大加重了呼吸道症状。中度偏重度的长期过敏性鼻炎容易导致睡眠紊乱，出现夜间呼吸障碍、白天嗜睡等症状。

　　习惯性口呼吸，是由各种原因导致的口周肌肉力量不足、唇闭合不全和舌位下沉，由此而形成的口呼吸习惯（图 3-4）。有文献报道，乳牙列期唇闭合不全发生率占不良习惯的 29%，替牙列期唇闭合不全占不良习惯的 41%。Albinita 认为，口呼吸常常伴随着其他不良口腔习惯，包括吮指习惯或长期使用安抚奶嘴、吮咬下唇、吐舌吞咽等，约有 25.6% 的病例存在着其他不同的不良口腔习惯。其他不良口腔习惯导致的上颌前突、开唇露齿等颌面形态的改变，也是引起习惯性口呼吸的重要原因之一。

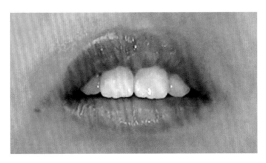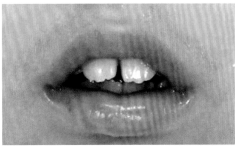

图 3-4　口呼吸口周肌肉松弛

3. 口呼吸在不同时间点对牙颌面发育的影响

呼吸方式的改变会导致颌骨、舌位和头位的改变。舌肌与咀嚼肌之间的平衡被打破，这种适应性变化会影响正常的上腭发育（图 3-5）。口呼吸对 7 ～ 12 岁儿童的颌面发育影响最为明显（参见图 3-29）。在口呼吸状态下，舌体常常向后向下移位，上腭失去舌肌力量的支撑，导致腭盖高拱。为了增加口咽腔的通气量，口呼吸患者出现头位前倾姿势，下颌发育不足并向后下旋转，最终导致了磨牙远中关系，形成深覆盖。外侧颊肌力量导致上颌狭窄，形成"V"形牙弓。

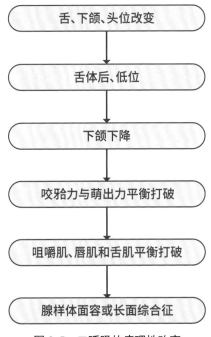

图 3-5　口呼吸的病理性改变

口呼吸患者会发生一系列的口内外改变。长期口呼吸会引起骨骼形态和功能的改变，导致面部发育异常（口呼吸面容）。在矢状向发育上，口呼吸患者下颌骨相对于上颌骨位置更靠后方，表现为覆盖增大、SNB 角增大、下唇到 E 线的距离增大，因此很多口呼吸的儿童都会表现出"长面综合征"，表现为唇肌松弛、上唇肌过短、开唇露齿、前牙开𬌗、下颌骨后倾和下颌平面顺旋等。

最常见的口外表现为（图 3-6、图 3-7）：唇闭合不全；短翘的上唇；嘴唇干燥开裂；面下 1/3 高度增加；下颌角增大；眼周黑眼圈；鼻孔狭窄；鼻翼塌陷外翻；鼻唇皱褶平滑；头位后仰。

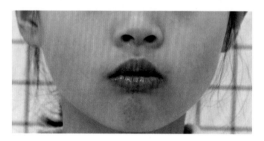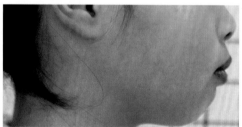

图 3-6　口呼吸面型：上颌前突

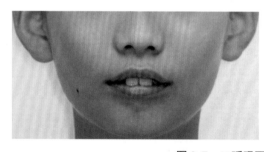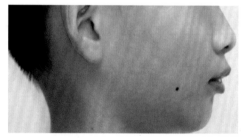

图 3-7　口呼吸面型：开唇露齿

口呼吸气流长期未通过鼻腔，使鼻腔内侧缺乏气流刺激和支撑而导致鼻腔变窄，面中部塌陷，通气功能持续减弱。同时由于口呼吸气道阻力较小，所需呼吸力较弱，抑制了鼻传入神经，影响了肺容量，从而导致呼吸肌的功能活动不良，出现进行性的肌力减弱。这可以从生物学的角度来解释鼻塞会改变头部的姿势与下颌骨、舌头的位置。

为了明确颅颌面形态的生长改变与头、颈姿势位之间的关系，Solow 做了一项纵向研究，通过头影测量记录 43 名儿童（年龄 8.5 ～ 11.9 岁）在正畸治疗前的镜像姿势位，在长达 2.7 年的观察期中，记录下了生长的改变与颅颌面形态和头颈角度的关系。结果显示，当头颈角减小时，下颌骨出现显著的向前旋转生长；而当头位外展、头颈角增大时，下颌骨前旋角度降低，甚至出现后下旋转,这证明头颈部姿势对牙颌面结构的生长发育和功能会产生显著影响（图3-8）。同时，有研究表明与咽扁桃体肥大患者相比，腭扁桃体肥大患者的下颌骨位置可能会更靠前。

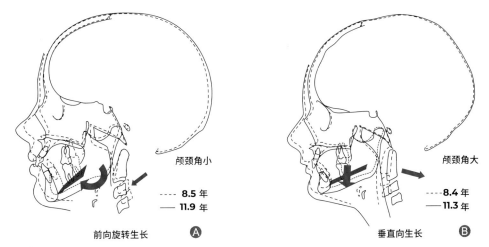

图 3-8 纵向研究两个极端案例表明，A 头部弯曲时下颌骨向前旋转，而 B 头部伸展时生长是
垂直的，下颌骨没有向前旋转

[资料来源：SOLOW B，SANDHAM A.Cranio-cervical posture：a factor in the development and function of the dentofacial structures.Eur J Orthod，2002，24（5）：447-456.]

口呼吸患者最常见的口内特征（图 3-9）包括腭盖高拱；狭窄的"V"形牙弓；后牙反殆；前牙开殆；上颌切牙前突，深覆盖；Ⅱ类错殆畸形；前牙区牙龈炎。

根据 Krzpow 等的研究数据表明，口呼吸患者中Ⅱ类错殆的患病率为73%，同时在横向发育中，后牙反殆的发病率增加。这说明随着下颌骨的向下旋转，舌头的位置更低，加重口呼吸症状。此外，颊肌的伸长可能会对上牙弓产生向内的压力。Rubin 就认为颌骨狭窄是由舌肌和颊肌力量失衡所导致的。由于前磨牙和磨牙区的颊侧压力大于尖牙区的压力，所以后牙区的狭窄更为严重。有相当一部分的口呼吸儿童存在深覆殆，主要是由于下颌磨牙的远中关系和缺乏切牙的接触，前磨牙和磨牙段牙槽骨高度发育不足。

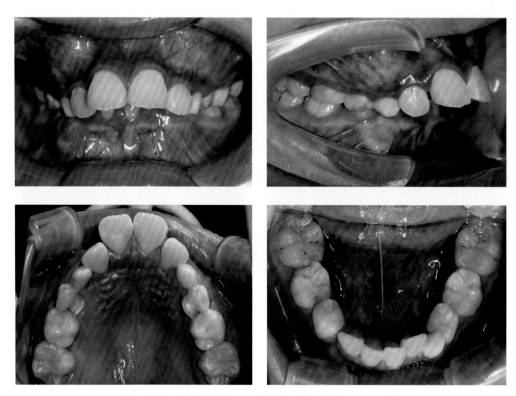

图 3-9　口呼吸导致的牙弓狭窄、上颌前突、下颌后缩

　　Doron Harari 通过研究证实了错𬌗畸形患儿中口呼吸和鼻呼吸对儿童的颅面和牙颌发育的影响。研究选取了 116 名正畸患儿进行临床症状和头影测量评估，其中 55 名儿童有口呼吸症状和气道堵塞，对照组有 61 名儿童为正常的鼻呼吸。研究结果显示，口呼吸患者的下颌骨向后向下旋转、覆盖增加、下颌平面角增加、腭盖高拱、上下尖牙和第一恒磨牙段牙弓狭窄。口呼吸患者前牙开𬌗的发生率（49%）远高于鼻呼吸患者（26%），同时出现前伸吐舌封闭口腔前部的概率更高（56%）。

　　Mariana 对 502 名 2 ~ 12 岁（平均年龄 6 岁左右）的口呼吸儿童进行了回顾性研究，收集包括既往病史，语言病理学评估，相关的耳鼻喉、免疫学和正畸学方面的评估等信息。统计结果显示，98% 的儿童存在张口习惯，89.9% 的儿童有磨牙习惯，68.6% 的儿童有夜间流涎习惯。免疫学评估显示，59% 的儿童存在皮肤阳性反应，57.8% 有鼻炎。耳鼻喉检查结果显示，腺样体肥大者占比91.7%，扁桃体肥大者占比 72.6%，还有 60.3% 的有鼻黏膜改变。正畸学评估显示，

86.8% 的患者出现了错𬌗畸形，其中凸面型占比 62.9%，深覆盖占比 55.5%。在语言病理学方面，出现唇闭合不全（70.5%）、面部改变中有唇的改变（65.4%）、舌肌力量变弱（64.4%）、腭盖高拱（57.1%）、鼻唇角变小（57%）和面部不对称（55%）。由此可见，口呼吸习惯会从多个方面影响儿童的牙颌发育，口呼吸患者需要接受多学科的联合评估和治疗。

上呼吸道阻塞会导致各种肌肉所施加的力量发生变化，打破了舌肌、口轮匝肌和颊肌等肌肉之间的压力平衡，从而导致口颌与颅面发育产生形态学改变。McNamara 描述了一种生理机制，认为上呼吸道阻塞是导致神经肌肉系统发生改变的根本原因，这些神经肌肉的改变促进了牙列与颅面结构的骨和软组织改变。长期鼻塞导致的口呼吸与牙面和颅面发育的负面影响相关。此外，不管其病因如何，口呼吸对下颌生长有类似的影响（图 3-10）。

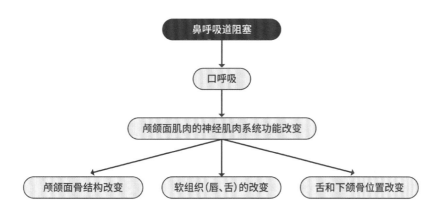

图 3-10　口呼吸对颅颌面肌肉的神经肌肉系统功能的改变

然而关于上气道阻塞对牙颌面畸形影响的争论已有上百年之久，主要是因为口腔和鼻腔呼吸模式常常同时存在，很少出现鼻腔完全堵塞的情况。但很多证据表明，呼吸方式的改善能够促进颌面部往正常的方向发育。Behlfelt 的一项研究显示，扁桃体肥大的儿童白天 59% 的时间用口呼吸，晚上用口呼吸的时间则高达 82%。Linder Aronson 和 Sug 等报道称腺样体手术后儿童的错𬌗畸形得到改善，因此认为腺样体摘除后可恢复气道通畅，使其从用口呼吸转变为鼻呼吸，随后改善舌上位和保持闭唇，最终改变牙列的发育。

在最近的研究中表明，有超过 5 年的扁桃体肥大病史的青春前期儿童在扁桃体摘除后，血清胰岛素样生长因子 -1（insulin-like growth factor Ⅰ，IGF-1）和生长激素水平显著升高，体重、身高和身体质量指数都显著提高。在儿童学龄前阶段（尤其在 5 岁之前），上气道经历了最主要的变化，其鼻呼吸通气量从 6% 增加到了 40%。口呼吸会导致包括生长发育迟缓等严重后果，所以必须早期识别并加以诊断，通过合适的控制手段，包括临床治疗甚至是手术治疗来早期进行纠正。

Becking 等对 1196 篇文献共计 461 例口呼吸患儿（平均年龄 4.1 ～ 13.9 岁）进行前瞻性队列研究结果显示，腺样体、扁桃体切除术后，患儿上、下切牙轴倾度恢复正常，下颌骨水平生长趋势正常，上颌骨横向生长得到改善。因此认为，腺样体、扁桃体切除术应在儿童 6 岁之前完成，以减轻对颌面发育的影响。如果口呼吸患儿已经出现错𬌗畸形，则腺样体、扁桃体切除术后仍须矫正治疗，同时呼吸模式并不影响矫正治疗开始的时间。Mattar 对 33 例口呼吸患儿在腺样体、扁桃体切除术术前、术后进行正畸检查时发现，小于 6 岁与大于 6 岁的口呼吸患儿相比，在 6 岁以前通过手术干预后的患儿口呼吸习惯得到纠正，错𬌗畸形的发生率更低，预后更好。

有文献报道称，口呼吸的发生率从 3 岁时的 19% 下降到 7 岁时的 8%；而夜间睡眠呼吸障碍发病率从 3 岁时的 6% 下降到 7 岁时的 2%，这跟期间大部分儿童做了腺样体、扁桃体手术有关，同时结果还表明在乳牙列和替牙列早期口呼吸与过敏和磨牙症也有关。研究结果证实了 3 岁儿童错𬌗畸形发生率比 7 岁更高的假说，但是自我纠正的概率也很高，所以乳牙期的早期矫正应该推迟到替牙列期。

总之，口呼吸是遗传和环境共同影响的结果。过敏、鼻咽部疾病、不良口腔习惯、头位或上呼吸道形状的变化等都可能导致气道阻塞从而发生口呼吸，然而这些因素导致口呼吸的原因并不会直接产生错𬌗畸形或者改变面部发育模式，是颌骨位置、舌位和头部姿势位的变化使颌面形态和牙列发生了适应性改变（图 3-11）。大量研究显示，儿童、青少年呼吸方式的改变会发生更显著的牙颌变化，而且这些变化在成年后就不那么明显了，牙列替换和年龄会影响颅颌面改变的发生和持续性，早期的改变不会持续到成年以后，口呼吸对𬌗发育的影响在 8 ～ 10 岁最为明显。

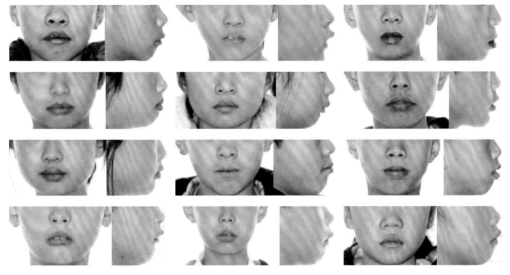

图 3-11　口呼吸习惯导致的"口呼吸面容"表现各异

在儿童生长的关键时期如果存在气道阻塞伴口呼吸习惯，会出现下颌生长顺时针旋转的趋势，前面高度不成比例地增加，后面高度降低。这种前下垂直面部高度的增加通常与开𬌗有关。耳鼻喉科医师和儿童口腔科医师必须注意儿童的慢性口呼吸，因为任何延误的诊断和治疗都可能导致牙面和颅骨的发育异常。这在正畸患者的诊断和管理中也很有必要，这些迹象和症状在口腔科通常很容易被检查和识别出来。然而，值得注意的是，即使早期转诊耳鼻咽喉科并消除阻塞因素，口呼吸习惯仍然可以保留。持续的口呼吸阻碍了正畸治疗的稳定性，并可能导致复发。Cunha、Mendes 等建议尽早采取多学科联合治疗，预防性和阻断性治疗最好在乳牙列末期和替牙列早期进行，以降低错𬌗畸形的发生率，防止其变得更复杂。正畸学的改变有助于促进全身健康，其中包括改变呼吸模式、睡眠状态和促进生长发育。

三、吞咽功能紊乱

（一）舌位置与运动异常

许多正畸医师、口腔外科医师、耳鼻喉科医师、神经生理学家和言语病理学家都对吞咽时舌体的功能研究感兴趣。人在正常吞咽时，舌尖位于牙槽区舌侧，口周肌肉几乎无收缩，吞咽时牙齿短暂接触，没有吐舌，也没有保持持续的前伸位。在过去，一些文献报道称舌体的功能仅仅是去适应吞咽和语音过程中的环境变化。近年来越来越多的医师认为舌体的大小、位置和功能与口腔周围的组织结构相互影响，异常的舌位和舌体运动会对牙颌面形态产生不利影响，还可能会影响正畸效果、增加复发的概率。

Garrett 等提供了可食用的测试表格，用于测试咀嚼周期中舌头的感觉和运动功能之间的相关性。他们的研究发现，舌头的立体感知能力与咀嚼能力无关。在吞咽过程中，舌头的前、中、后 3 个部分的运动方式不同。Peng 等使用超声波 M 模式对舌功能进行了定量和定性的分析，根据 2 个不同方向吞咽过程被重新定义为 5 个阶段：Ⅰ.铲阶段；Ⅱa.早期运输阶段；Ⅱb.晚期运输阶段；Ⅲa.终末相早期；Ⅲb.终末相晚期。研究发现，吞咽过程中在终末相早期舌运动力量越大，就更容易形成高拱的腭顶，下颌长度增加，面下 1/3 更长，覆盖更大，磨牙和切牙萌出过低。同时下颌切牙舌倾更加严重，ANB 角降低，覆𬌗变浅。吞咽过程延长则显示出下颌角增大，下颌平面陡峭，咬𬌗平面打开，下颌体和下颌升支长度增加，前下面高增加，下切牙舌倾，牙弓长度增加。

（二）不良舌习惯

吞咽和语音是舌的两个功能，舌肌的位置和力量改变会影响这两个功能。相反的，异常吞咽也可以导致舌肌功能异常。舌功能和位置异常是否会导致错𬌗畸形在学术界一直存在争议。事实上有很多证据表明，软组织的异常功能，特别是舌体，都与错𬌗畸形的发生有关。Harvold 曾通过手术切除猴子舌体的一部分，最终检测到了牙弓相应缩小。错𬌗畸形常伴有软组织异常的形态或功能改变，软组织会对硬组织的形状改变做出反应。在母亲孕期，胎儿就已经出现摄入少量羊水的吞咽活动。在婴幼儿时期，舌体充满口腔，吞咽时舌尖伸入上下龈垫之间，为了获得良好的唇封闭，嘴唇和脸颊周围肌肉收缩。在母乳喂养戒除后，吞咽时舌尖向后退，定位于上颌切牙腭侧龈乳头处，舌背上抬接触硬腭，而且口周肌肉无收缩（图 3-12）。如果这种生理上的成熟吞咽机制尚未完全发育，婴儿式吞咽将会持续存在，吞咽时舌头位于上下牙齿之间，形成口腔前部封闭不全的"生理适应"，伴有口轮匝肌颏颊部的肌肉收缩（图 3-13）。Melsen 等研究了 13 ～ 14 岁丹麦青少年的吞咽模式认为，生理性吞咽是形成正常咬殆关系的最主要的先决条件；研究表明，有 83% 的错殆畸形受试者存在非生理性吞咽，而只有 37% 的受试者吞咽功能正常。

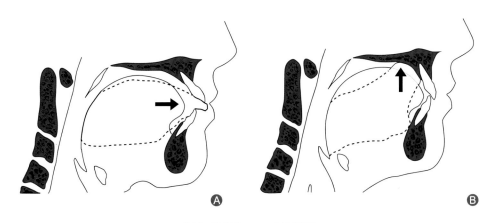

A. 婴儿式吞咽；B. 正常吞咽。

图 3-12　不同的吞咽模式

[资料来源：PENG C L，JOST-BRINKMANN P G，YOSHIDA N，et al.Comparison of tongue functions between mature and tongue-thrust swallowing-an ultrasound investigation.Am J Orthod Dentofacial Orthop，2004，125（5）：562-570.]

Tulley 在 1969 年将吐舌习惯描述为舌尖在牙齿之间向前移动，在吞咽和说话时与下唇相接，从而使舌头位于上下牙齿之间。Fletcher 将不良舌习惯归因于 3 点：①遗传或内在因素。口面部区域参与吐舌的特定解剖结构和神经肌肉调节变异，如口轮匝肌的张力过高。②感染因素。反复的上呼吸道感染，如张口呼吸、慢性扁桃体炎、过敏等因素，炎症导致舌根部对扁桃体产生压痛，为了避免疼痛，舌头会向前移动，同时下颌骨反射性下降，为舌头移动提供空间，从而增大了息止颌间隙，这样在吞咽时也能维持气道的通畅。③各种原因导致的吞咽时前伸吐舌，包括不恰当的奶瓶喂养、长期的吮指习惯、长期的牙龈或牙齿压痛导致吞咽时舌体避开压痛区域等。

有统计数据表明，吐舌习惯在婴儿出生时的发生率高达97%。随着年龄的增长，9岁儿童的发生率下降到25%～35%，在儿童9岁以后，吐舌习惯的发生率基本上稳定下来。印度5～13岁儿童吐舌习惯发生率为18.1%，排在不良口腔习惯的首位。墨西哥2～15岁儿童不良舌习惯发生率为66.2%。王楠对1284例儿童的不良口腔习惯调查分析发现，各种不良习惯中，不良舌习惯居多，占不良习惯总人数的32.3%。姚霜等发现不良舌习惯在替牙列的发生率为51.47%，在恒牙的早期发生率下降到20.1%，到了恒牙期则稳定为28.43%。Fletcher等的研究结果显示，随着年龄增长，儿童吐舌习惯发生率呈现出稳定下降的趋势，尤其是在4岁之后，其中6岁儿童吐舌发生率为52.3%，8岁儿童发生率为38.5%，9岁儿童为41.9%，10岁时则下降到34%。在Werlich的研究中，平均年龄为11.5岁的儿童吐舌习惯发生率比6.6岁儿童要低10%左右，并且在混合牙列晚期吐舌习惯的发生趋于稳定，基本会保持到成年以后。

印度一项针对6～12岁儿童的研究中，8～10岁儿童的不良舌习惯发生率最高，6～8岁次之，10～12岁最低。儿童一般在2岁左右会从婴儿式吞咽模式向成人型吞咽模式转变，到6岁时，有50%的儿童已经完成转变。从2岁到4岁，舌位会达到一个功能性平衡状态，4岁以后存在的婴儿式吞咽模式则可能导致吞咽功能紊乱（图3-13）。根据Marvin等对178名儿童的研究结果显示，103名4岁9个月有吐舌习惯的儿童，到了8岁2个月，有61%的儿童逐步转变为正常的吞咽模式，这其中有54%的儿童是在6岁7个月时转变为正常的吞咽模式。这178名儿童中有11.8%的儿童没有发生错殆畸形。

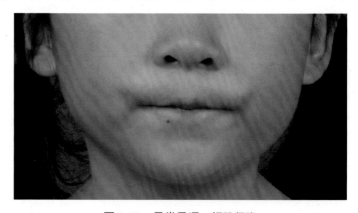

图3-13　异常吞咽：颏肌紧张

（三）舌习惯在不同时间点对颌面发育的影响

不良舌习惯和错殆畸形的发生关系是有争议的。鉴于每个个体神经肌肉行为的可变性，以及存在不同的临床情况，舌习惯可能是牙颌畸形的原因或结果。舌习惯的持续性是一个不能被低估的问题，因为其会在生长过程中对上颌骨的发育产生负面影响并可以决定错殆和随后的美学和功能改变。从病因学分析，舌习惯可以分为4种：①生理性的，包括婴儿式吞咽中的正常吐舌；②习惯性的，吞咽时的吐舌习惯；③功能性的，为了辅助口唇封闭而形成的适应性舌习惯；④解剖性的，如舌体增大导致的舌低位。这些不同的舌习惯在颌面发育过程中均能导致牙颌发育的异常，常见的口内表现有：上前牙唇倾，散在间隙；深覆盖；下前牙唇倾或舌倾（取决于吐舌的类型）；前牙开殆；后牙反殆；安氏Ⅲ类咬殆趋势（图3-14）。常见的口外表现有：长脸型；下前面高增加；唇封闭不全；面部表情较少（在吞咽过程中下颌骨是由面部肌肉稳定，而非咀嚼肌）；闭唇时颏肌紧张（图3-15）、皱缩；口齿不清等言语问题。

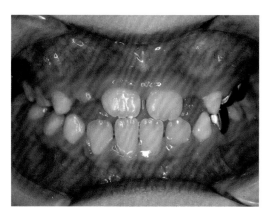
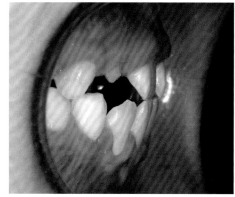

图 3-14　吞咽时吐舌习惯，导致下切牙唇倾、对刃

吞咽异常时的舌尖大多位于上颌切牙的腭侧，而不是在腭皱褶上，舌头位置的改变只有在唇肌力量弱于舌肌力量时才会导致上颌切牙唇倾和促进开殆的发生（图3-16）。因此这种吞咽过程中舌肌和唇肌的内外压力不平衡是错殆畸形发生的主要原因。Lowe和Johnston指出，长期的舌低位容易导致上颌弓狭窄和下面高度增加。Mikell报道，松弛、低垂的舌体会使颊肌收缩的力量限制上颌弓生长，从而导致腭盖高拱、腭顶深度增加，并认为舌体运动对牙槽

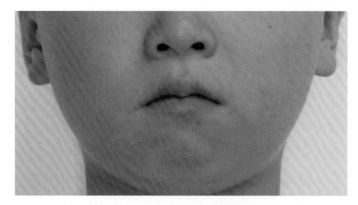

图 3-15　吐舌习惯：颏肌紧张

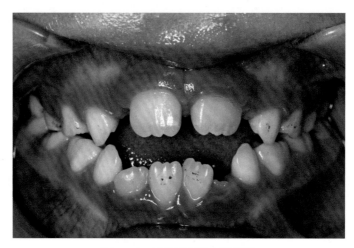

图 3-16　异常吞咽引起的开骀

骨形态的垂直和矢状向发育发展有更多的影响，而颊肌压力可能对狭窄的牙弓形态发挥更重要的作用，而不是舌体。

　　婴儿式吞咽是在牙齿未完全萌出之前，利用舌体放在上下龈垫之间，作为口腔的封闭。而当牙齿完全萌出以后，舌尖会逐步后退。舌头上不正常的压力可以造成或保持开骀、牙齿前突或产生散在间隙；上颌切牙前突，牙弓狭窄，闭唇时颏肌紧张，颏部肌肉处形成一个皱褶。语言问题也是舌功能异常和咬骀关系受影响的结果，"S"发音受影响最大，会导致发音不清，而且有这种舌习惯的儿童，在正畸之后如果习惯没有纠正过来，是很容易复发的。Flecher等研究了吞咽模式、S音异常与年龄之间的关系，结果表明，吞咽方式与年龄

有关，S音异常与吐舌吞咽方式
有关；但不考虑吞咽方式时，S
音异常与年龄无关。吐舌吞咽的
受试者的S音异常与年龄之间没
有持续变化的相关性。而无吐舌
吞咽的受试者，随着年龄的增长，
S音异常发生率显著降低。在儿童
7～9岁这个年龄段，由于乳恒
牙开始替换，口腔环境发生重建，
吐舌吞咽发生率骤降，这意味着
7～9岁是一个进行肌肉平衡改
建的最佳年龄段（参见图3-30）。
在这之后，吞咽模式对语言和牙
列的影响可以被明显地预见到
（图3-17）。

　　舌位在不同功能中的变化
被认为是促进前牙开𬌗的环境因
素之一。有文献报道称舌头的功
能、位置和大小影响牙齿的位置、
牙弓和上颌牙齿的发育。Diego
Alejandro Ruiz Gutiérrez 等 对
132名8～16岁的前牙开𬌗患
儿进行了一项回顾性病例对照研

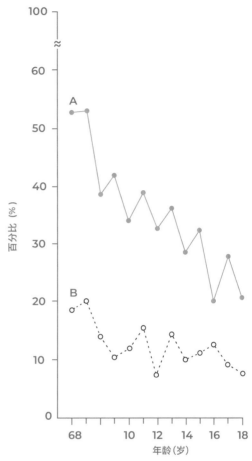

图3-17　1615名学生中吐舌吞咽（A）和S音失真
百分比曲线（B）的比较

（资料来源：FLETCHER S G，CASTEEL R
L，BRADLEY D P.Tongue-thrust swallow，speech
articulation，and age. J Speech Hear Disord，
1961，26：201-208.）

究，来阐述牙弓大小、吞咽和发音时舌位的关系。在评价各年龄组的比较结果
时发现，8～12岁开𬌗患儿的下颌牙弓尺寸较大，磨牙间宽度与正常咬𬌗者
存在显著差异，而13～16岁组的开𬌗患儿与正常咬𬌗者牙弓宽度无明显差
异。在上颌弓方面，两组开𬌗患儿的上颌牙弓长度均有显著增加，8～12岁
儿童上颌前牙段牙弓深度增加，与13～16岁儿童相似，同时吐舌吞咽在8～12岁

开𬌗组中发生率更高。这些结果表明，静息状态和功能状态下的舌位共同决定了咬𬌗的改变。而且这两个年龄组的开𬌗患儿在吞咽和说话过程中舌头功能的改变是相似的，但 8 ～ 12 岁组吐舌习惯的发生率更高。Fujiki 等也报道了类似的结果，他们评估了前牙开𬌗（anterior open bite，AOB）患儿吞咽时颌面形态与舌运动的关系，认为 AOB 患儿的舌功能与其颌面形态学特征密切相关。同样，Rogers 比较了一组正畸患儿和一组学龄儿童，发现 AOB 患儿异常吞咽的发生率为 98%。Álvarez 等评估了 AOB 或前牙正常覆𬌗（normal vertical overbite，NVO）学龄期儿童的牙弓特征，发现 AOB 组的牙弓长度高于 NVO 组，这可能与 Machado 等在 2014 年报道的上颌切牙唇倾有关。这些研究结果都支持了这样一种理论，即早期的舌低位对上颌骨刺激不足，反过来又会阻碍上颌的横向发育，同时下牙弓的横向发育高于上牙弓，在吞咽和说话时舌头位置的改变，都可能导致错𬌗畸形的发展，而且在青春期发育后出现开𬌗，错𬌗畸形更难发生自我矫正。而吐舌习惯发生的年龄越小，牙弓宽度减少得越多。

此外，不良吞咽虽然是儿童最常见的口腔习惯之一，但很少单独出现，与长时间吮指习惯和口呼吸习惯强相关。Machado 等通过头影测量纵向观察发现，与吞咽正常的人相比，吐舌患儿的舌骨与上颌骨之间的距离更大，咽部气道宽度更为狭窄，这就可能会影响呼吸的类型，而这反过来又会增加患儿呼吸道感染的风险。Dalatri 等在对 35 名同时有急性中耳炎、不良吞咽习惯和口呼吸习惯的儿童进行的研究中指出，对咽鼓管的肌功能治疗和不良口腔习惯的戒除是控制中耳炎症发展非常有效的治疗手段。同时，不良吞咽的患儿还存在颞下颌关节问题和异常的头姿势位，Machado 等发现患儿颅底相对于身体和牙轴的角度都有所改变。从某种程度上来说，我们尚不清楚吞咽异常到底是结果还是原因，但值得重视的是，诊断不良吞咽应该同时考虑到其他口腔功能障碍的问题，包括呼吸方式、颞下颌关节和姿势位。因此，这需要多学科的联合治疗。临床医师必须了解舌体功能和牙颌面形态之间的关系。许多研究人员指出，矫形治疗后复发的很大一部分原因与口面部肌肉失衡和吞咽异常有关。例如，在吞咽过程中，舌体前伸可能会导致切牙唇倾、开𬌗和在某些情况下的前牙散在间隙问题；延长的舌头运动和运动幅度过大常常导致下颌前突、面高增加和上颌切牙前突等，这对于正畸医师在矫正错殆和评估治疗后的稳定性时尤为重要。正因如此，正畸医师可能会考虑推迟一些患儿的正畸治疗，因为错殆可能会在肌功能治疗后自动纠正。同样，如果希望治疗结果长期稳定，所有的舌功能异常都应予以纠正。

（四）吮指习惯

1. 吮指习惯的发生率

在 2 岁之前，婴幼儿出现的吮吸手指的习惯或者使用安抚奶嘴，都可以称之为非营养性吮吸，是早期正常生长发育的生理需求，一般在 4 岁前会自然停止。有研究表明，70% ～ 90% 的婴幼儿都有过非营养性吮吸习惯。巴西有67.8% 的 4 岁儿童在成长的某一阶段都出现过非营养性吮吸习惯，在发达地区吮指习惯发病率更高。曾引平等发现在儿童乳牙期和替牙期的吮指习惯发生率分别为 12.42% 和 22.12%。一项关于喂养方式和不良口腔习惯对乳牙列殆关系的影响的调查结果显示，北京 3 ～ 6 岁儿童吮指习惯的发生率为 19.1%。而另一项意大利的研究显示，3 ～ 6 岁儿童吐舌和吮指习惯的发生率为 22%。印度一项针对 6 ～ 12 岁儿童的研究表明，6 ～ 8 岁儿童的吮指习惯发生率最高，随着年龄增长，在 8 ～ 12 岁逐渐降低。

2. 吮指习惯在不同时间点对牙颌发育的影响

Warren 等的研究发现，使用安抚奶嘴超过 2 岁者，后牙反殆发生率增加；超过 3 ～ 4 岁，覆殆和腭弓的深度显著增加；超过 4 岁，前牙开殆发生率显著增加。吮指习惯超过 4 岁，上颌尖牙间宽度和磨牙间宽度变窄，牙弓深度增加。即使儿童在 3 ～ 4 岁中止了吮指习惯，5 岁时前牙开殆和深覆殆的发生率仍然比无不良习惯者更高，而且覆盖的增大和上颌弓狭窄仍会延续到替牙列期。因此，儿童保持吮指习惯超过 4 岁以后，会导致上颌弓狭窄、深覆盖、增加前牙开殆与反殆的发生率。Farsi 和 Salama 认为，3 ～ 5 岁儿童会在早期戒除安抚奶嘴，但吮指习惯会延续到 5 岁以后，而且会导致乳磨牙和乳尖牙远中关系建立、覆盖增加和开殆的发病率显著上升。Cintia Regina Tornisiello Katz 等研究发现，4 岁儿童的错殆畸形率为 49.7%，其中有 64.7% 都与吮指习惯有关，并且错殆畸形的发生与习惯的持续时间有关。Tomita 则认为，3 ～ 6 岁时的吮指习惯与后牙反𬌗的形成、磨牙远中关系的建立有关。Bowden 在对澳大利亚 2 ～ 8 岁儿童进行的一项纵向研究中发现，吮指习惯不会影响牙弓宽度，但会增加覆盖、促进Ⅱ类错𬌗畸形的发生。Holm 研究发现，丹麦儿童 3 ～ 5 岁的吮吸习惯不会改变上、下颌的矢状向和横向关系，但对垂直向的影响变化各异。图 3-18 为乳牙列吮指习惯。

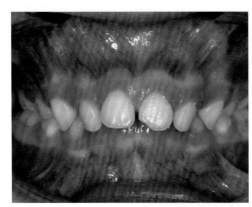 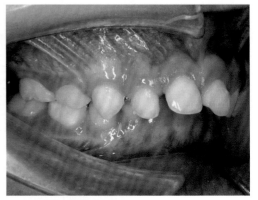

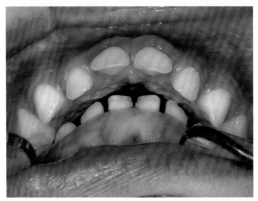

图 3-18　乳牙列吮指习惯

Lillemor Dimberg 通过纵向比较 3 岁和 7 岁儿童的错𬌗畸形表现，来探索是否存在这样一种假说：3 岁儿童的错𬌗畸形率比 7 岁更高，并且受到吮指习惯的影响。在以往的研究中，由于有错𬌗畸形自我矫正情况的存在，前牙开𬌗的发病率从乳牙期 51% 降低到恒牙早期的 4%。后牙反𬌗的自我矫正率从 17% 至 45% 不等。然而错𬌗畸形是否存在自我矫正的能力，有许多难以解释的截然不同的研究结果。在从乳牙列到替牙期早期转变过程中进行纵向研究，有助于我们从时间上来理解咬𬌗的发育，同时探索自我矫正是否发生、如何发生。该研究通过问卷调查的方式收集了被测试者过敏、外伤、吮指习惯、呼吸模式等方面的数据，结果显示从 3 岁到 7 岁，错𬌗畸形总体的发病率从 70% 降到了 58%，前牙开𬌗、深覆盖、Ⅲ类错𬌗发生率显著下降，而其他类型的错𬌗畸形发病率并无明显变化。另外有研究表明，虽然深覆𬌗、Ⅱ类错𬌗、前牙和后牙开𬌗有很高的自我纠正率，但新增错𬌗畸形的发病率几乎是相同的，所以最终观察末期的发病率没有变化，只有前牙开𬌗和后牙反𬌗的发生与吮指习惯强相关。因此，替牙列期错𬌗畸形的持续状态取决于停止吮指习惯的年纪。3 岁时男孩的吮指习惯比女孩更常见，到了 7 岁时，男孩前牙开𬌗的发生率高于女孩。

在 Larsson 的研究中，有吮指习惯的 9 岁儿童覆盖更大、上颌牙弓更窄、牙弓深度增加（图 3-19）；他的另一项追踪研究结果显示，有吮指习惯的儿童到了 16 岁左右，Ⅱ类错𬌗畸形和上颌前牙外伤的发生更多见，并且吮指习惯会引起颌骨生长的变化，包括鼻骨和下颌平面的前旋（图 3-20）。对于吮指习惯导致的后牙反𬌗，正确的舌位是自我纠正的先决条件。Danish 的研究将 10 ~ 11 岁有吮指习惯史的儿童的错𬌗畸形发生情况与吞咽习惯联系起来，结果显示，吮指习惯导致吐舌、不良吞咽的持续存在，后者又与Ⅱ类错𬌗、上颌深覆盖和开𬌗有关。但吮指习惯和吐舌、不良吞咽并非有必然联系，吮指习惯单独存在也会增加错𬌗畸形的发生率。

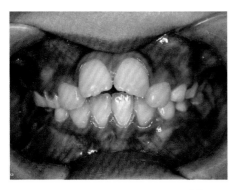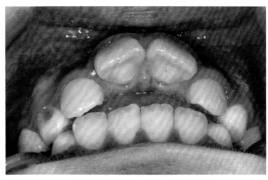

图 3-19　替牙列吮指习惯

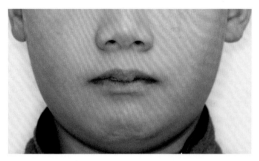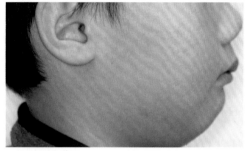

图 3-20　吮指习惯导致面型改变

　　由此可见，吮指习惯是由于生命早期的吮吸本能延续而导致的非营养性吮吸，也可能与饥饿、不安全感、紧张情绪甚至是吸引注意力等心理需求有关。此不良习惯高发的时间往往在儿童乳牙期和替牙早期，对颌面和牙列发育的影响取决于习惯持续的时间、频率和强度。随着年龄增长，儿童心理发育更加成熟稳定，吮指习惯的发生率逐渐降低，通常很少对恒牙期造成长期的影响。超过 4 ～ 5 岁以后，吮指习惯对儿童牙颌发育的影响显著增强，且从乳牙末期到替牙早期错𬌗畸形的自我纠正发生率逐渐降低，故早期破除吮指习惯是最重要的治疗手段之一，同时对已有错𬌗畸形进行阻断性治疗往往更能促进儿童颌面部往正常方向发育。

（五）咬下唇习惯

　　咬唇是一种不良口腔习惯。研究表明，压力会导致儿童不自觉地咬唇。不良口腔习惯如口呼吸、吮指等也可能导致吮唇和咬唇。下唇是咬唇的主要作用部位，本质上是一种颏肌挛缩的不良颏肌习惯，这些习惯的强度和频率会影响到上切牙唇倾的程度、牙间间隙的大小、上唇凸度和下切牙舌倾的程度。长期咬唇使上唇过短或肌功能不足，上前牙受到的唇侧压力减少进而导致上颌前突，上前牙突又会进一步加重咬下唇习惯。

　　咬唇出现的频率并不低。日本一项针对 0 ～ 6 岁儿童的研究发现，咬唇或者吮唇的发生率在 2.2% ～ 4.8%。真性的咬唇习惯以唇周的慢性损伤为标志，如红唇边缘以下的红肿、发炎和皲裂（图 3-21）。但事实上很多咬唇习惯都是假性的，这种习惯是基于已有的错𬌗畸形或某些异常吞咽导致的唇习惯的异常。

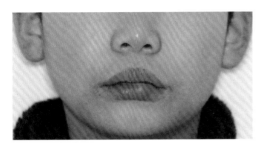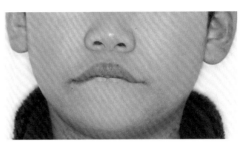

图 3-21　咬下唇习惯对口周的影响和改变

咬唇习惯在临床检查上相对容易被忽视，但应重视其造成的后果，咬唇对牙列的发育有一定的影响。Moffatt 等认为，如果咬唇持续的时间足够长，会导致错𬌗畸形的发生。咬上唇时容易导致上切牙舌倾，咬下唇容易导致上切牙唇倾、下切牙舌倾。乳牙列到混合牙列持续的咬唇习惯可能会导致如下面型的改变（图 3-22）：①严重的上前牙唇向倾斜和上前牙间的间隙；②下颌前牙区舌向倾斜和牙槽骨扁平；③深覆𬌗；④狭窄的上颌牙弓；⑤下颌骨后缩；⑥突出的上嘴唇和口呼吸习惯；⑦上唇短、外翻；⑧口面部肌肉不协调；⑨开𬌗。

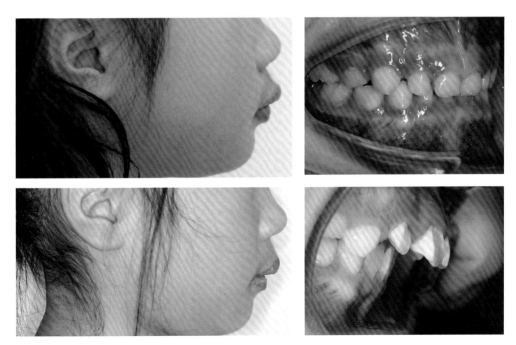

图 3-22　从乳牙列到替牙列早期，咬下唇习惯导致的面型和咬𬌗变化

Graber 观察到与上颌前突出有关的口腔习惯和异常的颅颌面关系会导致唇闭合不佳，即形成短而肌功能不足的上唇，被动形成咬下唇的习惯。下唇在上切牙舌侧，颏肌和口轮匝肌功能亢进，舌的位置和功能也受到影响。这会导致上颌牙弓变窄，上前牙唇倾，下切牙舌倾，下颌前段牙床扁平。Moyers 认为矫治唇习惯后会有一定程度的改善，但肌肉仍然活跃。因此，对唇习惯干预的时机应该在上切牙回到正确的位置之后，但破除不良唇习惯的关键仍是改善颅颌面和咬殆的形态。Hanson 和 Barrett 认为咬唇应归类为一种颏肌的习惯，颏肌的收缩会导致颏肌的过度发育和典型的"皱缩样"下巴，形成被动咬下唇面型。如果不改变颏肌的收缩习惯，嘴唇将难以闭合。即使强行闭上后，下嘴唇也无法处于放松的体位。

以上研究都发现咬唇会导致错殆畸形、上唇外翻和唇功能不全。同时，下颌生长受到限制，可能导致下颌后缩、下颌角变小和深覆殆。因此在乳牙列时发现的吮唇和咬唇需要破除，以利于儿童的语言、心理、牙列和颌面部的生长发育。

四、咀嚼功能异常

咀嚼是人类牙齿行使的首要功能，牙齿与颞下颌关节和咀嚼肌协同完成口颌系统的咀嚼运动。有研究指出咬殆形态对咀嚼运动有明显的引导作用。咀嚼运动的类型包括单侧咀嚼和双侧咀嚼。双侧咀嚼包括双侧牙齿同时咀嚼和双侧牙齿交替咀嚼。其中，双侧牙齿交替咀嚼最为常见，该咀嚼方式可以对全部的牙齿和牙周支持组织起到功能刺激的作用，对咬殆的建立和牙齿的自洁作用都有良好的促进。有研究表明，大部分健康的成年人都有特定的咀嚼偏好侧，即咀嚼运动主要发生在牙齿的一侧，该侧也称为咀嚼惯用侧，这是一种正常的生理现象。但因龋齿、牙周病等导致患儿有咬殆、建殆障碍等情况时，则会出现高频率和长时间的单侧咀嚼，因为偏好侧的牙齿接触较多、咀嚼效率较高、比较舒服。大多数实验采用一定时间段内咀嚼环位于同一侧牙列的比例进行咀嚼偏向侧的确认。Mioche 等利用动态荧光图像摄影术，观察人类口腔内食物的控制情况，发现约 66% 的咀嚼环发生在同一侧。Varela 等认为，咀嚼环发生在同一侧比例不低于 80% 才能被称为咀嚼偏向侧或单侧咀嚼，但这种咀嚼方式并不是一种正常的运动方式，长期保持会对口颌系统的发育产生不良影响。

（一）偏侧咀嚼发生率

Delport 等分析了 20 名受试者第一个咀嚼环的使用侧，发现 60% 的受试者存在咀嚼偏好侧，而咀嚼偏好侧在儿童中的存在率也并不低，McDonnell 等报道 77% 的儿童存在咀嚼偏好侧。惯用侧与中枢神经系统的控制有关，研究表明因为偏脑优势侧与咀嚼偏好侧之间呈正相关。部分学者则认为，可以根据第一个咀嚼环所在的方向来确认咀嚼使用的偏好侧，因为如果存在偏侧咀嚼，那么应在接触食物初期最明确地表现出来。该方法有一个很显著的局限就是，第一个咀嚼环对于不存在偏侧咀嚼的人群来说是具有随机性的。

（二）出现偏侧咀嚼的原因

1. 神经发育的优势和个人习惯

咀嚼偏好侧与神经发育有关。大部分人都有偏爱使用的手、眼、耳等，偏侧咀嚼的原理与偏爱使用手、眼、耳等的原理类似，中枢神经的调控在其中起到了一定的作用。研究表明，偏侧咀嚼与大脑发育的优势侧有关，偏脑优势侧与咀嚼偏好侧之间呈正相关，因此大部分人都偏爱右侧咀嚼（表 3-4）。饮食习惯对偏侧咀嚼也有一定的影响。偏爱食用硬、韧、黏质食物的人群出现偏侧咀嚼习惯的可能性更高，推测是因为咀嚼偏向侧的目的在于提高咀嚼效率与速度，切断较坚韧食物可能需要更加舒适的咀嚼侧。在儿童时期，乳牙龋齿等疾病也会使患儿养成偏侧咀嚼的习惯，因为患儿会用咀嚼更加舒适的一侧进食，从而形成长期的咀嚼偏好侧，且一直保持至替牙期甚至恒牙期。面型问题也可能导致患儿出现偏侧咀嚼的现象，长面型的患儿较正常面型的患儿更容易出现偏侧咀嚼。

表 3-4　大脑优势侧与咀嚼偏好侧相关性的卡方检验

	大脑优势侧	
	相同面	不同面
咀嚼偏好侧	39（72）	15（28）
P	< 0.05	

2. 颞下颌关节和咀嚼肌紊乱

颞下颌关节紊乱是口腔颌面部最常见的疾病，主要临床表现为关节区疼痛、运动时关节弹响、下颌运动障碍等。咀嚼肌功能紊乱是指咀嚼肌疼痛、张口痛性受限、下颌运动不协调、咀嚼无力等一系列综合征。发病因素为咬𬌗异常、下颌的过度运动、精神因素、偏侧咀嚼习惯、神经衰弱等。颞下颌关节（图3-23）与咀嚼肌在整个咀嚼环中发挥重要的作用。当一些个体因素，如咬𬌗干扰、咀嚼肌疲劳或颞下颌关节紊乱出现后，会导致双侧牙齿无法均匀地行使功能。部分研究表明，单侧的关节因素或咀嚼肌因素（肌功能紊乱等）导致的偏侧咀嚼和单侧患牙导致的偏侧咀嚼原因一致，人们会避免使用自己感觉不舒服的一侧进行咀嚼。在一些研究中，偏侧咀嚼的人群有更多颞下颌关节紊乱的症状和体征。

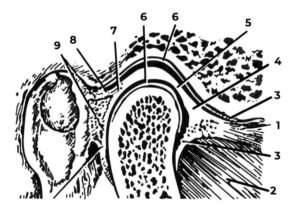

1.翼外肌上头；2.翼外肌下头；3.滑膜绒毛；4.关节盘脚；5.关节盘中间带；6.关节面软骨；7.血管膝；8.滑膜绒毛；9.双板区。

图3-23　颞下颌关节解剖

3. 牙列因素

一般情况下，人们更喜欢用可以提供更多咬𬌗接触面积和更多咬𬌗力的咀嚼侧来咀嚼，偏侧咀嚼的出现与单侧缺失牙、单侧患牙、单侧牙龈牙周疾病等有明显的相关性。单侧乳磨牙早失也是偏侧咀嚼习惯发生的诱因之一。若在双侧牙列都完整的情况下，一侧后牙出现咬殆干扰、龋齿、根尖周炎等疾病时，咀嚼食物时则会出现食物嵌塞痛或咬殆疼痛，患儿因此会避免患侧咀嚼而选择另一侧。随着龋齿和残根、残冠数量增多，偏侧咀嚼习惯的危险性也增加。单侧后牙锁殆等错殆畸形的咀嚼效率偏低，因此亦可导致偏侧咀嚼习惯的发生。最大咬紧水平时咬殆力的双侧不对称也会导致偏侧咀嚼。研究表明，咬殆关系位越紧密，整个牙弓的咬殆力和咬殆面积越大。随着咬殆紧密性的增加，咬殆力平衡点的中外侧位置向中线明显偏移。因此在双侧咬殆力不对称时，咬殆力平衡点也不会对称，从而导致偏侧咀嚼。侧向移动下颌和面部不对称也会导致偏侧咀嚼。

（三）偏侧咀嚼对颌关面部系统生长发育的影响

1. 偏侧咀嚼对下颌骨发育的影响

偏侧咀嚼会使患儿下颌骨不对称发育，从而影响下颌骨的正常生长，使中线逐渐向习惯侧偏移，最终导致颜面左右不对称。在下颌闭口运动中，非咀嚼侧的髁突向前下中滑动，咀嚼侧转动，下颌产生偏移，因此易形成咀嚼侧远中关系、非咀嚼侧近中关系的错殆畸形。偏侧咀嚼对青少年面部对称性的影响有统计学意义，并随着年龄的增长差异越来越大。偏侧咀嚼不会导致青少年下颌骨密度的差异，但随着年龄的增长，有偏侧咀嚼习惯的成年人偏侧咀嚼侧骨密度相对较高，非咀嚼侧骨密度相对较低。

长期保有偏侧咀嚼的患儿在替牙早期和乳牙末期就可出现下颌中线向习惯侧偏移、颜面左右不对称。但偏向方向不定，即可偏向患侧，也可偏向健侧，掩盖或加重不对称。当仅有牙齿中线偏离正中参考线时，即在正中咬殆时才出现的偏斜而休息时不出现，可诊断为功能性偏颌，可考虑为单纯牙性。当偏侧咀嚼持续到替牙末期到恒牙期时，牙性偏斜可逐渐向骨性偏斜发展，即休息位时下颌与面中线不一致，颌骨相对颅底发生的旋转，出现骨性不对称。值得注意的是，偏侧咀嚼也会导致软组织不对称，临床上可通过观察颏棘与面部其他结构的关系来诊断，如面部的软组织标志点（如鼻尖、人中、颏点等）（图 3-24、图 3-25、图 3-26）。

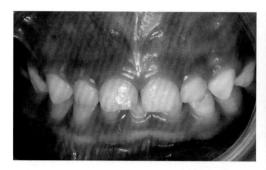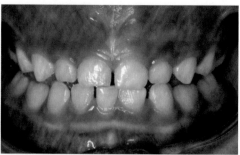

图 3-24　乳牙列中线不齐

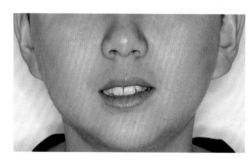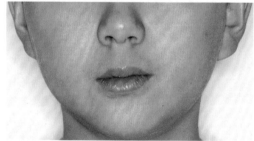

图 3-25　偏侧咀嚼引起的左右面部不对称

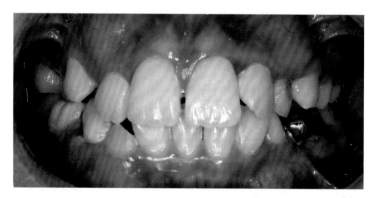

图 3-26　替牙列中期中线不齐

　　长期的偏侧咀嚼改变了咀嚼肌肉的功能和活动模式，长期不平衡的肌功能状态也促进了下颌骨发生位置和形态方面的改建。可以看出，偏侧咀嚼的影响不会随着患儿成年而减弱，反而是发生得越早，持续的时间越长，造成的后果越严重（图3-27），治疗的方式也越复杂。

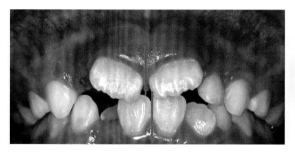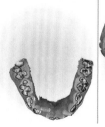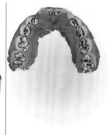

图 3-27　替牙列早期中线不齐

当患儿乳牙列或替牙列早期出现中线不齐的情况时，应排查患儿是否有生理性原因或病理性原因而导致有偏侧咀嚼的习惯，如单侧严重的龋齿、单侧反𬌗都会促使患儿长期用健侧进行咀嚼。须查明原因，对症处理，同时应评估是否需要早期介入，避免这种情况继续发展而形成骨性问题。指导偏侧咀嚼患儿纠正不良口腔习惯并早期介入，对防治相关疾病、降低不良影响具有重要意义。

2. 偏侧咀嚼对咀嚼肌和颞下颌关节的影响

幼儿时期的偏侧咀嚼对咀嚼肌的性状影响并不大。幼儿的食物偏精细、绵软，咀嚼肌并没有承受过度的咀嚼压力，同时咀嚼肌也处于生长发育阶段。但当偏侧咀嚼习惯持续到青少年期时，其对咀嚼肌的影响便可初见端倪。青少年喜好的食物较幼儿期品种丰富，质地也更坚硬。除了饮食习惯的改变，青少年时期肌肉的发育也趋近成熟，咀嚼肌的不对称运动使咀嚼侧发育得较为丰满，非咀嚼侧相对扁平。当偏侧咀嚼的患儿同时伴有颌骨发育不足时，非工作侧的咀嚼肌不够饱满会更加明显。当偏侧咀嚼的习惯继续伴随着患儿至成年后甚至更长时间，则会影响咬𬌗、颞下颌关节和口颌系统肌肉之间协调关系的建立。因双侧肌肉的张力长期处于不平衡的状态，导致咀嚼习惯侧的咀嚼肌代偿性增大，咀嚼肌出现结构性的改建，如肌纤维密度增高、排列紊乱、粗细不均，个别肌纤维出现萎缩断裂、炎性细胞浸润等。炎症细胞可产生如前列腺素 E_2 等致痛物质，引起咀嚼肌痛。咀嚼肌的改建往往伴随着颞下颌关节和局部循环改变，长期过量的负荷可能导致口颌系统功能的紊乱，由功能性代偿发展为器质性损伤，由可逆性向不可逆性逐渐变化与发展。

替牙期的下颌骨有一个快速生长期，这一时期的髁突生长潜力很大，如果长期受到不平衡咀嚼运动的限制，会引起髁突受力不均而导致不对称发育。据报道称，颞下颌关节紊乱的患儿中有偏侧咀嚼习惯者占 60.3%。偏侧咀嚼会引起髁突软骨细胞成分和基质成分的改变，大量动物实验证明，偏侧咀嚼使髁突软骨变薄、表面出现一定程度的损伤，胶原纤维出现不同程度的松解，骨小梁微裂等。但也有学者认为偏侧咀嚼会造成髁突软骨发生退行性改变。偏侧咀嚼导致两侧颞下颌关节负荷不对称，使两侧关节盘承受功能负荷发生变化。非咀嚼侧关节表面较咀嚼侧更粗糙疏松，胶原多向走行。偏侧咀嚼使一侧翼外肌上头拉紧，关节盘相对向前移位，异常的关节负荷使组织病理性改建，如关节盘中带变薄、后带变厚等。随着偏侧咀嚼时间延长，关节窝造成的影响也逐渐加重。可能是在偏侧咀嚼时，髁突和关节的异常运动对颞骨关节窝的力学刺激使骨关节产生改建，同时也会对咀嚼肌血循环产生影响。有研究表明，偏侧咀嚼是颞下颌关节紊乱病的诱因。髁突的不对称往往促进下颌升支的不对称，进而影响面部发育。

理想的正畸治疗时间通常为恒牙初期，但对于一些替牙期已经体现出来的牙源性错𬌗畸形，在替牙早期进行干预可以阻断错𬌗畸形继续发展，同时也可以纠正神经肌肉的异常反射，纠正牙齿、骨骼、关节、肌肉的不协调。如果错过早期矫正时间，导致颌骨和牙槽骨的异常发育，会在后期大大增加正畸治疗难度。对于一些早期已经显现出来的骨性问题，利用生长发育潜力，通过早期矫正改善颌骨畸形并使口颌系统发育环境更为有利，也能降低后期正畸治疗的难度。

3. 对𬌗关系的影响

偏侧咀嚼和正常𬌗（图 3-28）不同，导致颜面不对称的患儿为了适应非正常的咬𬌗，𬌗关系也发生了变化，这与牙齿的代偿有关，下颌尤为显著。偏侧咀嚼会造成垂直向、横向和前后向的咬𬌗不调。垂直向主要体现在咬𬌗平面的偏斜。临床检查以患儿瞳孔连线为参考线，观察咬𬌗平面与瞳孔连线和延长线的关系。因为偏侧咀嚼的咀嚼侧受到的刺激较非咀嚼偏好侧多，因此咀嚼侧的颞下颌关节的髁突较对侧长，下颌升支也可能变长，从而导致咬𬌗平面的偏斜。但要排除髁突病变的情况。

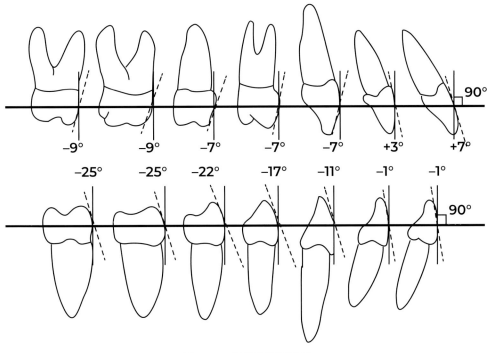

图 3-28　正常𬌗的冠转矩

　　偏侧咀嚼的患儿因为有明显咀嚼偏好的习惯，往往会出现工作侧和废用侧牙齿颊舌向的倾斜角度的不调。咀嚼侧的牙齿代偿更为明显，主要表现在上颌后牙颊倾明显、下颌后牙舌倾明显。同时，咀嚼侧与非咀嚼侧 spee 曲线也存在显著差异，推测因为下颌向咀嚼工作侧旋转，所以工作侧的咬𬌗关系多为反𬌗，因此以上颌后牙颊倾、下颌后牙舌倾来代偿不正常的𬌗关系。因为偏侧咀嚼是一个长期的习惯，牙齿位置侧调整伴随着颌骨不对称的生长，长此以往，患儿有可能会在成年后出现牙弓不对称的情况。长期的咀嚼不平衡也会导致下颌骨旋转。此类患儿的治疗必须在正颌手术前行去代偿正畸治疗，因为偏侧咀嚼导致的改建不是一朝一夕形成的，而是生长期内各个原因相互促进、逐渐显露并最终形成的。由于偏侧咀嚼导致颌骨不对称发育，所以牙齿也要进行代偿性调整，颌骨的不对称必然导致牙列的不对称，而牙齿的代偿又会进一步促进颌骨关节和肌肉的改建。偏侧咀嚼的习惯不纠正，牙性错𬌗畸形将逐渐变成骨性错𬌗畸形。因此，偏侧咀嚼产生影响不可单一对待。

总之，偏侧咀嚼对颌面部的影响是多元且深远的。从乳牙列起，长期不平衡的咀嚼运动会导致替牙列期的一系列问题，如关节不能平衡发育则出现咬𬌗平面的偏斜、不对称的肌肉运动使面中线和牙列中线不齐等。替牙列期为口颌系统发育高峰期，若偏侧咀嚼习惯不纠正，会使面型发育不够美观，即一侧较为丰满、另一侧相对扁平。长期的偏侧咀嚼使组织在生长期内逐步偏离正常轨道，在多因素的互相促进下，由功能性代偿向器质性改建发展，即颌骨的改建和牙齿的代偿相互促进，逐渐向骨性畸形发展（参见图3-31）。因此，阻断不良习惯和早期诊断非常重要。

五、总结

　　从乳牙列到替牙列早期，口腔功能紊乱发生率显著提高，各种不良口腔习惯也不断出现。错𬌗畸形的发生，本质上就是在遗传因素和环境因素共同影响下而出现的发育变异。多种病因可引起口面部肌肉改变、牙颌错位、口腔功能异常等，如口呼吸等不良习惯可以是造成错𬌗畸形的主要原因，也可以成为促进和加重已有错𬌗畸形发展的推动因素，甚至还可以是错𬌗畸形造成的结果。大量的数据表明，当颌面形态和牙列已经出现畸形和发育异常时，颌骨、舌和头位会发生适应性的姿势位改变，从而进一步加重口腔功能紊乱。如此恶性循环，牙列的发育会直接受到功能模式的影响。除此之外，不同不良口腔习惯发生率的变化与儿童年龄也呈现出高度的相关性，尤其在乳牙列末期、替牙列早期的环境因素影响增大，错𬌗畸形的发生、发展变化尤为显著。

　　同时，由于不良口腔习惯往往并非单独存在，如舌习惯既可能是其他不良习惯伴随而来的结果，也可能是导致其他不良习惯的原因。当吮指习惯发生时，首先打破了口周肌肉力量的平衡，进而改变了舌位，导致舌下沉，上颌牙弓发育受限产生狭窄，出现前方吐舌，发展成为吐舌吞咽习惯。口周肌肉失衡又导致了上切牙唇倾、闭唇困难，出现唇封闭不全以后又演变为吐舌吞咽辅助封闭口腔。吐舌吞咽反过来又加重了口腔肌肉力量失衡和上切牙前突，导致前牙开𬌗。另一方面，由于鼻部结构缺陷或过敏性鼻炎导致的鼻腔通气道堵塞，腺样体、扁桃体肥大，都会引起被迫的口呼吸。口呼吸同样会改变舌位，引起吐舌吞咽，致使下颌骨向前向下生长，上、下颌骨关系异常，形成前牙开𬌗，加重吐舌吞咽、唇封闭不全。所以，各种不良习惯之间有着紧密的相互作用和影响。

　　所有不良口腔习惯的发生时间和对颌面发育影响的严重程度都与儿童生长发育年龄密切相关，尤其在替牙早期其产生的破坏性影响不容小觑。对于一些替牙期已经表现出的牙源性错𬌗畸形，除了及时纠正不良习惯，还应在替牙早期进行干预以阻断错𬌗畸形继续发展，纠正神经肌肉的异常反射。对于已经显现出来的骨性问题，可一定程度改善颌骨畸形并使口颌系统发育环境更为有利。因此，对所有不良口腔习惯进行早期干预和恰当管理，能够有效预防或减少对颌骨发育的损害，同时逐步恢复正常的口腔功能，可使颌面形态发育更加稳定自然。

六、病例展示

鼻炎口呼吸（图 3-29）。

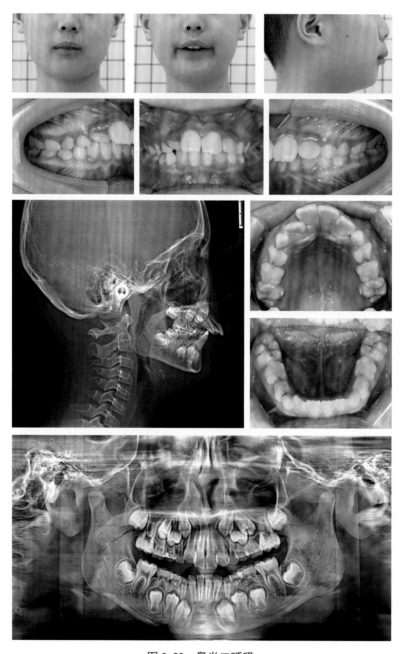

图 3-29　鼻炎口呼吸

吐舌习惯（图 3-30）。

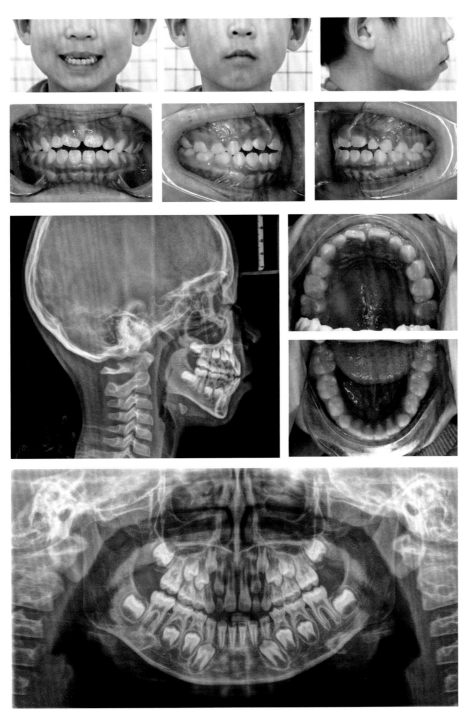

图 3-30 吐舌习惯

偏殆（图 3-31）。

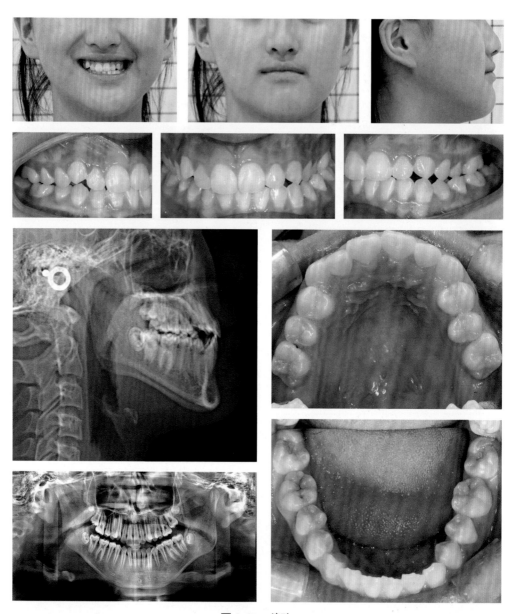

图 3-31　偏殆

参考文献

[1] 周振，王美青，张俊华，等.咀嚼运动轨迹与颞下颌关节紊乱病患者症状和咬殆异常的关系.口腔医学研究，2007，23（1）：67-69.

[2] 王美青，胡敏，陈金武，等.单侧后牙反殆者咀嚼运动轨迹的研究.实用口腔医学杂志，2000，16（3）：184-187.

[3] SAITOH L，TOKUTOMI J，HAYASAKI H.Correlations between incis or and condylar movements during lateral excursion in children with primary dentition.J Oral Rehabil，2007，34（11）：800-806.

[4] MCDONNELL S T，HECTOR M P，HANNIGAN A.Chewing side preferences in children. Oral ehabil，2004，31（9）：855-860.

[5] VARELA J M，CASTRO N B，BIEDMA B M，et al.A comparison of the methods used to determine chewing preference.J Oral Rehabil，2003，30（10）：990-994.

[6] DELPORT H P，DE LAAT A，NIJS J，et al.Preference pattern of mastication during the first chewing cycle.Electromyogr Clin Neurophysiol，1983，23（6）：491-500.

[7] LEE S M，OH S，YU S J，et al.Association between brain lateralization and mixing ability of chewing side.Journal of Dental Sciences，2017，12（2）：133-138.

[8] NISSAN J，GROSS M D，SHIFMAN A，et al.Chewing side preference as a type of hemispheric laterality.J Oral Rehabil，2004，31（5）：412-416.

[9] 张煜雯，胡建.咀嚼偏向侧的研究进展.口腔生物医学，2019，10（3）：4.

[10] BARCELLOS D C，GONCALVES S E，DA SILVA M A，et al.Prevalence of chewing side preference in the deciduous，mixed and permanent dentitions.Contemp Dent Pract，2011，12（5）：339-342.

[11] TAY D K.Physiognomy in the classification of individuals with a lateral preference in mastication.Orofacial Pain，1994，8（1）：61-72.

[12] REINHARDT R，TREMEL T，WEHRBEIN H，et al.The unilateral chewing phenomenon，occlusion，and TMD.Cranio，2006，24（3）：166-170.

[13] 傅明魁.口腔正畸学.3版.北京：人民卫生出版社，2000.

[14] 林久祥.现代口腔正畸学——科学与艺术的统一.2版.北京：中国医药科技出版社，1995.

[15] HIDAKA O，IWASAKI M，SAITO M，et al.Influence ofclenching intensity on bite force balance，occlusal contact area，and average bite pressure.J Dent Res，1999，78（7）：1336-1344.

[16] HANNAM A G，DECOU R E，SCOTT J D，et al.The relationship between dental occlusion，muscle activity and associated jaw movement in man.Arch Oral Biol，1977，22（1）：25-32.

[17] WITTER D J，KREULEN C M，MULDER J，et al.Signs and symptoms related to temporomandibular disorders：follow-up of subjects with shortened and complete dental arches.J Dent，2007，35（6）：521-527.

[18] CZAJ KOWSKA E.Evaluation of temporomandibular myoarthropathies，the status of the masticatoryn system and patiens' personalityt based on the tests and clinical studies.Ann Acacd med Stetin，1992，38：21-34.

[19] DE FELICIO C M，DE OLIVEIRA MELCHIOR M，DA SLIVA M A，et al.Masticatory performance in adults related to temporomandibular disorder and dental occlusion.Pro Fono，2007，19（2）：151-158.

[20] 陈发明，李宁毅，孙海花，等.偏侧咀嚼对大鼠咀嚼肌组织结构的影响.现代口腔医学杂志，2003，17（4）：296-298.

[21] HUANG Q，OPSTENLTEN D，SAMMAN N，et al.Experimentally induced unilatcral tooth loss：expression of type 2 collagen in temporomandibular joint cartilage.Oral Maxillofac Surg，2003，61（9）：1054-1060.

[22] HUANG Q，OPSTENLTEN D，SAMMAN N，et al.Experimentally induced unilatcral tooth loss：histochemical studies of the temporomandibular joint.Dent Res，2002，81（3）：209-213.

[23] 李冠谋，张胜，李惠忠.偏侧咀嚼引起的颜面不对称患者牙弓形态分析.口腔疾病防治，2012，20（12）：639-642.

[24] MARTINEZ-GOMIS J，LUJAN-CLIMENT M，PALAU S，et al.Relationship between chewing side preference and handedness and lateral asymmetry of peripheral factors.Archives of Oral Biology，2009，54（2）：101-107.

[25] GRABER T M，CHUNG D D，AOBA J T.Dentofacial orthopedics versus orthodontics.J Am Dent Assoc，1967，75（5）：1145-1166.

[26] YAMAGUCHI H，SUEISHI K.Malocclusion associated with abnormal posture.Bull Tokyo Dent Coll，2003，44（2）：43-54.

[27] PROFFIT W R.Equilibrium theory revisited：factors influencing position of the teeth.Angle Orthod，1978，48（3）：175-186.

[28] WALLEN T R.Vertically directed forces and malocclusion：a new approach.J Dent Res，1974，53（5）：1015-1122.

[29] SOLOW B，TALLGREN A.Head posture and craniofacial morphology.Am J Phys Anthropol，1976，44（3）：417-435.

[30] SOLOW B，SANDHAM A.Cranio-cervical posture：a factor in the development and function of the dentofacial structures.Eur J Orthod，2002，24（5）：447-456.

[31] STAHL F，GRABOWSKI R.Orthodontic findings in the deciduous and early mixed dentition-inferences for a preventive strategy.J Orofac Orthop，2003，64（6）：401-416.

[32] MYRBERG N，THILANDER B.Orthodontic need of treatment of Swedish schoolchildren from objective and subjective aspects.Scand J Dent Res，1973，81（2）：81-84.

[33] LARSSON E.Artificial sucking habits：etiology， prevalence and effect on occlusion.Int J Orofacial Myology，1994，20：10-21.

[34] ESTIOKO L J，WRIGHT F A，MORGAN M V.Orthodontic treatment need of secondary schoolchildren in Heidelberg， Victoria：an epidemiologic study using the Dental Aesthetic Index.Community Dent Health，1994，11（3）：147-151.

[35] QUASHIE-WILLIAMS R，DACOSTA O O，ISIEKWE M C.Oral habits， prevalence and effects on occlusion of 4-15 year old school children in Lagos， Nigeria.Niger Postgrad Med J，2010，17（2）：113-117.

[36] OROPEZA L M，OCAMPO A F M，SÁNCHEZ R O，et al.Prevalence of malocclusions associated with pernicious oral habits in a Mexican sample.Revista Mexicana de Ortodoncia，2014，2（4）：220-227.

[37] KHARBANDA O P，SIDHU S S，SUNDARAM K，et al.Oral habits in school going children of Delhi：a prevalence study.J Indian Soc Pedod Prev Dent，2003，21（3）：120-124.

[38] 刘筠.6 ～ 10 岁儿童错颌畸形与口腔不良习惯关系探究.中国妇幼保健，2016，31（4）：768-769.

[39] 姚霜，徐明，者丽萍.昆明市中小学生口腔不良习惯的调查与分析.中国实用医药，2007（33）：206-207.

[40] 王楠.1284 例儿童口腔不良习惯调查分析.中国医药导刊，2013，15（2）：367-368.

[41] 傅民魁，张丁，王邦康，等.中国 25392 名儿童与青少年错牙合畸形患病率的调查.中华口腔医学杂志，2002（5）：51-53.

[42] OVSENIK M，FARCNIK F M，KORPAR M，et al.Follow-up study of functional and morphological malocclusion trait changes from 3 to 12 years of age.Eur J Orthod，2007，29（5）：523-529.

[43] FELCAR J M，BUENO I R，MASSAN A C，et al.Prevalência de respiradores bucais em crianças de idade escolar [Prevalence of mouth breathing in children from an elementary school].Cien Saude Colet，2010，15（2）：437-444.

[44] ABREU R R，ROCHA R L，LAMOUNIER J A，et al.Prevalência e fatores associados em crianças de três a nove anos respiradoras orais em Abaeté-MG， Brasil [dissertação].Belo Horizonte：Universidade Federal de Minas Gerais，2007.

[45] BISHARA S E，SAUNDERS W B.Textbook of orthodontics.Philadelphia：Saunders Book Company，2001.

[46] SOLOW B，SIERSBAEK-NIELSEN S.Growth changes in head posture related to craniofacial development.Am J Orthod，1986，89（2）：132-140.

[47] RUBIN R M.Mode of respiration and facial growth.Am J Orthod, 1980, 78（5）: 504-510.

[48] HARARI D, REDLICH M, MIRI S, et al.The effect of mouth breathing versus nasal breathing on dentofacial and craniofacial development in orthodontic patients.Laryngoscope, 2010, 120（10）: 2089-2093.

[49] GARCÍA-GARCÍA F, JUÁREZ-AGUILAR E, SANTIAGO-GARCÍA J, et al.Ghrelin and its interactions with growth hormone, leptin and orexins: implications for the sleep-wake cycle and metabolism.Sleep Med Rev, 2014, 18（1）: 89-97.

[50] ROSSI R C, ROSSI N J, ROSSI N J, et al.Dentofacial characteristics of oral breathers in different ages: a retrospective case-control study.Prog Orthod, 2015, 16: 23.

[51] CHENG C F, PENG C L, CHIOU H Y, et al.Dentofacial morphology and tongue function during swallowing.Am J Orthod Dentofacial Orthop, 2002, 122（5）: 491-499.

[52] HANSON M L, COHEN M S.Effects of form and function on swallowing and the developing dentition.Am J Orthod, 1973, 64（1）: 63-82.

[53] OVERSTAKE C P.Investigation of the efficacy of a treatment program for deviant swallowing and allied problems.Int J Oral Myol, 1975, 1（3）: 87-104.

[54] HANSON M L, BARNARD L W, CASE J L.Tongue-thrust in preschool children.Am J Orthod, 1969, 56（1）: 60-69.

[55] WARREN J J, BISHARA S E.Duration of nutritive and nonnutritive sucking behaviors and their effects on the dental arches in the primary dentition.Am J Orthod Dentofacial Orthop, 2002, 121（4）: 347-356.

[56] FLETCHER S G, CASTEEL R L, BRADLEY D P.Tongue-thrust swallow, speech articulation, and age.J Speech Hear Disord, 1961, 26: 201-208.

[57] GUTIÉRREZ DAR, GARZÓN J S, FRANCO J Q, et al.Anterior open bite and its relationship with dental arch dimensions and tongue position during swallowing and phonation in individuals aged 8-16 years: A retrospective case-control study.Int Orthod, 2021, 19（1）: 107-116.

[58] MELINK S, VAGNER M V, HOCEVAR-BOLTEZAR I, et al.Posterior crossbite in the deciduous dentition period, its relation with sucking habits, irregular orofacial functions, and otolaryngological findings.Am J Orthod Dentofacial Orthop, 2010, 138（1）: 32-40.

[59] FARSI N M, SALAMA F S.Sucking habits in Saudi children: prevalence, contributing factors and effects on the primary dentition.Pediatr Dent, 1997, 19（1）: 28-33.

[60] KATZ C R, ROSENBLATT A, GONDIM P P.Nonnutritive sucking habits in Brazilian children: effects on deciduous dentition and relationship with facial morphology.Am J Orthod Dentofacial Orthop, 2004, 126（1）: 53-57.

[61] TOMITA N E, BIJELLA V T, FRANCO L J.Relação entre hábitos bucais e má oclusão em

pré-escolares [The relationship between oral habits and malocclusion in preschool children]. Rev Saude Publica，2000，34（3）：299-303.

[62] BOWDEN B D.A longitudinal study of the effects of digit- and dummy-sucking.Am J Orthod，1966，52（12）：887-901.

[63] HOLM A K.A longitudinal study of dental health in Swedish children aged 3-5 years. Community Dent Oral Epidemiol，1975，3（5）：228-236.

[64] DIMBERG L，LENNARTSSON B，SÖDERFELDT B，et al.Malocclusions in children at 3 and 7 years of age：a longitudinal study.Eur J Orthod，2013，35（1）：131-137.

[65] LARSSON E.Dummy- and finger-sucking habits with special attention to their significance for facial growth and occlusion. 4. Effect on facial growth and occlusion.Sven Tandlak Tidskr，1972，65（12）：605-634.

[66] LARSSON E.Dummy- and finger-sucking habits with special attention to their significance for facial growth and occlusion. 7. The effect of earlier dummy- and finger-sucking habit in 16-year-old children compared with children without earlier sucking habit.Swed Dent J，1978，2（1）：23-33.

[67] MELSEN B，STENSGAARD K，PEDERSEN J.Sucking habits and their influence on swallowing pattern and prevalence of malocclusion.Eur J Orthod，1979，1（4）：271-280.

[68] PAGE D C，MAHONY D.The airway， breathing and orthodontics.Todays FDA，2010，22（2）：43-47.

第四章
Chapter Four

遗传因素对错殆畸形的影响

一、错殆畸形可遗传性认知

遗传因素对错殆畸形的影响一直是正畸界讨论和争议的问题。错殆的遗传认知最早来自于家族聚集性现象的观察。这其中最典型的例证是"哈布斯堡下颌"。西班牙哈布斯堡王朝为了维护皇权近亲通婚，前突的下颌表型被传承下来，并在这个家族多代出现。近亲通婚在其中加剧了遗传因素的作用。人们开始认识到错殆畸形这一表象可遗传。1930 年，Stockard 教授将不同种属的狗进行杂交，结果发现杂交狗身上产生了严重的错殆。颅面信息可遗传首次通过实验得以论证。

纵观人类不同种群发展的大背景，遗传学家发现，纯种族群中错殆相对较少。而在异种族群中，颌骨不一致和咬殆不和谐的发生率明显更高。分析认为，异族间的通婚会造成后代牙齿 / 牙弓的大小产生差异。美国夏威夷在 18 世纪以前聚居了具有相同遗传背景的波利尼亚人口，随后，其他种族的移民大量涌入使当地逐渐形成了复杂的遗传背景。现代夏威夷人口中错殆畸形的发病率和发病类型都显著高于原住民，且牙齿的大小、颌骨的大小、颌骨的比例与波利尼亚人、亚洲人和欧洲人都呈现出差异。

有意思的是，这些数据中并没有极端畸形的例证存在。如这其中约 10% 的华裔夏威夷人具有安氏 Ⅱ 类错殆畸形，约 10% 的波利尼亚人存在牙列拥挤的特征。而当这两个种族通婚，后代 Ⅱ 类错殆和牙列拥挤的发病率也基本维持在 10% 左右，这说明错殆畸形的遗传更倾向于附加而不是加倍。换句话说，如果错殆畸形或发生错殆畸形的倾向可遗传，其机制将不会是牙齿或颌骨形态特征的独立遗传。

二、错殆畸形的遗传机制分析

如果不是独立遗传，又是怎样的模式造成了错殆的传承呢？我们试从错殆畸形的遗传机制进行分析探讨。

起初，人们观察到错殆畸形具有家族聚集性，所以人们认为它遵循孟德尔常染色体显性遗传规律，即受主效基因调控。但很快人们意识到，实际现象与这一猜测并不相符。因为如果是受单基因或主效基因调控，即便在相对较小的样本量下也可以表现出强遗传性，因此单基因和主效基因并不能作为大多数错殆病例遗传机制的最佳解释。错殆的遗传一般是多因素的或复杂的，这意味着有多个基因（而不是只有一个）参与错殆的形成。在多基因调控遗传机制中，性状是由不同位点上的一些基因相互作用决定的，每个基因都有一个很小的叠加性效应。

多基因性状更易受到环境的影响。如果某一特定表型依赖多基因的同时显著受环境影响，则称为多因素遗传。多因素遗传可以分为连续的和不连续的。当性状由多个基因位点决定，遗传因素和（或）环境因素的数量或性质将决定起重要作用的基因位点是否表达。受多基因调控的特征可连续变化，如身高、体重和智力等，性状具有一定的遗传性，而表达呈现一种连续性，这些性状即可称为数量性状。数量性状的表达符合正态分布。如身高这一变量，从非常高到非常矮有一个平均数，大多数人都在这个平均数左右。这种分布具有连续的多因素特征。颅面部形态特征也是典型的数量性状。因此，将错殆放在群体中审视是非常重要的，错殆不应被视为异常或疾病，而应被视为具有连续多因素特征的咬殆变异。

不连续性多因素遗传是基于这样的假设，即存在一个潜在的持续变化的风险范围，这一风险范围受当时的遗传和环境因素综合调控。当超过临界阈值时，表型出现，超过阈值的程度越大，表型就越严重。在人类身上已经描述了20多个不连续的多因素遗传特征，如唇腭裂是一种不连续多因素遗传的先天性畸形，牙齿的大小也符合多基因多因素阈值模型理论，因此严重的错𬌗畸形可以认为是不连续多因素遗传所致。

除了多基因作用下的连续性和不连续性表征，单基因亦具有多效性。当一个基因在分子水平上产生单一突变却影响一些不同的特征甚至产生形态异常综合征时，它的作用就被称为多效性，说明这一个基因在形态特征方面具有重要的作用。当然，也常存在反向层次结构，即每个形态特征依赖于许多不同的基因。基因的多效性使多基因或多因素性状的遗传力测定更为困难，因为连续变异的一个特点是不同的个体可能出于不同的原因在连续尺度上占据相同的位置。以下颌长度为例，小颌畸形可发生在染色体紊乱（如特纳综合征）、单基因紊乱（如 Treacher-Collins 综合征或 Stickler 综合征）或宫内环境问题（如胎儿酒精综合征）中。结合这一点，病原学异质性的概念包含了相同的基因缺陷产生不同的表型异常，而综合征可能是由不同细胞中的缺陷基因造成的。相反，不同的单基因缺陷或缺陷基因组合也可以产生相似的表型异常。这些复杂性阻碍了人们对多基因或多因素疾病（如唇腭裂）的理解。

综上，我们知道了颌面部错𬌗畸形的传承是一种复杂的遗传模式，众多基因参与了这一过程，每个基因具有叠加效应，这种遗传模式更易受环境因素的影响。绝大多数颌面部性状呈现一种连续性，符合正态分布的表达方式，大多数人在均数左右。当变异的风险范围过高时也会出现一些极端严重的错𬌗畸形。虽然这一过程受多因素控制，但也存在这样的单基因，其存在或改变就会直接导致错𬌗的发生。

环境是众所周知的另一个影响表型的核心因素，而有意思的是环境的变化同样也会影响基因型的表达。有研究表明，当环境充分变化时，即便之前没有明显的表型差异，不同基因型的动物也会产生不同的适应性变化。兄弟姐妹可能经常有类似的错𬌗，不仅是因为共同的遗传或环境因素，还因为他们共同的遗传因素受共同环境因素的影响。为排除干扰因素，有研究选用了同卵双生子进行比较，研究表明具有相同的遗传信息、相同的外在环境和生活习惯的双胞胎，颌面部表型也会出现些微差异，相同 DNA 序列的不同表达可以运用表观遗传学进行解释。表观遗传学是基于基因表达修饰造成的改变，DNA 甲基化是一种最为常见的修饰方式，主要起到基因沉默的作用。启动子区域被甲基化后这个基因的表达被抑制。虽然父源和母源基因组基本相同，但 DNA 甲基化修饰不同，就会造成表达上的差异。生物基因的表达修饰是一个复杂的过程，而这种表达修饰无法预测。

因此，在颅面复合体的信息传递过程中遗传因素和环境因素交互作用，众多因素相互叠加共同造成了错𬌗畸形，剖析其过程中的遗传作用就更为困难了。

三、遗传影响错𬌗畸形的途径

抛开这些复杂的概念性的因素，遗传因素影响并产生错𬌗主要通过两种方式：一种是牙齿和颌骨的大小不匹配；另一种是上、下颌骨的不匹配。牙量/骨量不调可以造成显著的牙列拥挤或牙列稀疏。双胞胎研究表明，牙冠尺寸很大程度上是由遗传因素决定的。牙齿形态异常（如过大牙、过小牙）和牙齿数目异常（如先天缺牙、多生牙等）都会导致错𬌗的产生。牙齿形态异常由多基因调控。调控牙齿大小和形态发育的相关基因，如 *PAX9*、*FGF8*、*FGF9* 等的表达在一定程度上决定了错𬌗畸形的发生。上、下颌骨的不匹配包括形状、大小和相对位置关系。上、下颌骨不调的原因分为原发因素和继发因素两种：原发因素是指在颌骨发育过程中受相关基因控制而导致的颌骨不调；继发因素是继发于遗传效应的，包括对软骨、肌肉、其他结缔组织成分和生长因子的影响。激素的分泌和调控也属于继发因素的影响，肾上腺皮质激素、性激素、甲状腺/甲状旁腺激素、前列腺激素等在颌骨发育过程中也发挥了一定的作用，特别是在生长发育的高峰期，激素影响可改变骨的生长。有研究论证，在生长阶段抑制性激素分泌可能会抑制新生和青春期大鼠的颅面生长，特别是鼻颌骨和下颌骨的生长。

颅面部发育的早期，基因或调控因子的变异会产生原发性的错𬌗畸形。神经脊细胞作为面部间充质的起源，是脊椎动物面部发育所特有的，其迁移和分化的过程在面部发育过程中起到关键作用。该过程受多种遗传物质调控，如同源异型盒家族、黏附因子、生长因子家族和类固醇/维A酸超家族等。越早期的影响会产生越严重的后果，如在神经脊细胞形成期出现异常将导致颅面发育不全综合征等。同源异型盒基因被认为是头面部在颅面复合体发育过程中控制构型、诱导、细胞程序性死亡和上皮间质相互作用的主要基因，其在不同生物进化过程中高度保守，不同生物之间的差异可以用同源异型盒基因不同的作用模式来解释。黏附因子在胚胎发育期，尤其是器官形成期发挥重要作用。黏附因子表达的变化决定了神经脊细胞在鳃弓上的定位；成纤维细胞生长因子（fibroblast growth factor，FGF）、转化生长因子（transforming growth factor，TGF）-α、TGF-β、维A酸可以影响神经脊细胞的迁移；骨形态发生蛋白（bone morphogenetic proteins，BMPs）等可作为细胞信号传递和调控的载体，调控着整个发育的过程。如FGF可调节早期软骨内成骨的过程，在颌面部骨缝的发育中起重要作用。

已知的可以造成颅面部骨异常的关键调控基因如下。*DUSP6*可造成上颌骨发育不良；*NOGGIN*可造成下颌骨发育不良；*SNA13*、*TWIST1*、*PAX5*、*PAX7*、*MYO1H*等在颅面骨发育的过程中起关键作用；*HOXB*、*EDA*、*XEDAR*、*BMP2*是已知的牙列拥挤相关基因；*FGFR2*、*EDN1*、*TBX5*、*COL1A*是牙量/骨量不调的关键核心所在。另外，调控牙齿大小和形态发育的相关基因如*PAX9*、*FGF8*、*FGF9*等的表达在一定程度上决定了错𬌗畸形的发生。继发因素中*KAT6B*和*HDAC4*与肌肉和骨骼相关，影响并导致错𬌗畸形。*MYOH1*主要调控肌肉纤维的类型及其收缩活动的模式。肌肉功能的压缩力可以影响颌骨机械传导和建模，从而影响颌骨的形变。

一般认为，颅骨基本形态、面部形态、下颌体的基本形态是由胚胎发育过程中的颅面复合体遗传决定的，牙齿的形状和大小也主要是由基因决定的，而咬𬌗关系和面部发育生长的最终形态也会受到环境因素的影响。遗传因素对咬𬌗和颅面形态的影响不仅在于影响骨骼，而且还存在于神经、肌肉领域，这些领域对骨骼有间接的影响。毫无疑问，某些神经肌肉模式是与生俱来的并受到基因的直接影响，而这反过来又会影响肌肉的姿势和行为。咀嚼、面部表情、说话和吞咽都是神经肌肉模式的例子，虽然可以有意识地控制这些活动，但没有证据表明这些模式可以永久改变或改变到无意识的水平。

有学者在下颌前突中观察到舌位较低，在下颌后缩中观察到舌背抬高。强调了舌头、下巴姿势和口面部软组织具有家族遗传性，以及由此导致的咬𬌗或错𬌗的相似性。最近的一项双胞胎研究调查了一种特定的颅面神经肌肉成分，即咬肌反射潜伏期和峰潜伏期的遗传贡献，得出的结论是这些都受到强烈的基因控制。这为颅面形态发生的遗传控制可能存在于软组织的观点提供了进一步的证据。另有学者强调了软组织对牙齿位置和咬𬌗影响的另一个方面，即牙槽骨代偿机制。由于软组织形态被认为主要是由遗传决定的，但软组织行为受到遗传因素和环境因素的影响，因此咬𬌗改变的病因学是多因素的。

四、遗传因素与环境因素贡献度的探讨

口腔医学界似乎专注于论证遗传因素和环境因素在错𬌗畸形病因学中的相对重要性，而不是理解它们之间的相互作用关系。研究人类多因素性状的一个重要目标应该是考虑遗传因素与环境因素交互作用的影响。由于遗传背景的影响，特定环境因素对表型的影响会因遗传背景的不同而有所不同。

在胚胎发育过程中，遗传因素决定和调控个体的形态发生。有充分的证据表明，在出生后的发育过程中，从气候、营养、生活方式到口腔等一般环境因素都会影响牙面特征的遗传性表达，虽然每个面骨骼都有遗传上预先确定的大小和生长潜力，但这些骨骼同时也被附着肌作用，甚至可能因口鼻咽功能的异常而产生相应变化，这些统称为"功能基质"。功能基质包括受遗传因素影响的神经肌肉活动，以及受环境因素影响的行为和姿势适应。

因此，颅面的大小和形状是由遗传因素和环境因素相互作用决定的。有意思的是，有进一步的研究论证发现，这其中牙齿和咬𬌗变量受遗传因素影响更为显著。多项研究表明，遗传因素与错𬌗易感性有关。许多牙齿和面部特征，如中低面尺寸、牙齿间距、牙弓尺寸和 Bolton 型牙齿大小差异，都有中到高的遗传力比例（＞60%）的报道。相反，覆𬌗（53%）和覆盖（28%）的遗传力较低，这表明对环境因素的易感性较高。

双胞胎是研究错殆畸形遗传因素和环境因素的优质实验对象，尤其是同卵双生子，两者具有相同的遗传信息。有就双胞胎基因、环境对错殆的影响展开的研究，来评估遗传的变异性。通过头颅侧位分析，追踪同卵双胞胎颅面复合体的发育轨迹，发现颅底长度、上颌长度和下颌长度等线性头颅测量变量具有显著的遗传效应。下颌骨顺时针和逆时针旋转受遗传因素影响，生长过程中下颌骨向颅底的定向运动与遗传因素相关。颅面复合体的生长发育受多因素控制，遗传因素起主导作用。而颅底的形状受环境因素影响更多，牙齿特征（如切牙的倾斜度）更易受到环境因素的影响。通过双胞胎研究，我们可以进一步得出结论，咬殆变化主要受环境因素影响。遗传因素决定颅面复合体发育，环境因素决定牙齿特征。不同环境和人群具有表观遗传学的差异。遗传机制显然在胚胎颅面形态发生中占主导地位，但环境因素在面部生长发育过程中对颅面形态的影响更为重要。

五、人类错殆畸形的遗传学研究现状

家族聚集性研究表明，常染色体显性不完全外显模式对Ⅲ类错殆畸形家系的有效性最高，关于人类错殆易感基因的鉴定才刚刚开始，目前明确了约有150个基因、位点与头面部疾病有关，这些基因、位点的异常均会造成错殆。

到目前为止，大多数错殆研究都集中在Ⅲ类错殆。尽管到目前为止，连锁和关联发现似乎集中在 1 号染色体（1p22～p36 位点）和 12 号染色体（12q13～q24 位点）周围。相关研究发现，下颌前突与位于 1p22～p36 位点的 *EPB41*、*MATN1*、*SSX2IP* 和 *PLXNA* 基因呈正相关。在 12q13～q24 位点也发现错殆与 *COL2A1*、*MYO1H*、*TGFB3* 和 *LTBP2* 基因存在正相关。

安氏Ⅱ类错殆和Ⅰ类错殆的遗传学研究更为罕见。在中国Ⅰ类错殆畸形受试者（29 名）中，超过 5 mm 的拥挤与 *EDA*、*XEDAR* 和 *BMP2* 基因显著相关。

这些研究表明骨（*TGFB3*、*LTBP*、*IGF1*、*ENPP1*、*EVC* 和 *EVC2*）、软骨发育（*Matrilin-1*、*COL2A1*）、肌肉功能（*MYO1H*、*DUSP6*）和牙齿形态发生（*EDA*、*XEDAR* 和 *BMP2*）中的基因可能是颌骨和牙齿大小差异的候选基因。

六、Ⅱ类与Ⅲ类错殆畸形遗传度分析

对于安氏Ⅱ类错殆和Ⅲ类错殆，父母和子代之间有很高的相关系数值，而这些错殆也是临床上最为常见的。下文将简要论述Ⅱ类错殆和Ⅲ类错殆与遗传的相关性。

（一）安氏Ⅱ类错殆

纵向研究表明，安氏Ⅱ类错殆的牙齿骨骼特征可出现在乳牙期。虽然在某些个体中可能会出现追赶生长，但由于Ⅱ类错殆和Ⅰ类错殆个体之间的生长幅度和方向不同，所以这种差异一般不会自我纠正。

1. 安氏Ⅱ类错殆的表现和遗传度

安氏Ⅱ类错殆其特征通常是下颌骨缺陷，导致凸面轮廓、面部比例不美观和咬殆不和谐。

安氏Ⅱ类错殆被进一步细分为1分类和2分类，这取决于上颌切牙的后倾度，尽管如此，细分类型仍存在额外的骨骼和牙齿差异。Ⅱ类1分类的发生率（14.9% ~ 24%）显著高于Ⅱ类2分类（3.4% ~ 5.9%）。有趣的是，与正常人群相比，Ⅱ类2分类错殆患者的牙齿异常发生率更高，这表明参与牙齿发育的遗传因素也可能导致上颌骨大小差异。

通过广泛的头影测量研究，在安氏Ⅱ类错殆患者中，下颌骨明显比Ⅰ类错殆患者更后移，下颌体部较小，下颌总长度缩短。这些研究还显示，患者和其直系亲属之间的相关性比随机配对的数据更高，从而支持了Ⅱ类1分类错殆的多基因遗传概念。

安氏Ⅱ类2分类错殆包括深覆殆、切牙后倾、Ⅱ类骨骼差异、高唇线和下唇的带状活动、活跃的颏肌的独特组合，这通常伴随着特殊的牙齿形态特征，如上切牙上扣伴发育不良和特征性的冠根角。Peck等还描述了Ⅱ类2分类错殆患者近远中测量值比其他分类牙齿小的特征，该研究发现这些牙齿在唇部、舌部的维度上明显更"薄"。Ⅱ类2分类的另一个特征是有下颌向前旋转的倾向，这导致深咬殆、下巴突出和面部下部高度降低，这一特征反过来影响了下唇相对于上切牙的位置，Quinn和Yoshikawa报道了咀嚼肌力的增加。安氏Ⅱ

类 2 分类的发生具有家族遗传性。有研究证实，所有的同卵双胞胎表现出 Ⅱ 类 2 分类错殆的一致性，而几乎 90% 的异卵双胞胎是不一致的，这说明遗传因素是 Ⅱ 类 2 分类错殆发生的关键。

2. 遗传因素如何影响安氏 Ⅱ 类错殆

Ⅱ 类错殆畸形的典型表现是下颌后缩，影响下颌骨生长和发育的关键基因会导致该现象的发生。SOX9 主要调控这一部位。有研究证实 Matrilin-1 与下颌后缩有关，Matrilin-1 表达在软骨区域，该基因的变异将导致下颌骨的发育不足。Ⅱ 类错殆中的软组织面宽、面高与 AJUBA、HMGA2 和 ADK 基因有关，其中 AJUBA 于面突发育的早期即开始表达，面突进一步发育成额头、鼻子、上颌骨和下颌骨，AJUBA 与中眉的高度和突出度表达相关；HMGA2 与面部和鼻子上部区域的宽度表达相关；ADK 与鼻子的宽度表达相关。

（二）安氏 Ⅲ 类错殆

与安氏 Ⅱ 类错殆畸形相似，安氏 Ⅲ 类错殆影响多个头面部结构，且出现在发育早期，随着年龄的增长而加剧

1. 安氏 Ⅲ 类错殆畸形的表现与遗传度

根据安氏分类，Ⅲ 类错殆定义为下颌第一磨牙，位于上颌第一磨牙的近中。Ⅲ 类错殆在临床上可以与骨骼和牙齿形态变异的许多组合相关，其特征是轮廓凹陷，可能表现为下颌前突、上颌后缩或两者兼而有之。

依据以上特点，上颌和下颌基骨发育的不平衡导致了 Ⅲ 类错殆。各种研究也强调了其独特的颅底形态：具有更小的颅底角度和更短的后颅底，这导致关节窝更靠前，从而促进了下颌前突。在安氏 Ⅲ 类错殆患者中，最常见的特征包括前颅底较短、鞍角小、上颌骨松弛，这些特征多见于大多数 Ⅲ 类错殆患者中，不分种族，一般出现在发育早期，并随着年龄的增长而加剧。研究表明，Ⅲ 类错殆的骨骼特征具有很强的遗传性。

安氏 Ⅲ 类错殆表现为多基因遗传，对 Ⅲ 类表型家系的遗传分析支持多基因遗传假说。Litton 等检查了 51 名安氏 Ⅲ 类错殆患者的家庭，发现有大约 13% 的患者的兄弟姐妹也表现出这一特征；接受正颌外科治疗的骨性 Ⅲ 类错殆患者的家庭中，Ⅲ 类错殆的患病率很高。双胞胎研究表明，同卵双胞胎下颌前突的

发生率是异卵双胞胎的 6 倍。家庭和双胞胎研究都表明多基因遗传模式是导致Ⅲ类错𬌗的主要原因。

然而有意思的是，有报道显示，下颌前突同时符合单基因遗传模型。与多基因遗传模式不同，单基因遗传是单个基因突变的结果，遵循孟德尔遗传模式。Wolff 等对 13 个表现为下颌前突的欧洲贵族家系进行了家系分析，发现该表型由单个常染色体显性基因决定。另外一项对 55 个家系 2562 个个体的研究表明，一个主效基因影响下颌前突的表达，表现为孟德尔遗传，但环境因素也影响该性状的外显性。

2. 遗传因素如何影响安氏Ⅲ类错𬌗

安氏Ⅲ类错𬌗畸形如何通过遗传因素影响错𬌗的发生是备受医学界关注的核心点。家庭和双胞胎研究都表明，多基因遗传模式是导致Ⅲ类错𬌗的主要原因。印度刺猬同源物（Indian hedgehog，IHH）、甲状旁腺激素样激素（parathyroid hormone-like hormone，PTHLH）、IGF-1 和血管内皮生长因子（vascular endothelial growth factor，VEGF）是已知的可促成Ⅲ类错𬌗畸形的单基因，更多的调控区段位于 1p36、12q23 和 12q13 染色体上，这些区段被认为是可能带有赋予Ⅲ类错𬌗易感性的基因。区域 1p36 包含的候选基因有硫酸乙酰肝素蛋白聚糖 2（HSPG2）、软骨基质蛋白（MATN1）和碱性磷酸酶（ALPL）。MATN1 和 ALPL 分别被认为是软骨和骨骼形成的标志，HSPG2与软骨的形成和颅面异常有关。区域 12q23 和 12q13 与颅面发育有关，并且可能与Ⅲ类错𬌗表型有关，这个区段中核心基因为 HOX3、IGF-1 和 COL2A1 基因。已证明 IGF-1 参与髁突软骨的增生活动；COL2A1 编码软骨中的Ⅱ型胶原，对颅面生长很重要；HOX 基因被认为在颅面发展中至关重要。红细胞膜蛋白带41（EPB41）是下颌发育的关键基因。

髁突软骨是下颌骨生长的重要部位。髁突软骨生长速度的提高导致了安氏Ⅲ类错𬌗，机械负荷和功能刺激会影响髁突软骨和随后下颌骨的生长。下颌骨向前定位触发了 IHH 和 PTHLH 的表达，促进间充质细胞的分化和增生，这些蛋白充当了机械传导的介质，促进软骨生长。当机体暴露于机械负荷或其他刺激的条件下时，VEGF、SRY、SOX9 和 RUNX2 在生长板软骨细胞分化中起重要作用。

基因－环境交互作用对下颌骨的生长有影响。易感基因、环境因素和髁突软骨是调控下颌骨生长的关键，髁突软骨的活动是下颌骨生长调节的结果。从根本上说，下颌的生长是由遗传因素和环境因素共同诱导的，这两种机制相互作用，产生Ⅲ类错𬌗表型。

此外生长激素受体与下颌前突也有重要相关性。体现在生长激素受体（growth hormone receptor，GHR）基因可调控下颌的形态。*GHR* 在软骨生长中起着重要作用，并且在下颌髁突中发现了 *GHR*，这些多态性可通过影响 *IGF-1* 的表达而引起信号传导的变化，从而影响软骨内骨的生长。*GHR* 不仅影响下颌的长度，还影响下颌的宽度。

（三）关于安氏Ⅱ类和安氏Ⅲ类错𬌗畸形遗传度的总结

可以明确的是，遗传因素在安氏Ⅱ类和安氏Ⅲ类错𬌗畸形中均具有重要作用，多个数据来源表明遗传因素可导致错𬌗易感性。其中，面中下部尺寸、牙齿间距、牙弓尺寸的遗传率较高。相反，覆𬌗、覆盖的遗传率较低，对环境因素的易感性更高。

虽然遗传因素对颌面部的调控支持多因素理论，但是家族聚集性研究表明，常染色体显性不完全外显模式对Ⅲ类家系的有效性最高。相反，对于Ⅱ类畸形1分类和2分类，分别提出了具有不完全外显性和可变表现力的多基因遗传和常染色体显性模型。

出现在乳牙期的Ⅱ类牙齿骨骼特征不会自我纠正。影响头面部结构的Ⅲ类错𬌗随着年龄的增长而加重，这或许提示我们，对于面部生长型错𬌗，遗传因素可以提供早期预判的空间。

前颅底、下颌体长度和面部下部高度存在高度显著的遗传变异。已有充分的文献证明，骨性颅面复合体的测量具有中到高的遗传力。大量双胞胎研究显示，遗传因素似乎控制着骨骼的基本形状和大小，在环境因素的参与下，两者共同促进了头面部的生长发育过程。而牙槽区会受到环境因素影响，所以局部错𬌗主要是后天获得，预计遗传力较低。牙齿位置和颌骨关系异常的基因贡献率占总体仅有40%，遗传因素对骨骼模式的影响比对牙齿特征的影响更大。

遗传因素在决定牙弓的宽度和长度、拥挤等因素中起着重要作用。环境因素影响牙齿的间距和覆盖的程度。软组织的形态和行为是有遗传性的，对牙槽骨形态也有很大的影响。

七、错𬌗遗传贡献度对临床实践的指导意义

骨性颌骨差异和遗传性错𬌗除非在极端情况下需要手术干预，大多数可以在早期通过正畸治疗纠正，这是因为使用正畸矫治器可以改变颌面生长的方向，从而改变或阻止形态发生异常。错𬌗的正畸矫正实际上改变了特定形态发生模式的表型表达，达到这一目标的成功程度取决于每个因素对现有问题的相对贡献程度，以及正畸和矫形器械对骨骼模式的影响程度。

每一位正畸医师都相信，正畸治疗的意义在于在一定范围内使用环境力可以影响颌骨的牙槽骨区域，但问题的分歧点在于对骨骼的影响是否会超出其基因预定的潜力范围。目前对此仍存在相当大的争议，两方阵营都缺乏确凿的证据支持自己的观点。截至目前，人类相关研究所获得的证据更倾向于支持颅面形态由基因决定，而使用矫形器械是否可以对颌骨产生重大、长期影响尚缺乏足够论证。

想要获得环境对颅面生长影响的数据支持，需要对接受不同类型矫治器治疗的患者进行纵向队列的随机临床试验，并以纵向生长研究为对照。也可以根据确定基因和环境因素相对贡献的家系和双胞胎数据进行遗传建模和统计分析，但无论哪种方法都并非易事。

如果颅面结构和错𬌗受遗传调控为主，如严重的下颌前突或上颌前突，那么治疗方案将会是姑息性的，或是选择后期手术。如果是遗传决定，那么问题的最终解决重点在于明确关键基因。相反，如果颅面结构和错𬌗中遗传因素只占微不足道的比重，那么明确生长和发育过程中导致错𬌗的环境因素则更为关键和重要。找出原因，制定拦截其负面影响的方法，这就是目前进行的许多拦截正畸治疗的重点。环境干预调控最好的例证是通过引入氟化物补充剂和公共饮水加氟计划，通过这类干预措施，我国过去几十年内龋齿的发病率显著降低。

目前，遗传性错𬌗的成功拦截和治疗受到我们认识程度的限制。由于缺乏

专门针对这一问题的研究（如前瞻性随机临床试验），也缺乏相应的测量工具，以及对所涉及的遗传机制和环境影响的认知局限，因此我们无法准确地预测特定基因型的最终生长模式或错𬌗的严重程度。

我们能提供什么科学的形态测量学证据来支持错𬌗是由基因决定的假设或量化环境因素的影响呢？由于形态变化微妙，需要非常敏感的技术和三维模型来识别，传统的头影测量分析具有局限性。但目前 CBCT 的广泛运用使基于计算机的颅面形态分析成为可能，这将更好地帮助我们了解颅面形态发生过程中的空间变化，为生物建模提供可能。在遗传学方面，分子遗传学诊断技术的出现使识别相关的形态发生或遗传标记成为可能，例如，标记下颌前突基因并追踪其错𬌗的影响和发展过程。再者，可以通过选择性操作负责启动牙齿形成和牙列模式的同源盒基因来消除拥挤。颌面外科领域已经开始运用分子遗传学理论，如运用骨形态发生蛋白的相关知识来治疗先天性或获得性的骨缺损，并在再生骨的治疗方面取得进展。

在临床工作中，我们必须认识到，每个错𬌗的表现在遗传、环境谱中都占据着自己独特的比重，因此，诊断目标在于明确遗传因素和环境因素在其中贡献值的比重。遗传因素占比越大，通过正畸成功干预的可能性越低。而区分遗传因素和环境因素的确切贡献本身就很困难。除了受遗传因素的影响，头面部形态同时还会在很大程度上与习惯和相关姿势相关联，而习惯的养成究其本质原因很可能在于形态，这些都是基因型和环境相互作用的经典例子。因此在临床治疗中，医师需要明确长期目标：允许面部根据其基本的遗传模式生长，同时最大限度地减少环境影响、不良习惯和不良功能因素的阻碍。

参考文献

[1] WOLFF G, WIENKER T F, SANDER H. On the genetics of mandibular prognathism: analysis of large European noble families. J Med Genet, 1993, 30（2）: 112-116.

[2] CHUNG C S, KAU M C, WALKER G F. Racial variation of cephalometric measurements in Hawaii. J Craniofac Genet Dev Biol, 1982, 2（2）: 99-106.

[3] CHUNG C S, NISWANDER J D, RUNCK D W, et al. Genetic and epidemiologic studies of

oral characteristics in Hawaii's schoolchildren. Ⅱ. Malocclusion. Am J Hum Genet，1971，23（5）：471-495.

[4] LAUWERYNS I，CARELS C，VLIETINCK R. The use of twins in dentofacial genetic research. Am J Orthod Dentofacial Orthop，1993，103（1）：33-38.

[5] FUJITA T，OHTANI J，SHIGEKAWA M，et al. Influence of sex hormone disturbances on the internal structure of the mandible in newborn mice. Eur J Orthod，2006，28（2）：190-194.

[6] FUJITA T，OHTANI J，SHIGEKAWA M，et al. Effects of sex hormone disturbances on craniofacial growth in newborn mice. J Dent Res，2004，83（3）：250-254.

[7] MOSSEY P A. The heritability of malocclusion：part 2. The influence of genetics in malocclusion. Br J Orthod，1999，26（3）：195-203.

[8] MOSSEY P A. The heritability of malocclusion：Part 1-Genetics，principles and terminology. Br J Orthod，1999，26（2）：103-113.

[9] TIRO A，DZEMIDZIC V，SALAGA-NEFIC S，et al. Heritability of craniofacial characteristics in twins - cephalometric study. Med Arch，2019，73（3）：205-208.

[10] NAINI F B，MOSS J P. Three-dimensional assessment of the relative contribution of genetics and environment to various facial parameters with the twin method. Am J Orthod Dentofacial Orthop，2004，126（6）：655-665.

[11] TOWNSEND G，HUGHES T，LUCIANO M，et al. Genetic and environmental influences on human dental variation：a critical evaluation of studies involving twins. Arch Oral Biol，2009，54（1）：S45-S51.

[12] HARRIS J E. Genetic factors in the growth of the head. Inheritance of the craniofacial complex and malocclusion. Dent Clin North Am，1975，19（1）：151-160.

[13] PECK S，PECK L，KATAJA M. Class Ⅱ Division 2 malocclusion：a heritable pattern of small teeth in well-developed jaws. Angle Orthod，1998，68（1）：9-20.

[14] MORENO U L，MILLER S F. Genetics of the dentofacial variation in human malocclusion. Orthod Craniofac Res，2015，18（1）：91-99.

[15] TING T Y，WONG R W，RABIE A B. Analysis of genetic polymorphisms in skeletal Class Ⅰ crowding. Am J Orthod Dentofacial Orthop，2011，140（1）：e9-e15.

[16] NAKASIMA A，ICHINOSE M，NAKATA S，et al. Hereditary factors in the craniofacial morphology of Angle's Class Ⅱ and Class Ⅲ malocclusions. Am J Orthod，1982，82（2）：150-156.

[17] BACCETTI T，FRANCHI L，MCNAMARA J J，et al. Early dentofacial features of class Ⅱ malocclusion：a longitudinal study from the deciduous through the mixed dentition. Am J

Orthod Dentofacial Orthop, 1997, 111（5）: 502-509.

[18] STAHL F, BACCETTI T, FRANCHI L, et al. Longitudinal growth changes in untreated subjects with class Ⅱ Division 1 malocclusion. Am J Orthod Dentofacial Orthop, 2008, 134（1）: 125-137.

[19] MORENO U L, HOWE S C, KUMMET C, et al. Phenotypic diversity in white adults with moderate to severe Class Ⅱ malocclusion. Am J Orthod Dentofacial Orthop, 2014, 145（3）: 305-316.

[20] QUINN R S, YOSHIKAWA D K. A reassessment of force magnitude in orthodontics. Am J Orthod, 1985, 88（3）: 252-260.

[21] MIYAJIMA K, MCNAMARA J J, SANA M, et al. An estimation of craniofacial growth in the untreated Class Ⅲ female with anterior crossbite. Am J Orthod Dentofacial Orthop, 1997, 112（4）: 425-434.

[22] MORENO U L, VELA K C, KU MMET C, et al. Phenotypic diversity in white adults with moderate to severe Class Ⅲ malocclusion. Am J Orthod Dentofacial Orthop, 2013, 144（1）: 32-42.

[23] WATANABE M, SUDA N, OHYAMA K. Mandibular prognathism in Japanese families ascertained through orthognathically treated patients. Am J Orthod Dentofacial Orthop, 2005, 128（4）: 466-470.

[24] XUE F, WONG R W, RABIE A B. Genes, genetics, and Class Ⅲ malocclusion. Orthod Craniofac Res, 2010, 13（2）: 69-74.

[25] CRUZ R M, KRIEGER H, FERREIRA R, et al. Major gene and multifactorial inheritance of mandibular prognathism. Am J Med Genet A, 2008, 146A（1）: 71-77.

PART
02

第五章
Chapter Five

从现代正畸学目标的转变看错殆畸形

一、错殆畸形的定义和发展

　　错殆畸形是儿童在生长发育过程中，由先天的遗传因素和后天的环境因素（如疾病、不良口腔习惯、替牙异常等导致的牙齿、颌骨、颅面的畸形，牙齿排列不齐，上下牙弓间的殆关系异常，颌骨大小形态位置异常等）造成的。世界卫生组织把错殆畸形定义为"牙颌面异常"，绝大多数错殆畸形不是疾病，而是一种发育畸形或发育异常，不但影响外貌，也影响颅颌面功能。

　　错殆畸形的患病率在国内外的许多报道中差异非常大，其原因是目前世界卫生组织尚未制定统一的错殆畸形流行病学调查标准。2000 年，中华口腔医学会口腔正畸专业委员会组织对全国 7 个地区的 25 392 名儿童与青少年以个别正常殆为标准的错殆畸形患病率进行调查（表 5-1），调查结果按安氏错殆分类法进行错殆畸形的分类统计。由于对调查标准进行了统一，并且为大样本，保证了调查结果的可靠性。结果显示，我国儿童和青少年乳牙期错殆畸形患病率为 51.84%，替牙期为 71.21%，恒牙初期为 72.92%。

表 5-1　25 392 名中儿童与青少年的错殆畸形患病率

组别	调查人数（例）	错殆患病率（%）	Ⅰ 类错殆（%）	Ⅱ 类错殆（%）	Ⅲ 类错殆（%）
乳牙期	5309	51.84%	26.8%	10.1%	14.94%
替牙期	10 306	71.21%	35.78%	25.77%	9.65%
恒牙初期	9777	72.92%	38.52%	19.41%	14.98%

美国在 1989—1994 年进行的全国健康和营养状况调查Ⅲ（National Health and Nutrition Examination Survey Ⅲ，NHANES Ⅲ）中对大约 14 000 名个体的错𬌗畸形患病率进行了评估（其主要调查指标为切牙整齐、上下前牙中缝、后牙反𬌗、覆𬌗、覆盖等），调查了各个主要种族 / 民族美国人的错𬌗畸形情况（图 5-1、图 5-2），结果显示，只有 24.6% 的美国人不存在牙列拥挤。在 8 ～ 11 岁组中，只有约一半的儿童前牙排列整齐。在 12 ～ 17 岁组中，随着其余恒牙的萌出，牙齿不齐百分比上升。近 15% 的成年人前牙严重排列不齐。为了排齐牙列，大部分人需要扩弓或拔牙。从调查结果可以计算出，美国儿童和青少年错𬌗畸形的总体患病率：安氏正常𬌗约占 30%；Ⅰ 类错𬌗占 50% ～ 55%；Ⅱ 类错𬌗大约为 15%；Ⅲ 类错𬌗占比最小，大约为 1%。

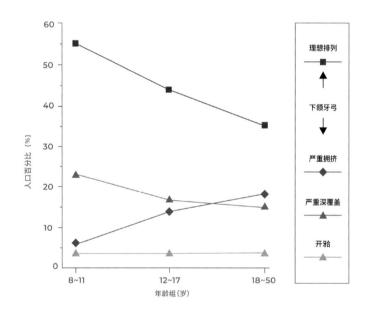

图 5-1　1989—1994 年美国儿童到成人各类错𬌗畸形患病率的变化

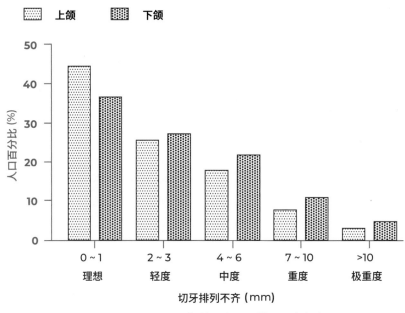

图 5-2　1989—1994 年美国人切牙排列不齐程度

由此可见，错𬌗畸形的患病率在不同民族和种族之间存在明显差异。同时，大量研究证明，错𬌗畸形的患病率会随着生活的现代化程度提高而提高。我国目前正处于社会现代化进程中快速发展的阶段，错𬌗畸形由于会对患者的美观和功能造成影响，必将日益受到广大民众的重视。

二、早期的正畸治疗目标

早在公元前1000年，人类就已经开始尝试矫正牙列拥挤、排列不齐的问题。19 世纪 90 年代，现代口腔正畸学的创始人 Edward H. Angle（图 5-3）拓展了天然牙列中𬌗的概念，描述了人类理想的正常𬌗的特征，并基于第一磨牙的咬𬌗关系划分出 3 类错𬌗畸形（图 5-4）。1899 年提出的安氏错𬌗分类法是对自然牙列的第一次清晰而简要的阐明。经历了 1 个多世纪，虽然有学者们提出了众多的错𬌗分类法，但安氏错𬌗分类法仍然是目前国际上应用最为广泛的一种错𬌗畸形分类方法。

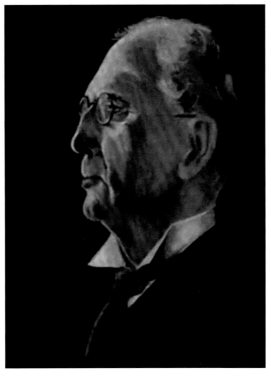

图 5-3　现代正畸学之父 Edward H. Angle

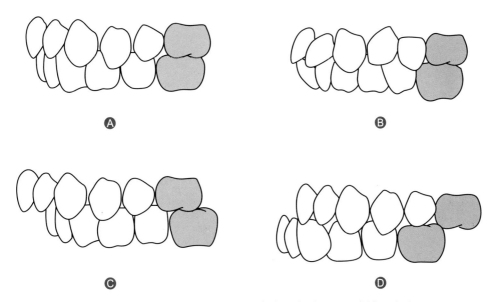

A. 正常𬌗；B. Ⅰ类错𬌗畸形；C. Ⅱ类错𬌗畸形；D. Ⅲ类错𬌗畸形。

图 5-4　Angle 定义的正常𬌗和错𬌗分类，已成为所有当代正畸描述和分类系统的组成部分

177

由于正常𬌗概念和安氏错𬌗分类方法的建立，20世纪早期的正畸治疗的目标已经不仅仅是排齐牙齿，更包括对咬𬌗关系的治疗。

由于精确定义的咬𬌗关系需要一副完整的上下牙弓，因此 Angle 与其团队强烈反对正畸拔牙。这一时期正畸治疗的特点是过分强调咬𬌗关系而对面部比例和美观的关注不足，甚至简单地假设只要患者取得理想的咬𬌗关系，就能取得最好的美学效果。但随着时间流逝，人们渐渐明白这样的结果无法达到令人满意的效果且很难长期保持。在20世纪40～50年代，以美国的 Charles Tweed 医师和澳大利亚的 Raymond Begg 医师（都曾师从 Angle）为代表，将拔牙矫治理念重新引入正畸治疗中，以获得更好的面部美观和更稳定的咬𬌗关系。

第二次世界大战后，随着头影测量技术的广泛应用，正畸医师可以通过这种方法来测量生长和治疗导致的牙齿和颌骨的位置变化（图5-5）。通过 X 线片也能清晰表明一些错𬌗畸形是因异常颌骨关系而不仅仅是异常咬𬌗关系所致。在欧洲，出现了通过"功能性颌骨矫正"的技术来改良颌骨生长；而在

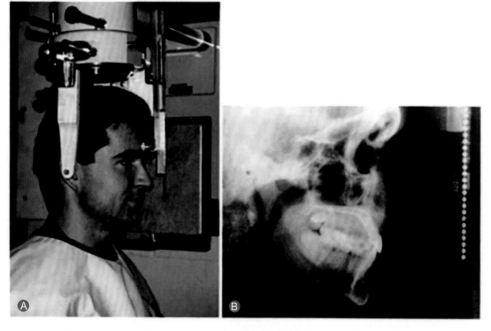

图5-5　A. 头影测量技术利用头部定位装置提供精确的头颅定位，由于头位可重复，意味着可以进行个体间横向和个体内纵向的测量比较；B. 头颅侧位 X 线片

美国则通过口外力的方法来实现这一目标，也就是早期矫正的雏形。20世纪中叶，改善或纠正颌骨关系成了正畸治疗的一个目标。

从正畸的发展历史中可知，正畸治疗的理念随着科学技术的不断进步而不断完善和修正，然而1个多世纪以来，正畸治疗的目标都是以牙齿或颌骨为标准参考。如今，正畸治疗的目标变为更多地关注面部比例和牙齿对面部美观的影响，形成了一种以软组织为导向的思维理念。

三、现代正畸治疗目标：软组织理念

所谓"理念"，是指针对某个科学或临床技术领域概念基础所形成的公共认知和设想。软组织理念是指现代正畸和矫形治疗的目标和限制是由面部软组织决定而不是牙和颌骨决定。

软组织理念和传统正畸理念相比，有何不同？

从资料采集来看，相对于模型和头影测量，软组织理念下更注重临床检查部分，医师临床检查尤其是面部美观的评判在诊断中必不可少，收集信息的方法也与以往不尽相同。

从治疗计划的制定来看，主要有两个方面：一方面，将主要的治疗目标转变为实现软组织的协调。软组织关系影响面部美观，包括软组织面部比例和牙列、唇部、面部的关系这两个方面。软组织与牙齿的位置适应与否决定了治疗效果是否稳定，在制定治疗计划时必须时时牢记这些问题。另一方面，治疗的第二目标是达到功能殆而非理想殆状态，这与安氏理想殆并不矛盾，也不是完全对立。对于一部分矫正患者而言，与理想殆有偏差的咬殆可能更加有利，需要综合考虑。

对医师而言，软组织理念真正的关注点并不仅仅局限于"患者的问题"，而是"患者想要从治疗中获得什么""患者可以从治疗中得到什么"。这显然是一种非常具有人文关怀特质和以患者为中心的先进医学理念。因为从本质上来讲，错殆畸形并不是一种疾病。正畸治疗的需求和需要在软组织理念下被真正全面地理解。软组织理念指导下的正畸方案制定及正畸治疗策略有助于医患双方为一致的目标而共同努力。

表 5-2 摘自《当代口腔正畸学》，详细对比了软组织理念和传统正畸理念的不同。

表 5-2　Angle 标准与软组织标准理念对比

参考量	Angle 标准	软组织标准
主要治疗目标	理想牙齿咬𬌗关系	正常软组织侧貌形态
次级目标	理想颌骨关系	功能性咬𬌗关系
软、硬组织关系	理想硬组织突度形成理想软组织关系	理想软组织侧貌决定硬组织关系
诊断依据	模型和头影测量	口外和面部软组织临床检查
治疗方法	矫治形成理想的牙列和颌骨关系，软组织关系随之变好	设计理想的软组织关系，然后矫治牙齿和颌骨以达到目标
功能依据	牙齿咬𬌗影响颞下颌关节的关系	牙齿移位影响软组织改变
结果稳定性	主要关系到牙齿咬𬌗	主要关系到软组织均衡的结果

[资料来源: PROFFIT W R, FIELDS H W, SARVER D M. 当代口腔正畸学 . 5 版 . 王林，主译 . 北京：人民军医出版社，2015.]

从错𬌗畸形的定义和发展来看，我们了解到绝大多数人都有不同程度的错𬌗畸形。随着社会的发展，错𬌗畸形的治疗需求会日益增加。现代正畸治疗的目标强调软组织理念，在软组织理念下的诊断和治疗设计不同于传统正畸，每一名从事正畸治疗的医师应当在头脑中牢记软组织理念，并将其践行于每一位错𬌗畸形患者的治疗中。

第六章
Chapter Six

替牙列期在错殆畸形形成和发展中的重要意义

一、替牙列期的特点和重要战略意义

人类牙齿的发育是一个连续进化的复杂的生物学过程。按照传统的分类，我们将牙列分为乳牙列、混合牙列和恒牙列 3 个阶段。从严格意义上讲，混合牙列和替牙列稍有不同，当第一颗恒牙萌出时（通常是第一恒磨牙），即标志着混合牙列期的到来。而替牙列期则是从第一颗乳牙开始生理性替换的时间开始算，到最后一颗乳牙脱落替换完成结束。但是一般情况下，二者的时间上仅有少量的不同，绝大部分时间一致，会持续 5～6 年甚至更多，所以在本书中，我们对混合牙列和替牙列期不做特别的学术区分。

替牙列期通常从儿童 6 周岁左右开始，第一恒磨牙或下颌中切牙萌出，大约持续 6 年，在最后一颗乳牙的脱落后结束。正是在这段时间内，牙齿发生了替换。但是牙齿的萌出和脱落并不是一个连续的过程，而是分为替牙列早期（萌出期）、替牙列中期（静止期）、替牙列晚期（萌出期）3 个阶段。

- 第一阶段从 5～6 岁开始，约持续 2 年，称为替牙列早期（萌出期）。虽然存在个体差异，但在一般情况下，下颌牙齿总是比上颌牙齿先萌出。在这个阶段中，下颌中切牙、上颌中切牙、下颌侧切牙、上颌侧切牙分别萌出，以上颌侧切牙萌出为标志，替牙列期早期结束。

- 第二阶段大概持续 1 年，称为替牙列中期（静止期）。这个阶段的特点是处于"临床静止不换牙"的状态。上下牙弓都没有新的恒牙萌出。但在这个"静止期"内，乳牙牙根的吸收、恒牙牙冠的发育完成等过程仍在继续。

- 第三阶段伴随着侧方牙群的替换开始，大约在 9.5 岁，称为替牙列晚期（萌出期）。通常在乳牙替换结束时，第二恒磨牙已经萌出。

虽然我们不把错拾畸形定义为"疾病"，而是定义为"发育异常"，但不可否认，和龋齿一样，错拾畸形很常见。根据流行病学调查显示，我国儿童替牙列期错拾畸形患病率为 71.21%，恒牙初期为 72.92%，乳牙期为 51.84%。相较于乳牙列，替牙列期错拾畸形患病率明显上升。这不禁让我们好奇替牙列期在整个错拾畸形发生发展过程中扮演怎样的角色。

首先，从颅面部生长发育的角度来看，替牙列期的颅面部骨骼发生了明显的变化。一般来讲，面部随着身体的生长而生长，但身体内的组织和器官并不是同时生长，Scammon 生长曲线很形象地描绘了不同组织系统的生长发育特点（图 6-1）。

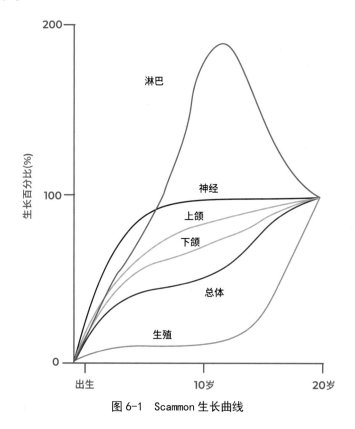

图 6-1 Scammon 生长曲线

颅颌面部生长发育是全身生长发育的一部分，也是颅面部在长、宽、高3个方向上和在时间上的四维动态变化过程。婴儿出生后，颅颌面部的长、宽、高按照各自的比例生长。出生时面部以宽度最大，但出生后的增长量则是以高度最大、深度次之、宽度再次。就面部宽度而言，在儿童10岁时上面宽（颧弓间距）已完成接近90%，下面宽（下颌角间距）在第一恒磨牙萌出时已经完成85%。面部高度是出生后生长最多的部分，主要依靠牙齿萌出和牙槽生长来完成面高的生长发育，在儿童10岁左右已经完成了85%～90%。后面高的增长量大于前面高。面部深度和面高一样，对颅颌面生长发育的影响较大，很多错𬌗畸形都存在着前后方向上的畸形因素，如经典的错𬌗畸形安氏分类法就是以面深方向为参考和分类标准。我们一般分为面上部、面中部、面下部来观察，面上部在3岁时已完成80%，5～14岁增加15%；面中部在3岁时已完成77%，5～14岁增加18%；面下部在3岁时已完成69%，5～14岁增加22%；在5～14岁这一生长期，面下部的面深度较面中部的增长较多，而面中部又较面上部生长发育快，这是面部生长发育的一个重要规律。

第一，从这些简单的数据中我们不难发现，6年左右的替牙列期，上、下颌骨的生长发育和相对位置的变化远远比乳牙期和恒牙期更为明显。由于在面部的生长发育过程中，面宽度、面深度和面高度的生长并不是按照一定的顺序机械进行，而是彼此之间同时、交替进行，但又有着各自不同的生长速度和生长量。在漫长的替牙列期进行监控管理对实现现代正畸理念的核心——"软组织理念"至关重要。良好的面型取决于软组织和硬组织的协调和统一，而硬组织的变化调整远没想象中那么轻松，我们没有理由忽视替牙列期的骨骼变化。

第二，从咬𬌗建立的情况来看，随着乳牙𬌗的建立，咬𬌗在3～6岁趋于稳定，而随着牙齿替换的发生，不仅新萌出的中切牙要建立不同于乳牙列时期的覆𬌗、覆盖，而且第一恒磨牙的萌出也会建立新的咬𬌗关系。第二乳磨牙是第一恒磨牙重要的引导平面。稳定的咬𬌗系统是支撑面下1/3形态和美学的必要条件，前牙关系、磨牙关系、尖牙关系的建立都是在替牙列期完成的。

第三，从牙齿萌替角度来看，牙齿移动，即牙齿的萌出或移位，并非只是将牙齿移动到具有𬌗接触的位置，更重要的是，牙齿移动占出生后总体面部生长发育的 1/3，是面部生长发育的关键部分，也是能够通过矫正手段进行改建的主要生物学过程。牙齿的萌出和移位首先使牙齿到达功能发生改变的位置，其次使牙齿随着整个颅颌面系统发生巨大变化的同时逐渐改变自身的解剖关系。牙周膜不仅通过压力－张力转换机制缓冲咀嚼力，更重要的特点是能够成骨。牙槽骨是膜内来源的组织，由牙周膜产生。牙周膜不仅仅与牙齿的生长发育、萌出、移动、倾斜、转动有直接关系，更是活跃而主要的感觉感受器和血管通道，不仅在牙齿的移动过程中与广泛的骨改建直接相关，更是在牙槽窝内衬的骨表面进行成骨。

牙齿是人类身体的独特结构。牙齿是在一开始形成时就达到了最终大小的唯一身体结构。牙列的另一个特性是既存在于有菌环境中，同时又存在于无菌环境中，二者以膜龈联合处为分界面。膜龈联合复杂的特殊结构既能阻挡细菌的入侵，又允许牙齿在骨质范围内移动。牙周附着组织的丧失则将牙齿移动的环境变为有菌环境，这种环境中移动牙齿不仅不能发生骨形成，甚至可能发生骨吸收、骨破坏。而儿童替牙列期的牙周组织甚少见到牙周附着丧失的情况，除全身系统性疾病外。

第四，从面部的形式和模式来看，如果一名儿童的面部形式和模式基本上是平衡的，"平衡的生长"将继续保持平衡状态，然而不平衡的生长将打破生长模式的平衡。如果一名儿童的面部模式是不平衡的，"平衡的生长"将保持这种不平衡状态。儿童不平衡的面部模式需要不平衡的生长以获得颅面部结构上的平衡。平衡与不平衡的无限组合，性别的变量、头型的差异、人群的差异等，以上任何一种变量都会导致不可预知的面部类型，即使是人类的"平均值"也无法匹配个体全部或大部分面部精细的起伏特征，某一部分的相对微小的变化，就能导致整个面部呈现显著的特征。例如，随着下颌骨长度向后增加，儿童最初的"乳磨牙区"在后来变为"前磨牙区"，上颌的牙齿就必须向下漂移（而不仅仅是萌出）一段相当可观的距离，以适应上颌牙弓的下降。上颌牙弓的下降是为了增加鼻腔的容积和修正腭盖的旋转移位以整平殆平面。前牙和后牙垂直向不同程度的漂移与腭部的改建一同发生，这是面部发育中最基本的影响因素之一。临床医师必须认识到，在替牙列期，即使做简单的牙齿移动的工作，其本质仍是"生长发育"。毋庸置疑，就牙列分期来看，替牙列期相较于乳牙列期、恒牙列期而言，对生长发育具有更重大和更深远的战略意义。

第五，从生长发育角度来看，我们不难发现，人体骨骼生长快速期和牙列两次建𬌗同步发生。传统正畸理念认为，青春加速期是矫治的最佳时期，原因是这一时期非常容易获得牙槽骨的改建。然而，错𬌗畸形的发生是一个循序渐进、逐步发展的过程，青春加速期也常常意味着更进一步接近错𬌗畸形的定型。而更早期适宜和恰当的干预不仅能最大限度地利用生长进行阻断，且方法上简单高效，同时还降低了青春期错𬌗畸形治疗的难度或必要性。

事实上，以上观点早已被许多正畸专家所认同。Donald H. Enlow 的颅面生长发育核心理论至今仍被奉为经典。20 世纪 90 年代美国正畸三巨头之一、美国殿堂级正畸专家 Dr. Carl Gugino（Ricketts 头影测量，RickettsVTO 分析法共同发明人）于 1990 年提出 unlocking concept 理念，意为肌功能的解锁。现代正畸学之父 Edward H. Angle 最重要的学生之一 Charles Henry Tweed 教授早在 1963 年预言"在不久的将来，大多数正畸治疗将在生长发育的混合牙列进行……"

在过去，替牙列期在错𬌗畸形发生、发展过程中的重要意义常被忽视。在替牙列期，临床医师可以做的事情有：①管理乳恒牙的正常萌替，每一颗牙齿的发生、钙化、萌出均有其特定的时间和顺序，对正常牙齿的萌替情况进行监管和预测，有助于医师在第一时间发现疾病的苗头，掌握最佳的防治时间。②发现不良口腔习惯和疾患。在错𬌗畸形的发生、发展过程中，不良口腔习惯是重要的后天因素之一。不良吞咽、口呼吸、鼻咽部疾患均与错𬌗畸形的发生高度相关。如能在错𬌗畸形发生的早期及时发现口腔习惯并进行破除，可以引导生长发育回归正常模式。③错𬌗畸形的早期鉴别至关重要，尤其是骨性、肌性。面部的生长型早在替牙列早期即可预测，面部特征分析、头颅侧位片分析、功能位咬𬌗记录、发现咬𬌗干扰等都可以在替牙列早期进行。④预测磨牙关系的转归和面型生长发育的趋势，本书后续章节会详细展开讨论。⑤及时开展功能矫治和矫形治疗。早期矫治如果可以在适宜时间进行，可以最大限度地将遗传力、生长力、咬𬌗力、肌动力、正畸力恰当施展并结合，产生事半功倍的效果。

二、辩证看待替牙列期错牙合畸形 暂时性or永久性?

传统正畸理念认为，6～12岁混合牙列期的牙列变化快，常常出现生理性的暂时性错牙合，这些错牙合畸形可能随着生长发育、牙齿的替换而逐渐自行调整，可以观察而暂不矫治。这段时期内的错牙合畸形主要表现为暂时性中切牙间隙、暂时性侧切牙远中倾斜、暂时性前牙深覆牙合、暂时性切牙轻度拥挤、暂时性第一磨牙远中关系。事实上是否如此呢？我们分别来进行分析。

(一) 暂时性中切牙间隙

一般情况下，儿童7.5岁左右上颌中切牙萌出后牙冠向远中倾斜，中切牙之间会出现间隙，这种情况是侧切牙的牙胚压迫中切牙牙根所致，中切牙间隙会随着侧切牙的萌出自行调整（图6-2）。但在临床上，任何大于2 mm的中切牙间隙都不应被忽视，需要严密监控和仔细检查，在做临床决策之前，必须排除是否为多生牙、唇系带、不良口腔习惯等所致。

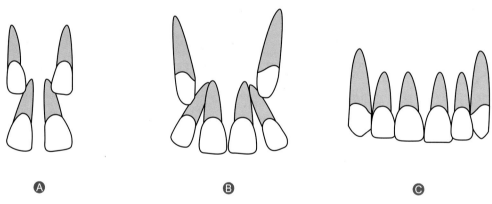

A. 暂时性中切牙间隙；B. 暂时性侧切牙远中倾斜；C. 尖牙萌出后排齐。

图6-2 暂时性错牙合前牙间隙倾斜

(二) 暂时性侧切牙远中倾斜

与中切牙间隙原理相同，尖牙牙胚压迫侧切牙牙根可以导致侧切牙牙冠向远中倾斜，随着第一前磨牙和尖牙的萌出、颌骨的发育会自行调整。但更多的事实证明，侧切牙的明显远中倾斜常常提示尖牙牙冠的异位甚至阻生可能。恒尖牙是除第三磨牙外阻生发生率最高的牙齿，由于尖牙阻生没有临床症状，患者不能自我发现，同时其可能导致邻牙牙根吸收、感染、囊肿等严重并发症，这种情况下，应仔细进行放射学评估、监测和可能的早期干预。

（三）暂时性前牙深覆𬌗

替牙列初期前牙区 1 ~ 2 度的深覆𬌗被认为是正常现象，会随着下颌骨的生长发育和后牙替换后牙槽高度的增长（特别是第二恒磨牙的萌出）而自行纠正。但临床医师必须清醒地认识到，这个前提是建立在上、下切牙唇倾度正常的情况下，尤其是上颌切牙。同时，在整个替牙列期，儿童是否有不良口腔习惯和不良口腔习惯的严重程度必须纳入严密观察中，甚至必须要采取恰当的阻断措施破除不良习惯以利于正常的生长模式形成。

（四）暂时性切牙轻度拥挤

暂时性切牙轻度拥挤是指由于切牙债务的存在，恒切牙近远中牙冠宽度之和远大于乳切牙，随着尖牙唇侧萌出和前磨牙的替换，可自行调整。但我们仔细思考会发现，这里的轻度拥挤是一个模糊的界限，如果按照错𬌗畸形的拥挤度定义，4 mm 以内的拥挤属于轻度拥挤，事实上，在替牙列初期 4 mm 左右的拥挤是否能通过尖牙的唇侧萌出替牙间隙代偿呢？答案是不能保证。我们都知道，替牙间隙在上颌每侧大概有 0.9 mm、下颌每侧 1.7 mm，显然不足以代偿 3 mm 以外的拥挤，同时，乳牙的邻面龋会导致间隙丧失。此外，恒尖牙的牙冠近远中宽度远大于乳尖牙，而且尖牙萌出后，牙弓宽度开始逐渐减小。有研究表明，无论之前是否存在拥挤，拥挤常常也会在生命的第二个 10 年出现，所以笔者认为，这一现象的"暂时性"前提是切牙拥挤度在 2 mm 以内且乳牙列健康无龋坏、替牙列顺序正常。

（五）暂时性第一磨牙远中关系

由于上、下颌替牙间隙的差异，下磨牙的前移量大于上磨牙的前移量和颌骨生长，这一关系逐渐调整为中性咬殆关系，因此属于暂时性错𬌗。有意思的是，如果替牙间隙用于调整磨牙关系，那就不能用于缓解前牙区轻度拥挤，如果可以调节前牙关系，那就不能调整磨牙关系。而且有个非常著名的说法——

"一旦是Ⅱ类，终生是Ⅱ类"。这种学术上的明显矛盾提示我们，一方面生长发育有规律可循；另一方面生长发育的动态变化甚至个体生长变异二者密不可分。对待个体生长发育的过程中发生、发展的错𬌗畸形，严密观察、辩证看待问题是一种基本的正确态度。

第七章
Chapter Seven

颅颌面生长发育和生长型

一、颅面部生长的两种基本方式：骨塑建（改建）、移位

　　个人对"生长"的感受通常是不准确的，临床医师必须正确掌握患者表达的"正常"生长和正常生长的区别，同时也意识到，控制骨骼发育的基因学和功能性决定因素存在于软组织复合体中。对于颅面部生长，有两种基本的生长方式：①骨塑建（Enlow 将生长发育称为"骨改建"，后我国学者陈扬熙等更正为"骨塑建"，二者在概念上有明确的不同，但在大多口腔科学专著中表达了同一个意思）。骨塑建是真正的生长，使骨的整体大小发生改变，并让骨的组成部分迁移到每个区域，完成整体上的扩增以实现相应的功能，并对所有独立的骨骼进行细微调整来保证连续性，与依附的软组织功能相协调。骨塑建持续终身，但成年后会有功能性减低，相关软组织复合体对骨塑建的过程起到推动作用。通过不断、持续的骨塑建，虽然骨骼的外部形态特征保持相对不变，但其本质上经历了多种内部变化，所有部分的形态和大小都在迁移过程中经历了广泛更替。②移位。当骨组织的体积增大时，会产生物理性骨骼移动的过程，称为移位。当骨在某处表面生长的同时，可产生相反方向的移位，这种关系对面部关节（骨缝、髁突）非常重要。例如，鼻上颌复合体与颅底之间依靠骨缝相连，面中部软组织的扩大引发鼻上颌复合体和颅底之间各个骨缝新骨的生长，当上颌发生向上、向后的骨塑建时，会产生等量的向下、向前的移位。同样的

情况也发生在下颌生长中，整个下颌骨向上、向后生长，产生等量向前、向下的移位。颅面复合体的生长发育中进行着这样普遍的相互依赖的运动过程，骨塑建、移位实际上是同时发生的。

二、颅颌面部生长发育的特点和规律

儿童颅骨和颌骨的发育速度不同，颅部在出生后至 5 ～ 6 岁时继续迅速生长，尤以 1 ～ 2 岁增长快速，5 岁后生长速度逐渐减慢，7 岁后颅骨发育已达到成人的 90%，此后生长速度明显下降，直至成年生长基本完成（表 7-1）。颅底发育异常可导致颅底发育畸形，影响面部的发育。颅底形态一般可以用颅底曲度的大小来反映，用头影测量指标来表示，即颅底角。颅底角的大小对错殆畸形的构成产生一定的影响，颅底角大，有形成安氏 Ⅱ 类错殆的倾向；颅底角小，有形成骨性 Ⅲ 类错殆的倾向。Ker 等的研究指出，颅底曲度在儿童 5 岁时即可作为最佳的判断骨性 Ⅱ 类错殆的指标之一，预测判断率可达 69%，该角在 5 ～ 15 岁期间相对稳定。但根据 2002 年以来的文献报道显示，该角与 Ⅱ 类、Ⅲ 类错殆之间的关系尚不够明确，需进一步研究。

表 7-1　出生后不同阶段颅面生长完成的比例

位置	生长发育阶段		
	1 ～ 5 岁	5 ～ 10 岁	10 ～ 20 岁
颅	85%	11%	4%
上颌骨	45%	20%	35%
下颌骨	40%	25%	35%

（资料来源：CENBER T M.Orthodontics.3rd ed.Philadelphia：W.B.Saunders Company，1972.）

颌面部从出生到 5 ～ 6 岁时生长最快，此后，生长速度明显减慢，直至青春期前。青春期时面部生长速度再次加快形成青春高峰期，之后生长速度又下降，直至生长停滞。女孩一般在 16 岁左右面部发育基本完成，男孩则到 25 岁面部发育才基本完成。

机体生长有快速期和缓慢期。全身生长快速期是指女性 10 岁左右到 14～16 岁，男性 12 岁左右到 16～18 岁。生长缓慢期是指女性 18～20 岁，男性 24 岁左右。颌面部有 4 个生长发育快速期。

- 第一快速期：3 周～7 个月——乳牙萌出。
- 第二快速期：4～7 岁——第一恒磨牙萌出。
- 第三快速期：11～13 岁——第二恒磨牙萌出。
- 第四快速期：16～19 岁——第三恒磨牙萌出。

在快速期之间为生长缓慢期。颌面部的生长发育既有个体差异，也有性别差异，一般而言，女性的生长快速期较男性早。第二快速期、第三快速期在正畸临床上具有重要价值。

（一）上颌骨生长发育特点

上颌骨的生长主要为骨表面增生和骨缝间质增生。颅底骨骼发育推动上颌骨向前被动移位生长，主要发生在乳牙列期，也就是 7 岁以前，上颌骨缝生长主要是骨质沉积，增加上颌骨的宽度、高度和长度，在 10 岁左右生长基本结束，因此，10 岁以后矫正的效果多数是牙齿倾斜移动的结果。上颌窦的发育、牙齿的萌出和牙槽骨的发育可使面部高度增加。上颌骨的宽度在 6～8 岁增加迅速，10～12 岁基本完成。由表 7-2 可见上颌总的向前移位的量发生在 7～15 岁，上颌有 1/3 的前移量可归为被动移位，余下的为软组织以牵张刺激的方式产生上倾缝的主动生长作用。因此，在青春早期前牵引的矫形治疗，由于被动生长和主动生长的共同作用，越早期治疗骨性效果越佳。

表 7-2　7～15 岁上颌长度的变化

年龄（岁）	总前移量（mm）Ba-ANS 增加量		被动前移量（mm）Ba-ANS 增加量	
	男性	女性	男性	女性
7	1.3	2.1	0	0.8
8	1.5	1.8	0.9	1.1
9	1.6	0.4	0.4	0.4
10	1.8	2	0.8	0.2
11	1.9	1	0.2	0.2

年龄（岁）	总前移量（mm）Ba-ANS 增加量		被动前移量（mm）Ba-ANS 增加量	
	男性	女性	男性	女性
12	2	1.3	0.4	1.1
13	2.1	1.2	1	−0.1
14	1.1	1.5	0.3	0.1
15	1.2	1.1	0.4	0.8

（资料来源：RIOLO M L.An Atlas of craniofacial growth：cephalometric standards from the University school growth study，the University of Michigan.Center for Human Growth and Development，University of Michigan，1974.）

上颌结节生长在上颌骨生长中发挥着重要作用，据国内外文献报道，上颌结节每年每侧约有 0.6 mm 的增长使面深度加深。据 2007 年陈莉莉、林久祥的纵向研究报道显示，13 ～ 18 岁的正常女性每侧上颌结节到第一恒磨牙远中总共增长 3.29 mm，13 ～ 14 岁增长约 1.52 mm，14 ～ 18 岁平均每年增长 0.4 mm；男性总共增长 5.25 mm，13 ～ 14 岁增长 2.56 mm，14 ～ 15 岁增长 1.51 mm，以后平均每年增长约 0.41 mm。男性增长明显大于女性，且上颌第一磨牙有近中漂移现象。因此在临床治疗中，尤其是推磨牙向远中治疗时，一定要充分预估上颌结节的生长潜力，否则易复发，从而导致治疗失败。

（二）下颌骨生长发育特点

下颌骨包括下颌骨体、下颌升支和牙槽骨，其生长方式与上颌骨不同，下颌骨的生长主要通过软骨内生长和骨膜内生长。下颌支的前缘吸收、后缘增生造成的结果是下颌支的生长改建使下颌体和牙弓长度增加。据文献报道，男性 16 岁、女性 14 岁以前，下颌第一磨牙远中面至下颌支前缘由颌平面计算，每年每侧生长约 1.5 mm，与上颌结节后缘 0.6 mm 的生长量相匹配。在青春期前和青春期，一般下颌支高每年增长 1 ～ 2 mm，下颌体长每年增加 2 ～ 3 mm（表 7-3）。

表 7-3 下颌长度的生长变化

年龄（岁）	下颌体长（Go-Pog）的增加（mm）		下颌支高（Co-Go）的增加（mm）	
	男性	女性	男性	女性
7	2.8	1.7	0.8	1.2
8	1.7	2.5	1.4	1.4
9	1.9	1.1	1.5	0.3
10	2	2.5	1.2	0.7
11	2.2	1.7	1.8	0.9
12	1.3	0.8	1.4	2.2
13	2	1.8	2.2	0.5
14	2.5	1.1	2.2	1.7
15	1.6	1.1	1.1	2.3
16	2.3	1	3.4	1.6

（资料来源：RIOLO M L.An Atlas of craniofacial growth ：cephalometric standards from the University school growth study，the University of Michigan.Center for Human Growth and Development，University of Michigan，1974.）

　　髁突是下颌最重要的生长区，临床拟通过矫形力来促进髁突的生长达到治疗下颌发育不足的安氏Ⅱ类错𬌗畸形和抑制髁突生长、矫治Ⅲ类错𬌗畸形的目的。髁突生长与一般生长型一致，在儿童期减速，青春高峰期加速，高峰期后快速减速。髁突生长有性别差异，特别是在青春期女性髁突生长强度弱于男性，且青春高峰期早于男性 2 年。髁突生长个体变异很大，有些个体很小（或负值），有些个体很大（可每年大于 5 mm），这与 Björk 的报道相似，其具体的数字结果为：男性平均每年髁突生长范围为 2.1 ～ 3.1 mm，儿童期生长速度下降，青春期升高，然后维持每年最大 3.1 mm 直至接近 14.3 岁。女性在儿童期显示出更稳定的生长速度，平均每年 2.0 ～ 2.7 mm，青春高峰期稍高，每年平均 2.3 mm 直至接近 12.2 岁。高峰期后很快减速，其 6.5 ～ 15.5 岁的儿童、青少年每年生长变化见表 7-4。

表 7-4　6.5～15.5 岁的儿童、青少年髁突的生长变化

年龄 (岁)	男性（mm）					女性（mm）				
	10%	25%	平均	75%	95%	10%	25%	平均	75%	95%
6.5	0.88	1.87	3.07	4.47	5.1	0.88	1.19	2.69	3.5	4.37
7.5	0.57	1.58	2.46	3.65	4.5	0.27	1.07	2.13	3.68	4.53
8.5	0.42	0.83	2.17	3.28	4.17	0.15	1.15	2.01	2.85	3.88
9.5	−0.14	0.94	2.12	3.44	4.5	0.04	0.97	2.11	3.08	4.11
10.5	−0.12	1.46	2.25	3.74	5.23	0.26	1.27	2.25	3.21	4.36
11.5	0.65	1.41	2.48	3.27	4.31	0.27	0.92	2.31	2.93	3.9
12.5	0.2	1.04	2.72	3.95	5.19	0.47	1.18	2.21	3.25	4.25
13.5	0.74	1.78	2.9	4.32	5.21	0.29	1.01	1.92	2.64	4.11
14.5	0.98	1.91	2.95	4.58	5.8	−0.05	0.83	1.48	2.6	3.61
15.5	0.66	1.31	2.79	3.77	4.74	−0.95	−0.01	0.94	1.35	2.06

[资料来源：BUSCHANG P H，SANTOS-PINTO A，DEMIRJIAN A. Incremental growth charts for condylar growth between 6 and 16 years of age.Eur J Orthod，1999，21（2）：167-173.]

准确的骨龄评估可以评价个体发育所处的阶段，为正畸临床选择矫治时机和预测颅面生长发育潜力提供重要的参考依据。很多学者认为测量手腕骨龄是广泛用来评估颅面部发育阶段、估计生长速度、预测生长剩余百分比的有效方法。

三、面部生长型的概念和意义

（一）面部生长型的概念和内涵

生长型是反映全身生长发育的一个重要概念，其内涵是指身体各部分在生长发育中的时空比例和关系变化。具体延伸到颅面部发育就形成了面部生长型的概念。研究发现，同一种族的个体有相似的面部生长型；同一家族的成员有相似的面部生长型；同一个体的不同年龄阶段的面部生长型是一致的，所以我们说生长型是遗传的表现型。在生长型知识的实际运用中，生长可以按比例与

速度关系进行预测。

在临床中，从面部的垂直生长方向上，Graber 根据 Y 轴将面部生长型分为以下 3 种。

1. 平均生长型

平均生长型指下颌颏顶点沿 Y 轴向前下生长。关节窝的下降、髁突的垂直生长与上颌体和上牙槽垂直向下的生长移动、下牙槽的向上移动生长是均衡协调的，称之为均面型。

2. 水平生长型

水平生长型指颏顶点明显向前上移位，下颌生长沿闭合方向旋转。前方的上颌和上、下牙槽的垂直生长相对小于关节窝和髁突的生长，即前面高相对小而后面高相对大，两者之间不协调。可表现为短面型，有发展为深覆𬌗的趋势。

3. 垂直生长型

垂直生长型指颏顶点明显向后下移位，下颌生长沿张口方向旋转。前面的上颌和上、下牙槽的垂直生长大于关节窝和髁突的生长，即前面高的生长相对大于后面高的生长，可表现为长面型，有开𬌗的趋势。一般下颌平面角偏大，即临床常见的所谓"高角病例"。

（二）面部生长型的判断

由于面部生长型对个体颅颌面的生长方向预测和生长量预测都有显著影响，因此面部生长型的识别和判断就成为颅颌面生长预测的关键制约因素。但由于颅面部的差异性和代偿性生长，面部生长型的判断和识别较为困难和复杂，因此目前尚无单一的判断指标。目前用于判断面部生长型的头影测量指标主要有面轴角、前面高、后面高、前后面高比率、Y 轴角、FMA 等。目前判断面部生长型常用的方法有以下 3 种。

1. 利用面高指数判断

研究证实，垂直生长型和水平生长型的前后面高比率不相同。Jarabak 利用面高指数（facial height index，FHI）判断面部生长型，其计算方法如下：前后面高比率＝后面高（S-Go）/ 前面高（N-Me）× 100%。前后面高比率低于 62% 为垂直生长型趋势，超过 65% 则为水平生长型趋势。不同地区、不同种族和不同年龄阶段的 FHI 不同。Nanda 的调查研究显示，水平生长型的 9 岁儿童平均前后面高比率为 67.5%，15 岁时增加到 69.9%；垂直生长型的 9 岁儿童的比率为 60.1%，15 岁时增长至 62.7%。我国成都地区正常颌在不同性别、不同牙列期的比率亦不相同。在替牙列期，男性为 64.8%，女性为 64%；在恒牙列期，男性为 67%，女性为 65.8%。和平均生长型相比，大于或小于 1 个标准差分别为水平生长型或垂直生长型趋势。

2. 以下颌平面角进行判断

目前临床一般认为 SN-MP ＞ 40°、FH-MP ＞ 32° 为高角；SN-MP ＜ 29°、FH-MP ＜ 22° 为低角。

3. 以面高比为判断标准

一般认为前下面高（ANS-Me）/ 全面高（N-Me）大于 58% 为高角；小于 55% 为低角。

（三）面部生长型的重要意义

识别和判断面部生长型在错𬌗畸形的临床治疗中有着重要的意义，主要表现在以下 4 个方面。

1. 选择矫治时机

生长型在第一恒磨牙萌出之时即可准确判断。对于垂直生长型的患者，尤其是女性患者，应做到早期发现、及早管控。

2. 矫治设计

临床上女性垂直生长型患者由于骨密度相对较低、肌功能较弱、牙齿移动较快，因此临床上常倾向于拔牙，而且拔牙部位靠后，有利于下颌的前旋。在施加矫治力的时候，垂直生长型宜用轻力。对于水平生长型患者的拔牙治疗计划须谨慎。

3. 支抗选择

垂直生长型磨牙移动较快，常常需要加强支抗。水平生长型的情况则正好相反。

4. 颌间牵引

研究表明，上、下磨牙伸长 1 mm，可使下颌向后下旋转 2.5°。垂直生长型的患者，即使用很轻的颌间牵引，也容易造成磨牙伸长，从而引起下颌的后下旋转，对面型更加不利。而水平生长型的患者在矫治深覆𬌗时，应及早利用下颌第一磨牙，有利于打开咬𬌗。

参考文献

[1] CHAPMAN S M. Ossification of the adductor sesamoid and the adolescent growth spurt. Angle Orthod，1972，42（3）：236-244.

[2] BOWDEN B D. Epiphysial changes in the hand /wrist area as indicators of adolescent stage. Aust Orthod J，1976，4（3）：87-104.

[3] ENLOW D H，MOYERS R E，HUNTER W S，et al. A procedure for the analysis of intrinsic facial form and growth. Am J Orthod，1969，56（1）：6-23.

[4] MARTINEZ-MAZA C，ROSAS A，NIETO-DÍAZ M. Postnatal changes in the growth dynamics of the human face revealed from bone modelling patterns. J Anat，2013，223（3）：228-241.

[5] JACOB H B，BUSCHANG P H. Vertical craniofacial growth changes in French-Canadians between 10 and 15 years of age. Am J Orthod Dentofacial Orthop，2011，139（6）：797-805.

[6] BISHARA S E，JAKOBSEN J R. Longitudinal changes in three normal facial types. Am J Orthod，1985，88（6）：466-502.

[7] MCNAMARA J A JR. Components of Class Ⅱ malocclusion in children 8-10 years of age. Angle Orthod，1981，51（3）：177-202.

[8] RIESMEIJER A M，PRAHL-ANDERSEN B，MASCARENHAS A K，et al. A comparison of craniofacial class Ⅰ and class Ⅱ growth patterns. Am J Orthod Dentofacial Orthop，2004，125（4）：463-471.

[9] NGAN P W，BYCZEK E，SCHEICK J. Longitudinal evaluation of growth changes in class Ⅱ division 1 subjects. Semin Orthod，1997，3（4）：222-231.

[10] STAHL F，BACCETTI T，FRANCHI L，et al. Longitudinal growth changes in untreated subjects with Class Ⅱ Division 1 malocclusion. Am J Orthod Dentofacial Orthop，2008，134（1）：125-137.

[11] DRELICH R C . A cephalometric study of Untreated class Ⅱ，division 1 malocclusion. Angle Orthodontist，1948，18（3）：70-75.

[12] LUX C J，RAETH O，BURDEN D，et al. Sagittal and vertical growth of the jaws in class

Ⅱ, division 1 and class Ⅱ, division 2 malocclusions during prepubertal and pubertal development. J Orofac Orthop, 2004, 65（4）: 290-311.

[13] LAU J W, HÄGG U. Cephalometric morphology of Chinese with class Ⅱ division 1 malocclusion. Br Dent J, 1999, 186（4）: 188-190.

[14] ISHII N, DEGUCHI T, HUNT N P. Craniofacial morphology of Japanese girls with class Ⅱ division 1 malocclusion. J Orthod, 2001, 28（3）: 211-215.

[15] BUSCHANG P H, JACOB H B, CARRILLO R. The morphological characteristics, growth, and etiology of the hyperdivergent phenotype. Semin Orthod, 2013, 19（4）: 121-126.

[16] ALVARAN N, ROLDAN S I, BUSCHANG P H. Maxillary and man-dibular arch widths of Colombians. Am J Orthod Dentofacial Orthop, 2009, 135（5）: 649-656.

[17] BECKMANN S H, KUITERT R B, PRAHL-ANDERSEN B, et al. Alveolar and skeletal dimensions associated with lower face height. Am J Orthod Dentofacial Orthop, 1998, 113（5）: 498-506.

第八章
Chapter Eight

从病因学角度探讨不同错殆畸形的发生、发展

　　错殆畸形的形成因素和机制错综复杂，其发生过程可能为单一因素或单一机制所致，也可能是多种因素或多种机制共同作用的结果（具体分析见第一部分）。总体来讲，其病因分为遗传因素和环境因素两大类。遗传因素是指受精卵结合时就已经具有的优势遗传基因决定的性状。环境因素又可根据发生的时间不同，分为先天因素和后天因素。

一、遗传因素

（一）种族演化

　　错殆畸形是随着人类的种族演化而发生和发展的。从古代到现代，错殆畸形从无到有，从少到多，直到如今成为现代人类普遍存在的现象，这是由人类进化过程中各种原因造成的咀嚼器官不平衡退化的结果。在漫长的人类演化过程中，逐渐形成了咀嚼器官退化性的遗传性状，这是现代人错殆畸形的演化历史背景。

　　Hughes 发现，咀嚼器官以退化性性状的遗传占优势。Moore 也发现，若父母其中一方或双方存在下颌发育不足时，则下颌发育不足的遗传表征甚为显

著。根据相关资料报道，在我国，遗传因素约占错𬌗畸形病因的29.4%。

咀嚼器官退化的具体机制如下：

- 颅面比例和形态因生存环境变化而出现变化。
- 咀嚼器官因食物结构变化而出现退化。
- 咀嚼器官的退化呈现出不平衡现象。

（二）个体发育

父母通过染色体把遗传基因传递给子女，遗传表现为子代和亲代的相似性，同时子代和亲代之间、子代的个体之间又不完全相同，表现出各自的特殊性和差异性，这种现象就是变异。多种基因的相互作用已被证明是颅面复合体不平衡和畸形的主要原因。据估计，25 000个人类基因中有2/3与颅面发育有关。

颅面结构是由组织相互作用、细胞迁移和协调生长的复杂过程发展而来的。神经嵴细胞被认为是由同源盒基因控制的，其衍生体包括上颌骨、下颌骨、颧骨、鼻骨和颅穹窿骨。同源盒基因，特别是 *Msx-1* 和 *Msx-2*，通过生长因子家族和类固醇/甲状腺/维A酸超家族的蛋白调控进行表达。神经嵴细胞迁移的中断和控制不良可导致牙槽嵴异常和许多颅面异常，如 Treacher-Collins 综合征和半面短小综合征，这类严重的骨骼发育异常均可引起错𬌗畸形。

二、环境因素

错𬌗畸形的遗传具有多基因遗传的特点，环境因素可以影响基因的表现，但在不同条件下，其表现的方式和强度各不相同。例如，同卵双生子之间的遗传特性几乎完全相同，他们最终表现出来的性状差异则反映了环境因素的作用差异。具体来讲，环境因素可分为先天因素和后天因素（具体分析见第一部分）。

（一）先天因素

从受孕后直到胎儿出生以前，任何可以导致错𬌗畸形发生的发育、营养、疾病、外伤等原因，都被称为先天因素。

1. 母体因素

妊娠期女性的健康和营养状况直接关系到胎儿颌面部的生长发育。如果母体营养不良、妊娠初期患病、感染、外伤、被大剂量放射线照射等，都会导致胎儿发育畸形。

2. 胎儿因素

胎儿在子宫内的正常发育有赖于正常的子宫环境。子宫内压力异常、胎儿手或腿压迫一侧颜面部等也是形成安氏Ⅱ类错𬌗的重要原因。有研究报道表明，胎儿头部位置因不正常的扭曲而紧紧地压迫在胎儿胸部时，会导致胎儿下颌骨发育不足。

3. 常见的发育障碍和缺陷

胚胎第 3 ~ 8 周是颅面部发育的关键时期。头面部的大部分结缔组织（又被称为外胚间叶组织或外间充质）和皮肤组织都来源于神经嵴细胞。胚胎第 4 周，神经嵴细胞发生广泛的迁移分化，形成包括面部所有的骨、颅骨、鳃弓软骨、牙本质、牙骨质、牙髓、牙周膜、血管周细胞、血管平滑肌等。咬𬌗的发育起始于胚胎第 6 周。胚胎第 7 ~ 8 周，颜面部各部分初具人形。在胎儿的生长发育过程中，当某些阶段出现问题时，会导致多种发育障碍与畸形。胚胎发育阶段的其他异常可诱发更多颅面畸形。胚胎发育过程的中断可能导致牙列缺失或畸形、唇裂和腭裂、颅缝早闭或更严重的情况，如前脑无裂畸形。常见的发育障碍和缺陷如下。

（1）多生牙和先天缺牙：多生牙和缺牙是来自牙胚发育的起源和增生阶段的异常，与发育缺陷或遗传有关。多生牙和缺失牙通常出现在各段牙齿序列的远端。多生牙在恒牙列较乳牙列多见，最常见于前颌骨部位。先天性缺失牙在磨牙段好发于第三磨牙，在前磨牙段好发于第二前磨牙，在切牙段好发于侧切牙。多生牙和先天性缺失牙会影响邻牙的位置，牙弓的形态和排列、颌骨的生长等，对口腔功能和颜面美观造成严重损害。

（2）牙齿大小和形态异常。

（3）舌形态异常：舌体的形态及其正常功能运动对口颌面部软硬组织的结构协调和外形美观起到很大的作用。

（二）后天因素

1. 全身因素

（1）全身性疾患

生长发育期的某些急慢性疾病除了会影响全身健康和发育外，还会对颌面形态、功能和发育带来不良影响。常见的急性病指儿童时期患有侵犯上皮系统并伴有高热的出疹性畸形传染病，如麻疹、水痘等。慢性病主要是长期消耗性疾病，如钙磷代谢障碍、佝偻病、肌肉韧带张力弱等，会引起上牙弓狭窄、上颌前突和远中殆关系。

（2）内分泌功能异常

在各种内分泌腺体中，垂体和甲状腺与错殆畸形的发生密切相关。

（3）营养不良

各种营养物质对维持和促进颌面部和全身正常发育具有重要作用，若一些营养物质缺乏，则会引起相应的营养不良性发育畸形。例如，维生素 A 缺乏会造成牙齿和牙周组织的发育障碍；维生素 B 缺乏可出现牙颌面的生长停滞和口角炎；维生素 C 严重缺乏可以造成牙体组织发育不良、牙龈水肿出血等；维生素 D 缺乏会使全身骨骼钙化和钙磷代谢出现障碍，以至于骨骼发生变形。其中颌骨畸形的表现为上牙弓狭窄，上颌前牙前突、拥挤等。

2. 局部因素

（1）乳牙期和替牙期局部障碍：乳牙列期的各种局部障碍，如乳牙早失、乳牙滞留、乳牙下沉、乳尖牙磨耗不足、恒牙异位萌出、恒牙萌出顺序紊乱等，均可导致错殆畸形的产生。

①乳牙早失：指因龋病、外伤或其他原因使乳牙在正常替换前丧失。乳前牙早失可造成反殆或深覆殆；乳尖牙早失使恒切牙远中倾斜或移位，导致后继恒牙萌出障碍；第二乳磨牙早失会使第一恒磨牙近中倾斜或移位，同时造成后殆关系的紊乱和第二前磨牙萌出障碍；多数乳磨牙早失，可造成颌骨发育不足。

②乳牙滞留：后继恒牙因萌出受阻可能埋伏阻生或错位萌出。

③乳牙下沉：乳牙根与齿槽发生粘连，形成低位，此时必须拔除乳牙才能使恒牙萌出。

④乳尖牙磨耗不足：咬𬌗时乳尖牙可能产生早接触，而引起创伤性疼痛，下颌为了避免早接触，向前方或侧方移动，形成假性下颌前突、偏𬌗或反𬌗。

⑤恒牙早失：尤其是第一恒磨牙早失会影响恒牙正常建𬌗。恒牙萌出顺序紊乱也是形成错𬌗畸形的常见病因。当上颌 6 先于下颌 6 萌出，易形成远中错𬌗；上颌 7 先于上颌 3、4、5 萌出，则会使上颌 6 近中倾斜而缩短上颌牙弓长度，导致后萌的牙齿因间隙不足而拥挤错位。

（2）功能因素。

（3）不良口腔习惯：如吮指习惯、口呼吸习惯。

第九章
Chapter Nine

侧貌面型的早期预测

一、颅颌面生长发育的特点

　　颅颌面部的生长规律是颅面生长预测的基础，面部的生长预测首先要明确其生长的方向，其次要对面部高度和深度的生长变化量进行合理的预估，这是决定生长预测的两大基本因素。另外，不同面部生长型个体的生长方向和生长量各有特点，因此也是生长预测的制约因素之一，在生长预测时必须予以同步考虑。

（一）生长发育的预测主要牵涉两个维度

1. 时间维度

　　准确的骨龄评估可以评价个体发育所处的阶段，为正畸临床选择矫治时机和预测颅面生长发育潜力提供重要的参考依据。生理年龄、骨龄、牙龄、第二性征年龄、形态学年龄等均是判断生长发育的不同指标，目前尚未有一种指标可以完全准确代表个体的生长发育，临床上常用的是牙龄和骨龄。手腕骨龄是用来评估颅面部发育阶段、估计生长速度、预测生长剩余百分比的有效方法。由于临床上要考虑拍摄 X 线片的综合辐射剂量，该方法并未得到广泛应用，在临床中，常常用颈椎片来预测上、下颌骨的生长高峰期，因为这种方法只需要拍摄一张头颅侧位片即可完成测量。椎体成熟（CVM）方法包括 6 个阶段，分别为青春期前（cs1 和 cs2）、青春期（cs3 和 cs4）和青春期后（cs5 和 cs6），并且推荐使用其来规划正畸治疗时机（图 9-1）。但最新的文献对通过颈椎分期方法预测生长发育的准确性提出了质疑。Perinetti G 等对寻求正畸治疗的共 450 名成年受试者（270 名女性和 180 名男性；年龄范围为 20～45 岁；平均年龄 30.46 岁）进行了侧位头颅造影，采用定制的头影测量分析方法，根据 C2～C4 的凹陷程度和 C3、C4 的形状，将每个记录转换成一个单独的 CVM 编码。研究发现，最常见的 CVM 期为 cs5，CVM 期为 cs6 的样本仅占 1/3。高达 11% 的成人受试者表现为青春期 cs4。无论 CVM 分期或 CVM 评分如何，男女之间或不同年龄组之间均无显著差异。C4 在 16.4% 的病例中呈垂直矩形，以青春期 CVM 4 期为主的成年人群比例不高，但从临床角度来看仍有相关性。根据这一发现，仅基于 CVM 的计划治疗时机似乎并不完全可靠。

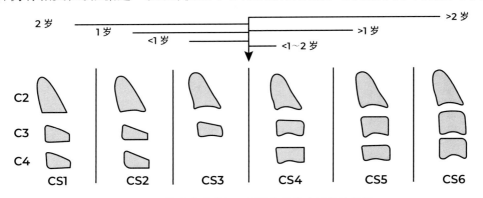

图 9-1　颈椎发育阶段与下颌骨生长发育峰值的关系

2. 生长量

教科书和文献对面部生长量的预测描述如下：①颅颌面各部分组织结构的生长量不是匀速增长，随种族、年龄、性别、个体差异和生长时期的不同而有所差异。②同一个体的不同颅颌面组织在同一生长时期的生长量也不一样，如颅部的生长发育完成最早，上颌次之，下颌最晚；在青春快速生长期中，下颌矢状向的生长量明显大于上颌，上、下颌矢状向生长量之比约为 1∶2。③面高度和面深度的生长有一定的相关性，且相关比例与面部生长型有关。目前在进行生长和矫治预测时，普遍使用的是年平均生长量，年平均生长量在面深度上，上颌约为 1 mm/ 年，下颌约为 2 mm/ 年，上、下颌骨的深度生长量之比约为 1∶2；面高度生长量的预测依面部生长型的不同而使用相应的面部深度高度比率来推算。目前在生长预测时最常用的面高度深度生长比率是：面部生长型平均为 1：1，垂直面部生长型为 2：1，水平面部生长型为 1：2。
Graber 发现，平均生长型个体其下颌颏顶点沿着 Y 轴向前下生长，其关节窝
的下降和髁突的垂直生长与上颌体和上牙槽突的垂直向下移动、下牙槽突的向
上移动生长是平衡协调的。水平生长型的个体，其下颌的生长向逆时针方向旋
转，颏顶点明显向前上移位，上颌和下颌牙槽突的垂直生长小于关节窝和髁突
的生长，多表现为短面型，有深覆𬌗趋势。垂直生长型的个体下颌的生长向顺
时针方向旋转，颏顶点明显向后下移位，上颌牙槽突和下颌牙槽突的垂直生长
大于关节窝和髁突的生长，多表现为长面型，有开𬌗趋势。有趣的是，生长量
的真正含义是指生长方向、生长长度，甚至生长密度等一切生长的总和，而我
们看到的长宽高的增加量只是生长量的一个表达方面。

（二）生长发育是遗传因素、环境因素和随机误差的总和

许多研究人员认为生长主要受遗传因素影响。关于颅面部发育前后向和垂
直向的遗传力的证据已有报道，而一些研究表明后者的遗传力更大。前脸高度
和下颌骨前后位置的变化受到遗传因素的强烈影响。最近的证据证实了后一个
发现，表明代表下颌骨骨骼形态（下颌骨形状）的角度测量比其绝对大小具有
更大的遗传决定力。

Monika A. Hersberger-Zurfluh 等首次采用纵向研究方法评估了遗传因素和
环境因素对双胞胎整个生长期垂直生长的影响，研究可以看到整个生长过程中
复杂的颅面变化模式。1 个变量在生长过程中（PFH/AFH）持续增加，3 个变
量（ML-NL、SN-ML 和 LAFH/AFH）在生长过程中减少，而 2 个变量在生长
过程中保持相对稳定（SN-NL 和 Y 轴）。齿槽变量的遗传力预估值远远低于
骨骼性状的遗传力预估值。在低前脸高与前面部高度（LAFH/AFH）的比值中，
遗传力最高。根据双胞胎的性别和合子性，面部的垂直变化有相当大的差异，
分别突出了遗传因素和环境因素的影响。总体结论认为：①下颌骨体倾斜度、
生长方向和前、后面部高度的头影测量变量具有较高的遗传率（66% ～ 79%）。
②上颌骨倾斜度遗传力有限（34%）。

另一方面，我们必须认识到，许多多基因颅面组件易受环境变化的影响，
研究期间测量的任何变化都是遗传因素、环境因素和随机误差的总和。面部轮

廓的垂直维度呈复杂的发展趋势，部分变量在生长过程中增加，部分变量在生长过程中减少，部分变量保持稳定。颅面部生长发育的预测正是基于这些规律。颅颌面部的生长规律是颅面生长预测的基础，而个体面部的生长预测，首先要明确其生长的方向，其次要对面部高度和深度的生长变化量进行合理估计，这是决定生长预测的两大基本因素。

（三）儿童面部形态的变化

大多数儿童早期的面部形态总体特征将会保持至成年。Cayetana Martinez-Maza 通过研究人出生后颅面部骨骼生长发育特点，认为颅面骨骼在生长过程中作为一个整体保持着功能和结构的协调平衡。若不进行临床干预，上、下颌骨间不平衡的位置关系将持续一生。Helder Baldi Jacob 对 10～15 岁的法裔加拿大人的垂直向生长发育的研究结果显示，75%～86% 的受检者仍维持其原有骨面型。Bishara 对 5.0～25.5 岁的 3 种不同面型（长、短、均面型）生长发育特征的纵向研究结果显示，有 77% 的受检者有很强的维持原有面型的倾向。

本章主要通过对侧貌影响较为突出的几个要点来讨论儿童侧貌面型在替牙早期阶段进行预估是否可靠，有：上下颌牙槽在矢状向上的关系变化（前牙关系、磨牙关系），颌骨垂直向生长型和软组织变化。

二、生长发育过程中，不同错𬌗畸形前牙覆𬌗、覆盖的变化

颅颌面的生长发育是人体生长发育的重要组成部分之一，也是一个极其复杂而持续时间较长的过程，在颅颌面的生长发育过程中，颅部和上、下颌骨的大小和相对位置，颞下颌关节的位置和下颌的任何位移都会影响牙齿的矢状向和垂直向关系，整个颅面部复合体的各因素或协同作用，或相互孤立，或相互抵消。

（一）生长发育过程中，Ⅱ类患者前牙覆𬌗、覆盖的变化

Ⅱ类错𬌗畸形是临床上最常见的错𬌗畸形之一。Ⅱ类错𬌗畸形患者上、下颌牙齿之间存在矢状向的差异，同时可能伴随或不伴随骨性差异。从儿童颅

颌面生长发育过程来看，部分安氏Ⅱ类错殆畸形的倾向在乳牙列期就已经表现出来，而且在整个生长发育过程中都很难自我纠正，即"一旦是Ⅱ类，终生是Ⅱ类"。

1. Ⅱ类错殆畸形的患病率

中华口腔医学会口腔正畸专业委员会于 2000 年完成的包括全国 7 个地区 12 个城市的错殆畸形流行病学调查结果显示，在全国范围内错殆畸形总患病率为 67.82%，其中Ⅱ类为 20.05%（图 9-2）。Ⅱ类错殆畸形的患病率在乳牙期组为 10.1%，替牙期组为 25.77%，恒牙初期组为 19.41%（图 9-3）。王静对唐山 1231 名儿童和青少年调查研究发现，安氏Ⅱ类错殆畸形患病率为 15.19%，高于Ⅲ类错殆，其中乳牙列期Ⅱ类错殆患病率为 9.95%，替牙列期为 19.19%，恒牙列期为 16.89%。沈露等对重庆市 3451 名 3 ~ 14 岁儿童和青少年错殆畸形调查研究发现，安氏Ⅱ类错殆畸形患病率在各牙龄阶段混合牙列期患病率高于其他时期。美国 NHANES Ⅲ提供的最新资料显示，Ⅱ类错殆畸形的患病率在 8 ~ 11 岁 22.5%，12 ~ 17 岁为 15.6%，18 ~ 50 岁为 13.4%（图 9-4）。Lombardo 在对全世界各牙龄段的错殆畸形患病率调查的系统评价和荟萃分析中对 2009—2019 年 Medline、Web of Science 和 Embase 发表的最新研究和正畸教材进行综合综述，得出全世界安氏Ⅱ类错殆畸形在乳牙列期患病率为 23.29%，替牙列期患病率为 29%，恒牙列期患病率为 24.7%（图 9-5）。其中在乳牙列期Ⅱ类错殆畸形在亚洲患病率最高（33.27%）；在混合牙列期Ⅱ类错殆畸形在亚洲患病率最低（23%）；在恒牙列期Ⅱ类错殆畸形在亚洲患病率为 18.52%（图 9-6）。由此可见，安氏Ⅱ类错殆畸形在混合牙列期，甚至在儿童乳牙列期就表现出较高的患病率。

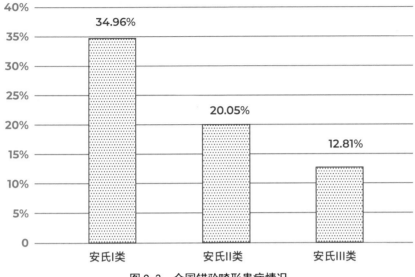

图 9-2 全国错𬌗畸形患病情况

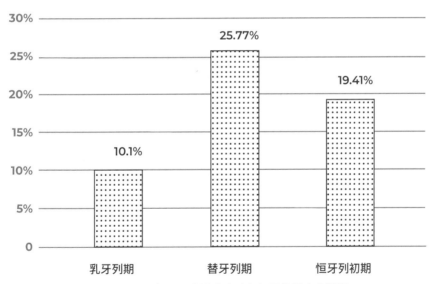

图 9-3 全国安氏Ⅱ类错𬌗畸形在各牙龄段患病情况

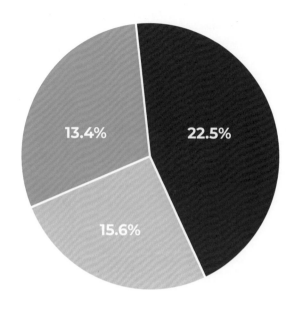

■ 8～11岁　　■ 12～17岁　　■ 18～50岁

图 9-4　美国儿童、青少年和成人 Ⅱ 类错殆畸形患病率

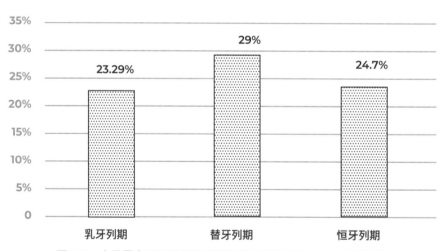

图 9-5　全世界安氏 Ⅱ 类错殆畸形在不同牙龄段患病率：时间分类

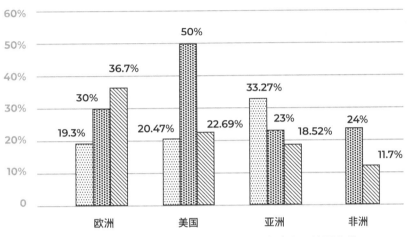

图 9-6　全世界安氏Ⅱ类错殆畸形在不同牙龄段患病率：地区分类

2. Ⅱ类错殆畸形的病因

绝大多数Ⅱ类错殆都属于发育畸形，由遗传因素、环境因素等影响和个体变异所致。

（1）遗传因素

牙齿的大小、数目、位置均可以受到遗传因素的影响，同时颅颌面颌骨的发育也深受遗传因素的影响。有研究发现，我国Ⅱ类错殆畸形下颌前牙比、全牙比均小于Ⅰ类和Ⅲ类。此外，上前牙区多生牙、下前牙区先天缺牙也可以导致前牙深覆盖。严重的Ⅱ类骨性错殆畸形，如上颌骨发育过大、下颌发育不足也受到遗传因素的影响。此外，在胚胎发育中的各种影响，如母体营养不良、感染等也是形成Ⅱ类错殆的重要病因。

（2）环境因素

①鼻咽部疾患

研究发现，Ⅱ类错殆畸形的发生和鼻咽部疾患高度相关。慢性鼻炎、腺样体肥大等造成上气道狭窄，导致患者形成口呼吸的习惯。口呼吸状态打破了口周肌肉群的平衡，上前牙的唇侧（唇肌）和上后牙的腭侧（舌肌）失去正常的压力，两侧颊肌被拉长，肌肉的不平衡力压迫上牙弓，可形成上牙弓狭窄、前突、腭盖高拱。口呼吸时，头部前伸，下颌连同舌下垂、后退，容易形成下颌后缩畸形，最终表现为前牙深覆盖、磨牙远中关系。

②局部因素

长期不良口腔习惯如吮指、咬下唇等是形成或加重Ⅱ类错𬌗的重要病因。

3. Ⅱ类患者矢状向生长特点

（1）Ⅱ类1分类矢状向生长发育特点

Ⅱ类1分类错𬌗是Ⅱ类错𬌗里较为常见的错𬌗畸形，大量学者通过二维的头颅侧位片分析来研究该错𬌗畸形的生长发育特点和规律，但Ⅱ类1分类的早期研究结果各有不同。在上颌矢状关系上，部分学者认为上颌表现为正常或轻度发育不足。McNamara通过完善的临床研究，评估了277例8～10岁的Ⅱ类个体，结果显示基于SNA角和上颌深度，上颌表现为轻度后缩。最近的研究认为未治疗的Ⅱ类人群既有上颌前凸也有后缩，但与Ⅰ类相比无统计学差异。

至于下颌在前后向的位置，Drelich通过评估24例9～16岁的Ⅱ类1分类个体，结果显示Ⅱ类1分类患者存在下颌骨长度较短、下颌位置后缩、上中切牙明显唇倾、下颌中切牙唇倾等特点。Christopher通过对17例Ⅱ类1分类的7～15岁患者进行纵向研究发现患者存在明显的下颌后缩和后面高明显发育不足的情况。McNamara回顾大量前期的研究显示Ⅱ类个体下颌后缩。大量的研究显示Ⅱ类和Ⅰ类个体间的下颌位置存在统计学差异。也就是说，Ⅱ类和Ⅰ类个体间ANB角的差异源于两者SNB角的差异而非SNA角，但B点位置差异的机制仍未被明确阐述。

Ngan通过测量下颌骨的长度来对7～14岁的女性颌骨生长变化进行纵向研究时发现，Ⅱ类1分类与Ⅰ类错𬌗在上颌骨发育上无明显差别，但下颌升支和下颌体长度发育较短，这些差异在青春期最为显著，且Ⅱ类1分类患者在7岁时就表现出明显的上、下颌骨不调，并且不会随年龄增加而有所好转，该结果说明Ⅱ类1分类患者的生长型在早期即可建立，如果不进行早期干预，这种上、下颌骨不调会持续下去并有可能更加严重（图9-7）。

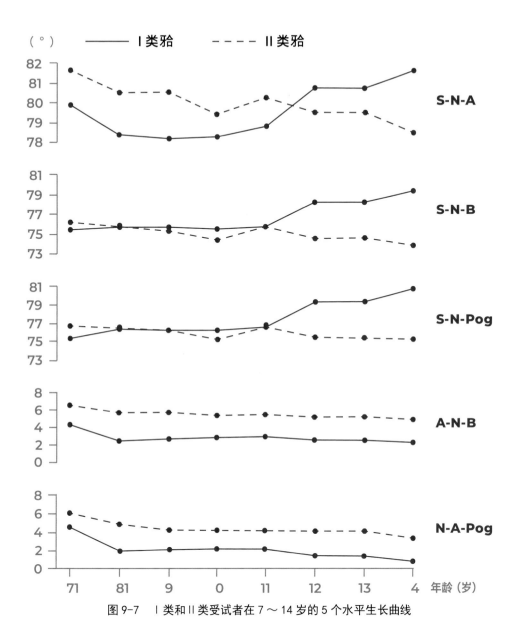

图9-7 Ⅰ类和Ⅱ类受试者在7～14岁的5个水平生长曲线

　　Stahi 进一步从下颌生长量的角度阐述了未治疗的Ⅱ类1分类患者颅面部骨骼的发育和Ⅰ类人群没有太大差别，但下颌骨的生长量明显小于Ⅰ类，且在生长发育高峰期（cs3～cs4）最为显著，并一直持续至生长发育后期，所以，Ⅱ类1分类患者随着生长发育的持续，其上、下颌骨不调不仅不会自我纠正，反而会更加严重（图9-8）。

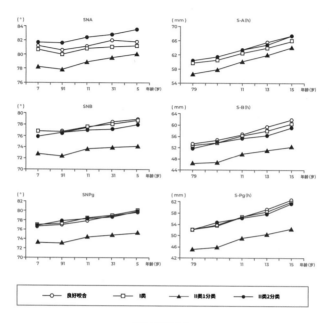

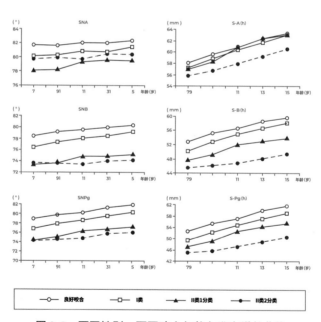

图 9-8　不同性别、不同咬合矢状向发育增长曲线

［资料来源：LUX C J，RAETH O，BURDEN D，et al.Sagittal and vertical growth of the jaws in Class II，Division 1 and Class II，Division 2 malocclusions during prepubertal and pubertal development. J Orofac Orthop，2004，65（4）：290-311.］

Ⅱ类1分类和Ⅰ类个体在前后位置关系上的研究比较见表9-1。

表9-1　Ⅱ类1分类和Ⅰ类个体在前后位置关系上的研究

	上颌骨前后向位置	下颌骨前后向位置	上中切牙位置
Christopher	正常	后缩	唇倾
Derelict	正常	后缩	唇倾
D. M. MENEZES	正常	后缩	唇倾
J. W. P. Lau	前突	后缩	唇倾
Craig	正常	后缩	正常
Ngan	正常	后缩	未及
Stahl	正常	后缩	正常
TOSHIO	前突	后缩	正常
最多见	正常	后缩	正常或唇倾

在年生长速度上，Ⅱ类错𬌗受试者与正常𬌗受试者表现出微小但显著的差异。Ⅱ类错𬌗男孩和女孩的生长率分别比正常𬌗儿童的生长率低0.4 mm/年和0.2 mm/年，估计生长高峰的年龄，男孩分别出现在8.7岁和14.1岁，女孩分别出现在7.7岁和12.9岁（图9-9）。

在生长方向上，10岁时，男孩的平均角度是292.4°，女孩是291.8°。在童年时期，女孩的生长方向很少或没有变化；男孩的颌骨尖端有向前旋转的现象。在青春期，无论是男孩还是女孩，这个角度都会减小，表明后方旋转。根据10岁男孩的平均生长方向，下颌骨每增加1个单位，垂直方向增加0.93个单位，水平方向增加0.36个单位。如图9-10所示。

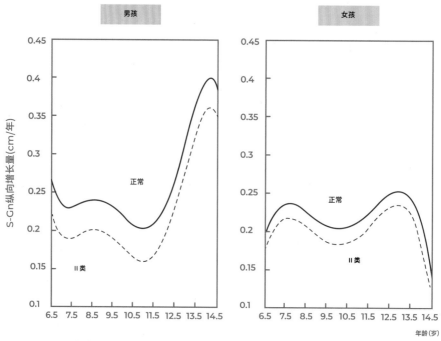

图 9-9　正常咬𬌗和未经治疗的 Ⅱ 类 1 分类错𬌗儿童的鞍颌（S-Gn）纵向年增长量

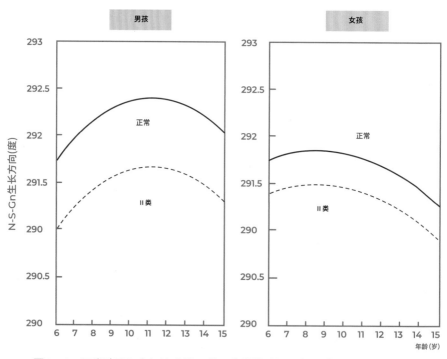

图 9-10　正常咬𬌗和未经治疗的 Ⅱ 类 1 分类错𬌗的（鼻－蝶－颌）生长方向

Ⅱ类 1 分类生长特点总结：①上颌位置正常或前突，下颌位置后缩。②上前牙唇倾。③上颌骨位置、上颌骨长度基本正常。④下颌骨位置后缩，下颌体、升支长度较Ⅰ类短。

（2）Ⅱ类 2 分类矢状向生长特点

Ⅱ类 2 分类的错𬌗畸形相较 1 分类少见，占Ⅱ类畸形中的 5% ～ 8%，也有学者报道为 10% ～ 18%。

近年来，多位学者将Ⅱ类 2 分类和Ⅰ类的患者进行了比较，结果显示，从矢状向观察，Ⅱ类 2 分类患者的骨骼与Ⅰ类骨骼类似，两者在上颌骨的前后向位置上无明显差异，仅下颌骨位置或发育存在差异，Ⅱ类 2 分类患者下颌发育不足，下颌位置基本正常或略有后缩，颏部突出；Ⅱ类 2 分类患者较Ⅰ类患者上、下中切牙角度大，上、下中切牙更为舌倾，前牙覆𬌗深，但下颌尖牙间宽度减小。Ⅱ类 2 分类患者下颌前部牙弓宽度的改变，可能与严重的深覆𬌗抑制了下颌牙槽骨的正常生长有关。Barbosa 等对未接受过治疗的安氏Ⅱ类 2 分类患者和Ⅰ类人群在 6 ～ 19 岁间骨骼和牙齿的变化进行了纵向研究，研究结果也显示Ⅱ类 2 分类患者上、下颌骨的大小和位置与Ⅰ类人群类似，在前后向位置上，无论是上颌还是下颌，两组间均无明显差异。而Ⅱ类患者的上、下切牙角在 6 ～ 7 岁时比Ⅰ类患者大 5°，这种差异随时间的推进略有增加。另外，两组上切牙倾斜度（U1/SN 角）在 6 ～ 7 岁时相似，随后在上切牙萌出过程中，此角度在Ⅱ类患者增加没有Ⅰ类患者明显，故Ⅱ类 2 分类患者早期就表现出上、下中切牙角度较大，上颌中切牙较舌倾，而且在混合牙列早期，上颌中切牙舌倾更为明显（图 9-11）。Leighton 和 Adams 密切评估了Ⅱ类 2 分类个体的上切牙，结果显示在萌出之前上切牙已开始舌倾，整个萌出过程中继续舌倾，并持续数年。Ⅱ类 2 分类个体过于直立的上切牙会导致下颌过度旋转。上、下、中切牙角与唇高度间是负相关关系，过度的切牙舌倾会伴随过度的唇肌覆盖。与Ⅰ类相比，Ⅱ类 2 分类的前后向和垂直向生长发育特点研究见表 9-2。

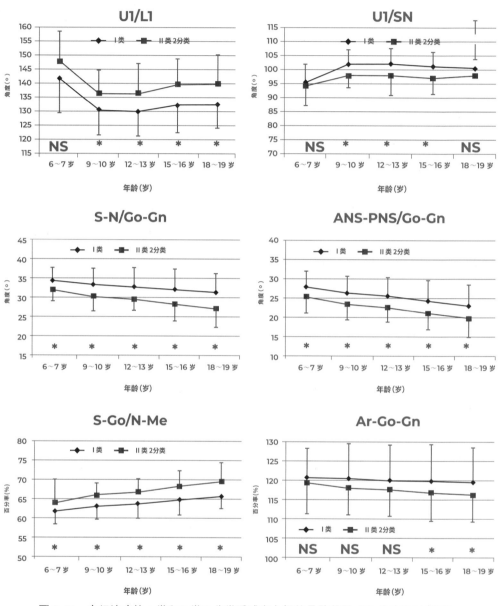

图 9-11　未经治疗的Ⅰ类和Ⅱ类2分类受试者之间的骨骼差异（NS 为空白对照组）

表 9-2　与Ⅰ类相比，Ⅱ类2分类的前后向和垂直向生长发育特点

	垂直面型	上颌骨前后向位置	下颌骨前后向位置	下颌平面角	下颌体长度	上中切牙位置
Hichcock	正常	正常	后缩	正常	未及	舌倾
Fulya Isik	低角	正常	正常	变小	未及	舌倾

（续表）

	垂直面型	上颌骨前后向位置	下颌骨前后向位置	下颌平面角	下颌体长度	上中切牙位置
M. R. JOSHI	未及	正常	后缩	正常	略小	舌倾
Luiz A	低角	正常	正常	变小	正常	舌倾
Emad A	低角	前突	正常	变小	未及	舌倾
Naphtali Brezniak	低角	正常	后缩	变小	缩短	舌倾
Hans Pancherz	低角	后缩	后缩	变小	未及	舌倾
Aif Tor Karlsen	低角	正常	后缩	变小	未及	舌倾
最多见	低角	正常	后缩	变小	未及	舌倾

综上，Ⅱ类2分类生长特点总结如下：①上前牙舌倾。②上颌骨位置正常。③下颌位置正常或后缩。④深覆𬌗。⑤正常覆盖。⑥露龈笑。

4. 生长发育过程中，Ⅱ类患者前牙覆𬌗、覆盖的变化

乳前牙在6岁左右进行替换，恒前牙萌出时因第一磨牙未完全萌出，其覆𬌗、覆盖不稳定，但当第一恒磨牙在同期萌出建立咬合，前牙覆𬌗、覆盖趋于稳定。多篇文献研究发现安氏Ⅱ类错𬌗畸形儿童在生长发育高峰期前后的下颌骨生长量与Ⅰ类咬合关系儿童的生长量相当，无显著差异，前牙覆𬌗、覆盖在生长发育高峰期前至生长发育完成也无显著差异（图9-12）。

You等学者通过分析40名未经治疗的Ⅱ类错𬌗畸形受试者生长发育高峰期前至生长发育完成的头颅侧位片，来对比该时期牙槽、颌骨变化和Ⅰ类咬合关系受试者的牙槽、颌骨变化，研究结果显示，实验组与对照组的颌骨在生长发育高峰期前至生长发育完成无显著差异，因此Ⅱ类错𬌗畸形在生长发育高峰期前即已形成，覆𬌗、覆盖从生长发育高峰期前一直维持到生长发育完成。但该文章发现下颌骨向前生长发育量显著大于上颌骨，那究竟是何种原因导致Ⅱ类错𬌗畸形和覆𬌗、覆盖维持原有状态呢？原来，虽然下颌骨向前生长量显著大于上颌骨，但牙槽复合体为维持原有的尖窝相对关系，上颌骨向前生长量和相对下颌骨向后生长量的总量刚好与下颌骨向前生长量相似，且呈强相关关系

（$r=0.881$；$y=0.976x+0.183$），牙槽补偿机制抵消了下颌骨相对上颌骨的向前生长，维持了原有的覆𬌗、覆盖关系和咬合关系（图9-13、图9-14）。

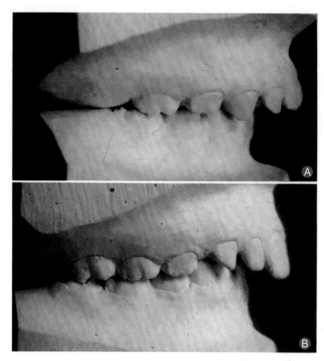

图 9-12　从乳牙列（A）到混合牙列（B）Ⅱ类咬合特征的进展

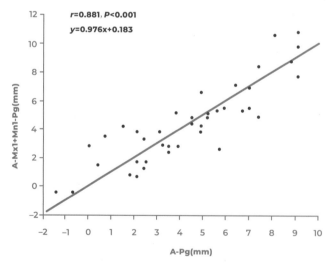

图 9-13　当将每个样本中的牙列向前（相对于A）和向后（相对于Pg）运动（A-Mx1+Mn1-Pg）组合为单一因变量时，下颌向前生长大于上颌（A-Pg）与牙列运动之间的相关性变得更加紧密

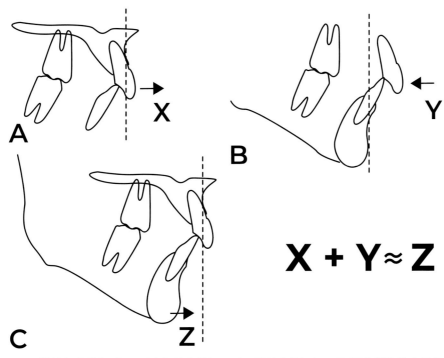

图 9-14　牙槽骨复合体相对于 A（上颌基底骨）、B（下颌基底骨）和 C（下颌向前生长大于上颌骨）的适应性变化

　　Christopher 等学者通过拍摄未经治疗的Ⅱ类 1 分类错𬌗畸形、正常𬌗和Ⅰ类咬合关系受试者 7 岁、9 岁、11 岁、13 岁和 15 岁时的头颅侧位片，通过分析以下角度、距离值研究上、下颌骨在生长发育高峰期前后的矢状向关系，结果表明Ⅱ类错𬌗畸形受试者的上、下颌骨和牙槽的差异在 7 岁左右时（生长发育高峰前期）已经出现，但不明显，随着上、下颌骨的生长发育，Ⅱ类错𬌗畸形受试者与正常𬌗受试者的差异愈发显著，且无改善趋势。这与 Samir 等的发现不谋而合，他们通过分析未经治疗的Ⅱ类错𬌗畸形受试者乳牙期、替牙期和恒牙列早期头颅侧位片发现，Ⅱ类错𬌗畸形受试者深覆盖在乳牙列早期即已出现，且随着颌骨的生长发育未出现显著的改善，且一直维持到恒牙列初期（图 9-15～图 9-18）。

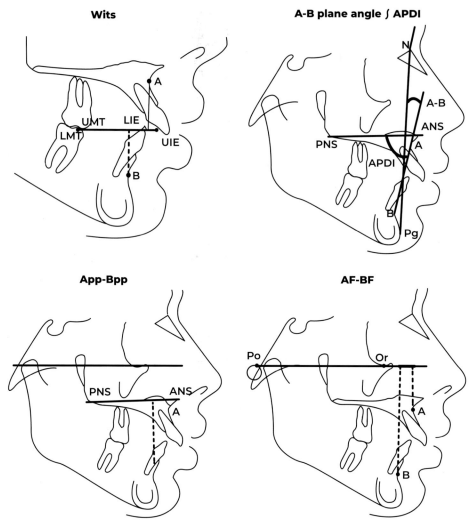

图9-15 参考标志点：颏前点（Pg）；下切牙切缘点（LIE）；上切牙切缘（UIE）；上牙槽座点（A）；下牙槽座点（B）；前鼻棘点（ANS）；后鼻棘点（PNS）；下颌第一磨牙近中颊尖点（LMT）；上颌第一磨牙近中颊尖点（UMT）；鼻根点（N）；眶点（Or）；耳点（Po）

测量值：Wits——A 点和 B 点在𬌗平面上的投影的距离（𬌗平面：上下切缘中点与上下第一磨牙近中颊尖中点的连线）；A-B 平面角：A-B 平面与 N-Pog 平面形成的角度；APDI：等于 A-B 平面与 PNS-ANS 平面形成的角度；App-Bpp：A 点和 B 点在 PNS-ANS 平面上的投影的距离；App-Pgpp：A 点和 Pg 点在 PNS-ANS 平面上的投影的距离；AF-BF：A 点和 B 点在 Frankfort 平面（Po-Or 平面）上的投影的距离。

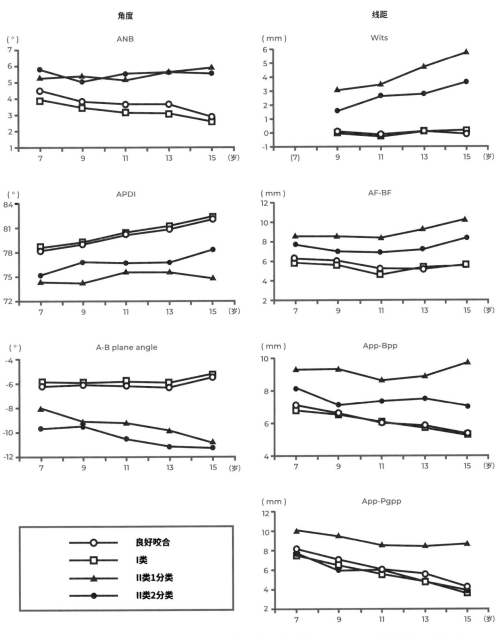

图 9-16 4 组中 7 个头影测量参数的生长变化曲线（男性）7 ～ 15 岁间每隔 2 年分析

矢状向颌骨关系参数-女性

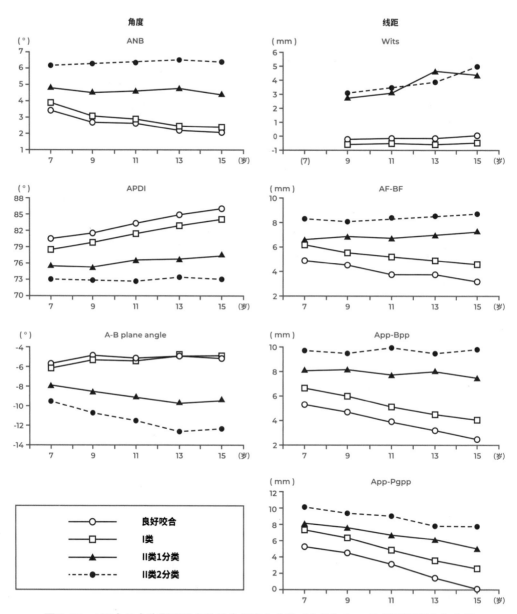

图 9-17　4 组中 7 个头影测量参数的生长变化曲线（女性）7 ～ 15 岁间每隔 2 年分析

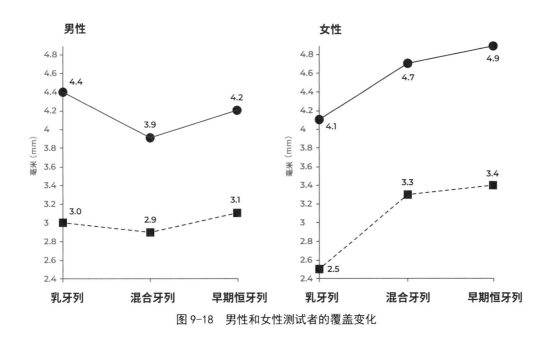

图 9-18　男性和女性测试者的覆盖变化

　　Sarah 等学者通过分析 9 ～ 18 岁的Ⅱ类与Ⅰ类错𬌗畸形女性受试者的头颅侧位片研究其颅颌面变化，研究发现牙性变化在Ⅱ类错𬌗畸形中与对照组相似，但覆盖在实验组中较为显著。从生长高峰前期到生长发育高峰后期，随着生长发育，该研究发现前牙覆𬌗、覆盖也无显著变化，也没有一名Ⅱ类错𬌗畸形受试者的Ⅱ类磨牙关系转变为Ⅰ类磨牙关系。同样，Thilander 等研究发现，安氏Ⅱ类错𬌗畸形的牙性骨性不调随着生长发育没有自行改善的趋势，其覆盖和磨牙关系在替牙列初期与正常组中存在显著差异，覆𬌗无显著差异，且随着生长发育，其覆𬌗、覆盖无显著变化。Subtelny 的研究发现，下颌骨向前生长发育与牙槽骨复合体的变化（上颌骨基骨向前生长发育，下颌骨基骨向后生长发育）呈强线性关系。牙槽复合体的适应性变化限制了下颌相对于上颌骨的向前生长，还可能导致下颌牙弓唇倾。因此，这也可以解释为什么安氏Ⅱ类错𬌗畸形未经治疗不能自行纠正。

　　综上所述，结合多篇文献说明覆𬌗、覆盖在替牙列早期即已形成，在恒牙列初期至生长发育完成时有轻微变化，但无实质性变化。未经治疗的Ⅱ类 1 分类错𬌗畸形，在替牙列早期即出现下颌骨在矢状向和垂直向的生长发育的差异，随着上、下颌骨的生长发育，至上、下颌骨的生长发育完成，未经治疗的Ⅱ类

1分类儿童较正常Ⅰ类儿童的下颌骨的生长量稍小，但无显著差异，因此颌骨在生长发育过程中，颌骨的旋转、下颌支的垂直向和水平向生长量的代偿对覆殆、覆盖的形成影响较小。因此，随着生长发育上、下颌骨的差异性生长，从恒牙列初期至生长发育完成时覆殆、覆盖有轻微变化，但并没有出现显著改变，牙槽复合体的代偿发挥了主要作用，包括维持原有咬殆关系导致下前牙的唇倾、牙齿的被动萌出等。

总之，Ⅱ类错殆畸形在乳牙列均有明显的错殆症状，且所有具有Ⅱ类咬殆关系的受试者从乳牙列期到混合牙列期，其咬殆关系等均维持原样或更加严重，临床医师可以通过快速扩弓、拔牙减数、功能性颌骨矫形3个方面改善其症状，当然，在早期治疗之前其他因素都应纳入考虑，如患者的配合程度等。

（二）生长发育过程中Ⅲ类错殆畸形前牙覆殆、覆盖的变化

1. Ⅲ类错殆畸形的患病率

中华口腔医学会口腔正畸专业委员会于2000年完成的包括全国7个地区12个城市的全国性错殆畸形流行病学调查结果显示，在全国范围内，Ⅲ类错殆畸形患病率为12.81%，低于Ⅰ类（29.81%）和Ⅱ类错殆（15.19%）。其中，乳牙期组为14.94%，替牙期组为9.65%，恒牙初期组为14.98%（图9-19）。沈露等在对1988—2017年间乳牙列期错殆畸形患病率的系统回顾和荟萃分析中得到乳牙列期Ⅲ类错殆畸形患病率为12.6%。王静对唐山地区1231名儿童和青少年调查研究发现，Ⅲ类错殆畸形患病率为10.8%，低于Ⅰ类（29.81%）和Ⅱ类错殆（15.19%），其中乳牙列期Ⅲ类错殆患病率为12.9%，替牙列期为5.45%，恒牙列期为16.08%。杨红珍对保定市3001名3～16岁儿童和青少年的调查研究发现，Ⅲ类错殆畸形患病率为31.47%，其中乳牙列期患病率为59.4%，替牙列期为23.31%，恒牙列初期为23.15%。Lombardo对全世界各牙龄阶段人群的错殆畸形患病率的调查进行系统评价和荟萃分析，并对2009—2019年Medline、Web of Science和Embase发表的最新研究和正畸教材进行综合综述，得出全世界安氏Ⅲ类错殆畸形在乳牙列期患病率为7.76%，替牙列期为6%，恒牙列期为10.7%；在乳牙列期，Ⅲ类错殆畸形在亚洲的患病率最高（13.18%），在混合牙列期，安氏Ⅲ类错殆畸形在欧洲的患病率最低（3%），

在恒牙列期，Ⅲ类错𬌗畸形在非洲患病率最低（2.61%）（图9-20）。由此可见，Ⅲ类错𬌗畸形在混合牙列期，甚至在儿童乳牙列期就表现出较高的患病率。

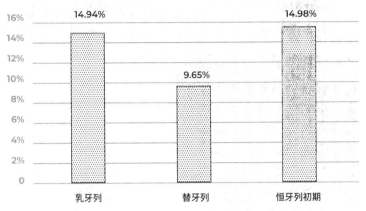

图9-19　全国安氏Ⅲ类错𬌗畸形在各年龄段的患病情况

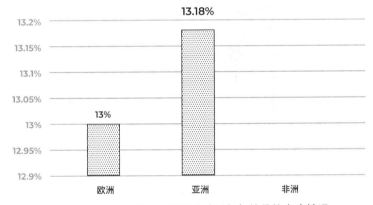

图9-20　全世界安氏Ⅲ类错𬌗畸形各年龄段的患病情况

2. Ⅲ类错𬌗畸形的病因

（1）先天因素

先天因素包括遗传因素和先天性疾病。

Ⅲ类错𬌗形成和发展的原因与Ⅱ类错𬌗有明显的不同，Ⅲ类错𬌗的遗传倾向更强，骨性反𬌗患者具有明显的家族史，这种发育异常是一种内在性的生长型，从婴儿到成熟时期呈渐进性加重。在Ⅲ类错合形成的病因中，功能性影响是次要的、适应性的。

先天性唇腭裂常常表现出因上颌骨发育不足造成的前牙反𬌗或全牙弓反𬌗。

（2）环境因素

乳牙和替牙期的一些局部障碍可能对前牙产生不良的诱导而形成Ⅲ类错𬌗，若不及时处理，很多病例会随着颌面部和牙齿的生长发育形成更严重的Ⅲ类错𬌗畸形。乳磨牙邻面龋可能形成𬌗干扰和早接触，导致𬌗关系不稳定，诱发下颌关闭路径向前，形成前牙反𬌗；多数乳磨牙早失，可因前牙的被迫咀嚼诱使下颌向前移位，日久形成下颌前突，前牙反𬌗。上颌乳前牙早失时，因缺少功能刺激，上前牙牙槽骨发育受影响，恒切牙萌出时位置偏向舌侧诱发下颌向前移位，形成反𬌗。

口腔不良习惯，如不正确哺乳方式或人工喂养、伸舌、吮指、咬上唇、前伸下颌习惯等都早造成Ⅲ类错𬌗畸形。另外，一些全身疾病，如肢端肥大症、佝偻病等引起下颌发育畸形，从而形成Ⅲ类错𬌗畸形；而患有呼吸道疾病（扁桃体肥大等）者，为了保持呼吸的通畅，舌体常常前伸并带动下颌前伸，形成前牙反𬌗，下颌前突。

3. Ⅲ类错𬌗畸形的生长发育特点

Ⅲ类和Ⅰ类个体上颌骨的长度（ANS-PNS）存在少量但持续性的差异，Ⅲ类个体的上颌骨更短些。虽然安氏Ⅲ类错𬌗个体的上颌骨相对小和后缩，但这种后缩持续，不随时间加重。不同年龄组的大样本横断研究表明，Ⅲ类和Ⅰ类的差异在儿童期和青春期并未改变。Reyes的横断研究对比结果认为6～17岁年龄段的Ⅲ类和Ⅰ类个体的SNA角没有区别；在纵向研究中，Wolfe等提供了全面的对比结果，认为6～16岁年龄段的Ⅲ类和Ⅰ类个体的SNA角的变化不存在差异，提示在6岁时，Ⅲ类个体的上颌骨比安氏Ⅰ类个体的上颌骨短1.6 mm，这种差异一直持续到16岁。Battagel评估了495名未经治疗的Ⅲ类错𬌗个体，Reyes等评估了949名未经治疗的安氏Ⅰ类错𬌗个体，研究结果都显示在6～16岁间上颌的后缩没有差异。总的来说，可提供的生长数据显示年轻的Ⅲ类错𬌗个体的上颌骨相对较小。如果上颌骨存在后缩现象，一般在早期就已经确定，随着年龄的增长，不会变得更糟。

不同错𬌗畸形间下颌骨矢状向位置的差异远远超过上颌骨位置间的差异。如前所述，Ⅲ类和Ⅰ类错𬌗个体的SNA角没有区别，相反，所有的研究都表明安氏Ⅲ类错𬌗个体的下颌骨明显前突，并且具有显著性差异。Ⅲ类和Ⅰ类错𬌗个体在下颌前突间的差异往往4倍于上颌骨后缩间的差异。Myiajima等选取了1376例磨牙为近中关系并且前牙反𬌗的日本女性，年龄为2.7～47.9岁，对她们的头影测量进行了研究，发现上颌骨在生长发育早期就较为后缩，随着生长发育的持续进行，上颌骨与颅底结构仍然保持着相对稳定的前后位置关系，不会随着生长更为后缩；但下颌骨在乳牙列晚期就较为前突，而且随着生长发育会越来越突，导致上、下颌骨间的骨骼不调越来越严重，牙齿的代偿（上前牙唇倾、下前牙舌倾）也会因此变得越来越明显，并且带来明显软组织侧貌改变。Baccetti等针对1091例安氏Ⅲ类错𬌗患者进行了横断面研究，发现Ⅲ类错𬌗患者的生长发育高峰期长达18个月，在生长发育高峰期内，Ⅲ类错𬌗男孩与Ⅲ类错𬌗女孩的下颌骨长度均显著增加，增长量分别为8 mm和5.5 mm，下颌骨长度的显著变化会一直持续至成年早期（18岁左右）；此外，在生长发育高峰期和发育晚期，Ⅲ类患者的垂直向高度也显著增加。总之，目前可提供的研究证据支持以下结论：安氏Ⅲ类和安氏Ⅰ类矢状向的不调主要源于下颌骨的前突，其次是上颌骨的后缩。

如前所述，Ⅲ类错𬌗畸形的遗传因素更强，上、下颌异常关系多呈进行性加重，多位研究学者发现，Ⅲ类错𬌗畸形在早期就表现出来。Kuniaki认为，Ⅲ类上、下颌骨的矢状向不调在第二乳磨牙萌出时就已经出现。Ⅲ类错𬌗患者上颌骨位置较后缩，但随着生长发育，其相对颅底位置较为恒定，不会随生长发育加重后缩；下颌骨位置前突，且在第一恒磨牙萌出后前突随生长发育越来越重。Edmund认为，与Ⅰ类错𬌗畸形患者相比，Ⅲ类错𬌗畸形患者后颅底长度较长，上颌位置后缩且较短，下颌位置前突且长度较正常要长，面下1/3高度较正常要大，下颌角和下颌平面角增大，上、下颌骨骨性不调在早期就已经出现，其下颌骨长度和面下1/3高度随年龄增加而差异越来越明显。Sara M认为，Ⅲ类错𬌗畸形和Ⅰ类错𬌗畸形患者的差异早在6～8岁就建立了，并且一直持续到16岁。Bojana认为，Ⅲ类错𬌗和正常颌的区别在5～6岁时就已经很明显了。Brian认为，在矢状向上，Ⅲ类错𬌗畸形和正常𬌗之间上颌骨在任何年龄阶段不存在差异；但下颌骨长度从6岁开始就明显较正常颌要长，且随年龄的增加明显增长，下颌骨矢状不调在 6 岁时就出现，并认为在Ⅲ类错殆的矢状面骨骼特征中不存在自我限制倾向。下颌骨发育在青春期会出现一个延迟的高峰，并且比正常咬合的持续时间更长。Isabella 认为，在乳牙列期就已经出现Ⅲ类骨性不调的早期征象。Ⅲ类错殆畸形患者相对Ⅰ类错殆畸形患者上颌位置相对后缩，下颌位置前突，且Ⅲ类错殆畸形患者相对于Ⅰ类前颅底长度短、后颅底长度较长，但颅底角和正常殆无差别。

4. 生长发育过程中，Ⅲ类错殆畸形覆殆、覆盖的变化

Ⅲ类错殆畸形可能多与遗传因素有关，少部分与软组织和牙槽突因素相关，极少数情况是因牙槽突因素导致Ⅲ类错殆畸形。故有Ⅲ类咬合关系的儿童在替牙列初期便表现出前牙反覆殆、反覆盖关系，如未予干预，该咬合关系将持续至颌骨生长发育完成；虽然在此期间上颌切牙更加唇倾，下前牙出现适应性的舌倾以保持相对稳定的唇舌向关系，但其颌骨前后向位置不调较正常咬合关系儿童更大。Battagel 等对 7 ～ 15 岁及以上年龄的 27 名正常咬合受试者和35 名Ⅲ类错殆畸形受试者的替牙列初期到恒牙列末期阶段的头影测量分析数据进行了回顾性研究，分析可能与生长发育相关的儿童Ⅲ类错殆畸形的病因特征研究中，Ⅲ类错殆畸形的多因素病因被证实：从替牙列初期到恒牙列末期，无论是男性受试者还是女性受试者，Ⅲ类错殆畸形组受试者较正常组受试者的颅底角更小、上颌骨更短、更后缩，下颌骨显著前伸，下颌体更长、更加后下旋转（图 9-21 ～图 9-25）；另外，在Ⅲ类错殆畸形受试者中，上、下颌均出现了相当大的牙槽代偿，与对照组相比，实验组上前牙代偿性唇倾、下前牙代偿性舌倾以适应上、下颌骨的生长发育差异，但尽管下颌前牙代偿性舌倾，相对于对照组下前牙仍位于靠前的位置，上、下前牙也未形成正常覆殆、覆盖。

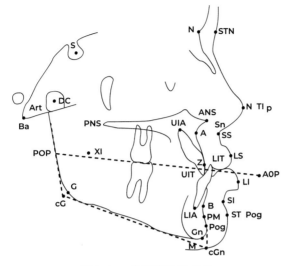

图 9-21　头影测量标志点

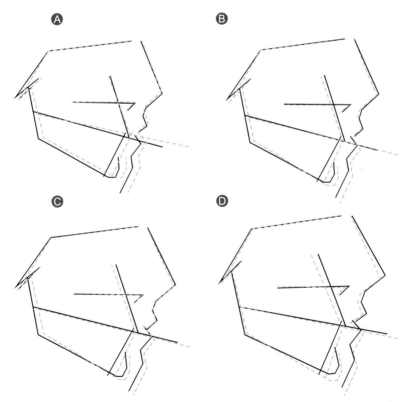

以 SN 平面和 S 点为重叠标志，实线为对照组，虚线为实验组：A.7 ~ 10 岁；
B.11 ~ 12 岁；C.13 ~ 14 岁；D.15 岁以上。

图 9-22　男性实验组在各个阶段与对照组头影测量分析的重叠

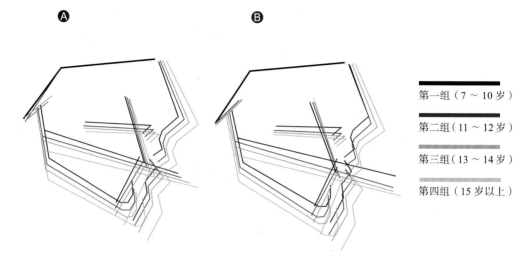

第一组（7～10岁）

第二组（11～12岁）

第三组（13～14岁）

第四组（15岁以上）

以 SN 平面和 S 点为重叠标志，A. 对照组；B. 实验组。

图 9-23　男性各个阶段的头影测量分析的重叠

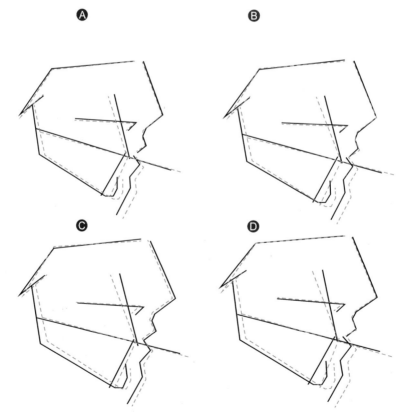

以 SN 平面和 S 点为重叠标志，实线为对照组；虚线为实验组：A.7～10岁；
B.11～12岁；C.13～14岁；D.15岁以上。

图 9-24　女性实验组在各个阶段与对照组头影测量分析的重叠

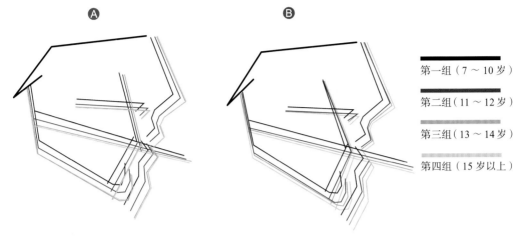

第一组（7～10岁）

第二组（11～12岁）

第三组（13～14岁）

第四组（15岁以上）

以 SN 平面和 S 点为重叠标志，A. 对照组；B. 实验组。

图 9-25 女性各个阶段的头影测量分析的重叠

　　Patricia 等研究结果也发现，予以干预的Ⅲ类错𬌗畸形受试者前牙的反覆盖和磨牙关系均得到了显著改善；未予以干预的受试者的前牙反覆盖关系和磨牙关系从生长发育高峰前期一直维持到生长发育高峰后期，虽然随着颌骨的生长发育出现牙性代偿，反覆盖有减小趋势，但并未形成正常覆盖关系，提示反覆盖关系无法自行改善。因此，所有牙槽骨的测量值都支持牙性代偿理论机制，即牙齿的适应性改变是为了改善上、下颌的骨性不调，所以反覆盖随着年龄的增加出现相对减小的趋势，但上、下颌前牙仍维持其反覆盖关系。

　　因此，Ⅲ类错𬌗畸形在替牙列早期即有明显的错𬌗症状，未经干预的Ⅲ类错𬌗畸形上、下颌骨间不调关系随着生长发育愈加严重，前牙覆𬌗、覆盖出现代偿性变化，上颌切牙出现明显的适应性唇倾，下颌切牙出现适应性舌倾以适应上、下颌骨的骨性不调，但尽管存在适应性变化，Ⅲ类错𬌗畸形者在整个生长发育过程中，上、下前牙仍未形成正常覆𬌗、覆盖。

三、生长发育过程中，不同错𬌗畸形磨牙关系的变化和预测

（一）Ⅱ类错𬌗畸形磨牙关系的变化和预测

既往研究表明，在青少年的正常成长过程中，下颌骨通常比上颌骨生长量大，并且其生长持续时间更长。另有研究表明，从儿童到成人，下颌骨相对于上颌骨向前生长量更多，降低了面型的凸度；另有通过使用纵向牙模型和测量头影照片进行统计的研究表明，在生长发育过程中，患者的Ⅱ类错𬌗关系几乎没有变化。如前所述，未经治疗的Ⅱ类、Ⅲ类错𬌗畸形在生长发育过程中，前牙覆𬌗覆盖不会发生实质性的变化。多位研究学者也发现，乳牙列期的潜在骨骼失调通常会导致恒牙列期的Ⅱ类错𬌗，所有表现为第二乳磨牙远中关系的患者最终都表现出恒磨牙的Ⅱ类关系，从 5 岁到 12 岁，Ⅱ类错𬌗的咬𬌗关系不可自行改善。不应误导Ⅱ类错𬌗畸形患者可通过生长发育自行改善，在之后的生长发育过程中，下颌骨水平向的生长并不能使Ⅱ类磨牙关系纠正为Ⅰ类磨牙关系。当根据咬合特征诊断出Ⅱ类错𬌗时，在生长过程中永远不会"自我纠正"。

那么为什么下颌骨的牙列不会随着下颌骨的生长而前移呢？

首先，乳牙期𬌗关系的确定是通过乳磨牙的终末平面来确定，上、下颌第二乳磨牙远中面即终末平面的关系是乳牙𬌗关系重要的一部分。终末平面分为以下 3 类。①垂直型：正中𬌗时，上、下颌第二乳磨牙远中面在同一垂直面；②近中型：正中𬌗时，下颌第二乳磨牙远中面在上颌第二乳磨牙远中面的近中；③远中型：正中𬌗时，下颌第二乳磨牙远中面在上颌第二乳磨牙远中面的远中。

研究表明，上、下颌第二乳磨牙远中面的位置决定恒磨牙的萌出路径，即第一恒磨牙挨着终末平面生长。第二乳磨牙远中面的位置在乳牙期的功能不是很重要，但对第一恒磨牙的位置关系和最终的恒牙𬌗有重大影响。在乳恒牙替换过程中，下颌第一恒磨牙会发生两次近中移动。早期近中移位发生在第一恒磨牙萌出期（5 ~ 6 岁），近中移动会占用牙间隙或灵长间隙，但 Baume 等学者发现远中型乳牙列的受试者没有牙间隙存在，故不发生近中移动。晚期近中移位是第一恒磨牙第二次近中移动，发生在第二乳磨牙脱落（11 ~ 12 岁）之后，

这次近中移动占用剩余间隙并改善恒磨牙关系。根据剩余间隙的量，下颌磨牙近中移动通常比上颌磨牙更多，然后与上颌磨牙建立正常的磨牙关系。

学者 You 的研究探讨了Ⅱ类错𬌗患者下颌前向生长相关的齿槽变化。对 40 例年龄在 8.8 ～ 17.8 岁（青春期前后）未经治疗的Ⅱ类错𬌗患者的纵向头影测量片进行分析，并与 Bolton 常模进行比较，发现在横截面比较中，Ⅱ类样本和 Bolton 常模的下颌生长没有统计学意义上的差异。在Ⅱ类受试者中，下颌骨向前生长量平均比上颌骨大 4.36 mm；齿槽复合体相对于上颌骨基底骨（A 点）向前移动 2.16 mm，而相对于下颌骨基底骨向后移动 2.28 mm；且下颌骨向前生长与齿槽复合体运动之间具有很强的线性关系（几乎为 1：1 的比率）存在（$r=0.881$；$y=0.976x+0.183$）（图 9-26、图 9-27）。结果表明，下颌骨向前生长，可能会使下颌牙列前移，牙槽复合体的适应性运动抵消了下颌骨相对于上颌骨向前生长的影响，这就解释了为什么在未经治疗的成长期患者中Ⅱ类错𬌗不能自我纠正。

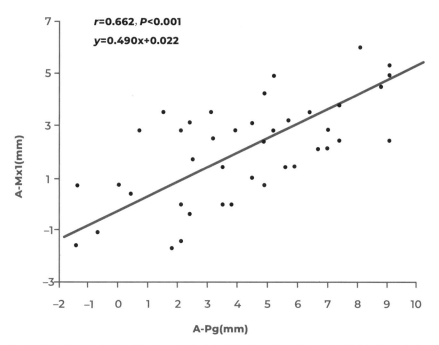

图 9-26　下颌向前生长大于上颌（A-Pg）与上颌基底骨上相对于 A 点的牙列向前移动（A-Mx1）之间的强相关性

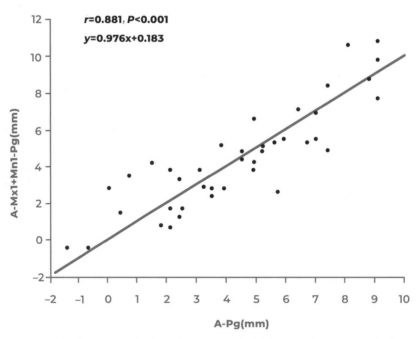

图 9-27　下颌前向生长大于上颌骨（A-PG）与下颌基骨上牙列相对于 PG 向后移动（Mn1-PG）的
强相关性

　　学者 Arya 的研究探讨了未经治疗干预的 118 名儿童（男性 54 名，女性
64 名）4.5 岁～ 14.0 岁的咬𬌗关系变化的纵向研究，所有纳入研究的受试者在
第一恒磨牙萌出前的乳牙列期、第一磨牙萌出建𬌗后的替牙列期和第一恒磨牙
前所有牙齿均替换的恒牙列期均取其口内上、下颌模型并进行统计分析，该结
果显示，第一恒磨牙一旦萌出后的远中关系基本上会维持其咬𬌗关系至恒牙列，
没有一名受试者的远中关系在生长发育过程中自行调整为中性关系（图 9-28、
图 9-29）。

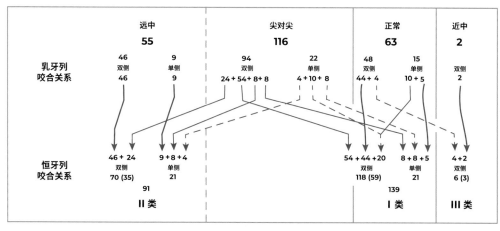

图 9-28　从第一恒磨牙的初始咬合到恒牙列咬合的侧面变化模式

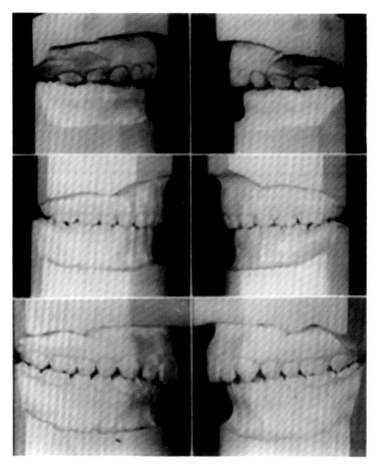

图 9-29　本案例显示 II 类错𬌗乳牙末端平面、远端初始咬𬌗和恒牙列的咬𬌗关系

Subtelny 学者研究发现，下颌骨向前生长发育与牙槽骨复合体的变化（上颌骨基骨向前生长发育，下颌骨基骨向后生长发育）呈强线性关系。牙槽复合体的适应性变化限制了下颌相对于上颌骨的向前生长，还可能导致下颌牙弓唇倾。因此，这也可以解释Ⅱ类错𬌗畸形未经治疗不能自行纠正的原因。因此，远中型终末平面根据颌骨的发展（下颌骨的生长速度和生长型），磨牙可维持为Ⅱ类关系或发展为末端齐平关系。打开咬合减少适应机制的影响，并利用正常下颌骨向前生长，可能是治疗生长期患者Ⅱ类错𬌗畸形的基本生物学基础。

综上所述，Ⅱ类咬合关系和颅面形态在乳牙列期便已经形成，并且大部分Ⅱ类咬合关系都维持原状或更加严重，如果不予干预，这种咬合关系和颅面形态在替牙列期不会自行改善，并且会因下颌骨的长度和下颌骨升支高度生长发育的不足而加重这种牙性、骨性不调。因此，该类咬合关系值得临床医师关注并早期进行诊断和阻断性治疗。

（二）Ⅲ类错𬌗畸形，磨牙关系的变化和预测

如前所述，形成Ⅲ类错𬌗畸形的因素中，遗传因素占主要部分，所以Ⅲ类错𬌗畸形发育异常与年龄相关。Chen 等通过对替牙列初期到恒牙列初期（8～14 岁）安氏Ⅲ类错𬌗畸形和Ⅰ类受试者矢状向、垂直向、横向的对比研究发现，Ⅲ类错𬌗畸形的上、下颌骨间关系在 8 岁之前便已经形成并一直维持到生长发育高峰期后，从 8 岁开始，其垂直向和水平向关系随年龄的增加、颌骨的生长发育的变化而变化，其中未经治疗的Ⅲ类错𬌗畸形受试者前后向颌骨间不协调关系呈不断加重趋势，因此，受试者的Ⅲ类磨牙关系随着颌骨的生长发育也表现出不断加重的趋势（图 9-30）。这与 Wolfe 等的研究结果一致，他们的研究发现Ⅲ类咬合关系的受试者上、下颌骨之间的不协调关系从替牙列初期到生长发育高峰期后变得越来越严重。Patricia 等对Ⅲ类错𬌗畸形儿童与正常儿童进行的纵向研究同样发现，Ⅲ类错𬌗畸形儿童的Ⅲ类磨牙关系在生长发育高峰前期已经出现，并随着颌骨的生长发育表现为显著的加重趋势，且一直持续到生长发育高峰后期。

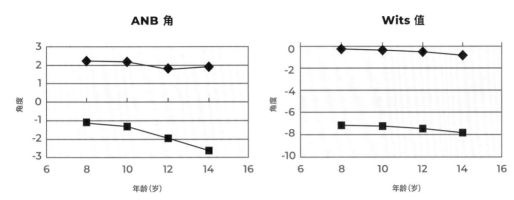

实验组（Ⅲ类错殆畸形受试者：正方形连线）与对照组（正常咬殆关系受试者：菱形连线）矢状向头影测量分析对比情况，包括 ANB 角和 Wits 值（A 点到咬殆面垂线与 B 点到咬殆面垂线之间的距离）。

图 9-30 矢状向关系

　　Caterina 研究发现，Ⅲ类咬合关系儿童在替牙列初期便表现出磨牙的Ⅲ类关系，如未予以干预，该咬合关系将持续至颌骨生长发育完成且呈加重趋势，其主要原因是随着颌骨的生长发育，下颌骨在生长发育过程中矢状向显著向前下位置改变，因此未经治疗的儿童其上、下颌骨间骨性不调关系呈加重趋势。而生长发育高峰前期予以干预的儿童，在长期疗效观察中，约 73% 疗效稳定，治疗后有正常的磨牙关系。因此，Ⅲ类错殆畸形的患儿磨牙关系在替牙列早期即已出现，不仅不能随着生长发育自行改善，还随着颌骨的生长发育呈不断加重趋势。临床医师应及早发现、及早诊断、及早干预以改善上、下颌骨间不调关系，当然在早期治疗之前，其他因素如患者的依从性等都应纳入考虑。

四、生长发育过程中，面部生长型的变化和预测

　　面部生长型用来表示面部的生长特征，不只是代表某一时间比例关系，而是随时间一直变化的比例关系。面部生长型是可重复和可预测的，生长型与几何型的唯一区别就是其增加了时间这个矢量，使其更加复杂和多变。

1. 侧貌面型

　　一般而言，侧貌面型有 3 种类型：直面型、凸面型和凹面型。其中，直面型一直被认为是较为美观的面型，也是正畸治疗追求的面型。同一种族的个体

有相似的面部生长型。

2. 垂直方向上，面部生长型的表现和判断

具体见第七章面部生长型的概念和意义。

（1）面部生长与颅底发育的关系

颅脑的发育直接影响面部发育，尤其是颅底最突出也最重要，因为面部复合体通过颅底与颅脑连接，颅底的下面就是面部。颅脑的生长刺激颅底发育，颅底的形态影响面部的原始模板。

①颅底的生长

颅底的生长主要是颅底的软骨联合和骨膜表面的生长改建，颅底主要有以下 3 个软骨联合（图 9-31）：

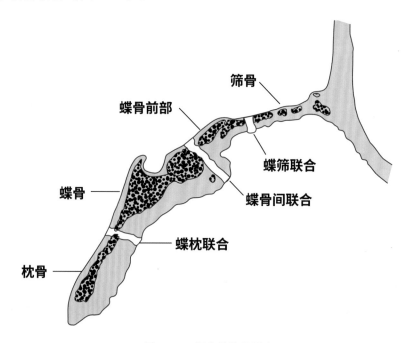

图 9-31　颅底的软骨联合

- 蝶筛软骨联合：7 岁前生长活跃，7 岁后缓慢，约 25 岁融合。
- 蝶骨间软骨联合：出生后不久即闭合。
- 蝶枕联合：是颅底的主要生长部位，出生后至儿童时期生长活跃，12 ～ 16 岁缓慢发育，20 岁左右开始融合。

②颅底发育与面部的对应关系

颅底三条软骨联合决定颅底三维向的生长发育，从而推动面部的被动生长。颅底发育异常可导致颅底发育畸形，影响面部的发育。通常用颅底角（即头影测量指标 NSBa）的大小来反映颅底的形态，其大小对错𬌗畸形的构成产生一定的影响，例如：颅底角小，有形成骨性Ⅲ错𬌗畸形的倾向；颅底角大，有形成骨性Ⅱ类错𬌗畸形的倾向。

另外，由于面部复合体附着于头盖骨基部，因此颅底早期的生长对面部立体构造、角度、高低特征的形成是一个模板，长、窄的头型（长头型）使面部相应地发育为长、窄且突的形态，即长面型；短、宽、圆的头型（短头型）使面部发育为宽且不太突出的形态，即宽面型（阔面型），面型较短。

（2）不同面型个体面部发育的特征变化

①长面型

• 鼻部：垂直向更长且更突出，鼻梁和鼻根部位置趋于更高，鼻尖通常指向下（随年龄的增加而更加明显），鼻部侧面倾斜度趋于与前额的倾斜度相同。

• 面上份和面中份：由于长面型鼻部更加突出，与之相接的前额外部骨板也相应的更加倾斜，眉间和眶上缘趋于更为突出，颧骨相对不显突出，同时眼睛也更加深邃。

• 下颌和面型：长头型面中部垂直向较长，下颌偏向后下旋转，导致下颌趋于后移位，同时后移位的下唇使之呈现下颌后缩的侧貌（凸面型）（图9-32）。

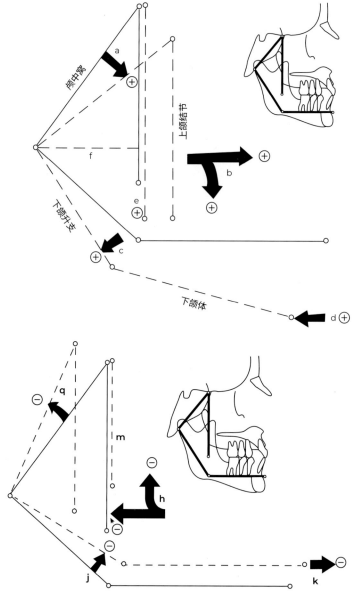

下颌后缩／上颌前突效应（＋）发生于下列情况中：（a）颅中窝向前倾斜；（b）颅中窝前倾造成上颌复合体前下移位；（c）下颌升支位置向后下调整；（d）下颌升支的后旋导致下齿槽座点（B点）后下移位；（f）颅中窝前倾导致其范围增大。（c）中下颌角的闭合可加剧下颌后缩。

下颌前突／上颌后缩效应（-）发生于下列情况中：（g）颅中窝向后倾斜；（h）颅中窝后倾造成上颌复合体后上移位；（j）下颌升支位置向前上调整；（k）下颌升支向前导致下齿槽座点（B点）前上移位；（m）短鼻上颌复合体。（j）中下颌角的开大可加重下颌前突效应。

图9-32　下颌后缩／上颌前突效应和下颌前突／上颌后缩效应的发生情况

[资料来源：BHAT M，ENLOW D H.Facial variations related to headform type.Angle Orthod，1985，55（4）：269-280.]

● 上颌牙弓和腭部：长头型者窄而长的前颅窝使上颌牙弓及腭部相应的更加长、窄且深（腭盖高拱）。

②短面型

● 鼻：垂直向更短且更扁平，鼻梁和鼻根部位置趋于更高凹陷，鼻尖更圆，通常向上，使在正面观通常可以看到鼻孔。

● 面上份和面中份：短面型鼻的前额更加圆且直立，眉间和眶上缘趋于平直，颧骨相对显突出，呈现明显的方形，眼球也更加具有特征性地突出。

● 下颌和面型：短头型下颌呈现不同程度的前突，同时更加趋于直面型甚至凹面型，颏部也更加突出（图9-32）。

● 上颌牙弓和腭部：短头型者宽而短的前颅窝建立了更宽但短而浅的腭部和上颌牙弓。

　　由于"面部构建于大脑之上"，颅底的三维形态影响上、下颌的大小、形状与位置，当颅底建立了面部结构的模板，就限定了这些结构的解剖限度，在一定程度上也限定了临床逻辑思维，如对于宽面型个体，其腭部和上颌侧方解剖界限更宽，临床上腭部扩展更加常用，窄面型则恰恰相反。

3. 面部生长过程中，面部生长型的变化和预测

　　如前所述，头型对面部发育十分重要，较宽、较窄的颅骨形态是不同面部发育的基本模板。面部结构是基于颅底结构而生长发育的，不同的面部区域重塑的方向在整个面部区域并不是因各个不同的感觉器官而孤立的，不管下颌骨和上颌部分自身内部有怎样的生长调控机制，它们都必须依从于更高一级的各种预定因素，如颅部的不对称畸形能够通过面部的形态和比例反映出来，不同的面型也由不同的头型决定。这种大脑形状与面型之间的固有联系预示着不同种族人群的面型各有其特点，尽管我们中间的绝大部分人在发育过程中又有着自身固有的结构因素，这些因素对上述的发育趋势能够起到一定程度的补偿作用，如果是正向的补偿作用或者补偿作用发挥完全，我们可能会变成Ⅰ类殆型；如果只是部分发挥作用或增强发育趋势，那么我们可能就会具有这些发育趋势所带来的的错殆畸形，这种补偿作用最终可能仍未改变面部生长型，只不过是使发育趋势带来错殆畸形的程度变得相对较轻。

目前大多数研究也表示，生长型主要由遗传因素决定，在同一个体的不同年龄阶段，面部生长型基本是一致的。Björk 的研究表明绝大多数颌骨生长有发生向上、向前的旋转趋势，提示一旦确定了水平生长型，其生长方式很难改变；Baume 等发现，垂直生长型一旦建立，则具有不可改变的趋势，表明生长发育是骨骼和神经型的结合；Bishara 对 5.0 ～ 25.5 岁的 3 种不同面型（长面型、短面型、均面型）生长发育特征的纵向研究结果显示，有 77% 的受检者有很强的维持原有面型的倾向，有其连续性，这与 Bodie 通过头影测量评价正畸效果，发现"颅面部生长型是先天确定的"这一结论相吻合；Helder Baldi Jacob 对 10 ～ 15 岁的法裔加拿大人的垂直向生长发育的研究结果显示，75% ～ 86% 的受检者仍维持其原有骨面型；Nanda 通过对 3 ～ 18 岁的儿童、青少年进行了长达 16 年的纵向研究，发现个体生长型建立在生长发育高峰期前数年，甚至在第一磨牙萌出前。以上研究均提示对面部生长型的预测是完全可能的。

综上，面部生长型无疑是遗传的表现型，在生长发育早期就已确立，参见章节后病例（图 9-41、图 9-42、图 9-43）。

五、生长发育过程中，软组织的变化和预测

（一）面部重要软组织部位的生长发育特点

1. 唇的生长

青春期前唇的生长落后于颌骨的生长，之后出现在生长高峰期并赶上。替牙列期唇的生长相对较短，因此休息位时的唇分离（唇无能）在儿童时期比较常见，在青春期时唇无能减少，青春期时唇的厚度达到最大，之后开始下降，直到二三十岁。唇的这种与颌骨不对应生长提示我们在青少年的正畸治疗过程中，上切牙的暴露稍多于成年理想的唇齿关系是非常必要的。

2. 鼻的生长

鼻部骨骼的生长大概到儿童 10 岁完成，之后的生长是鼻软骨和软组织的生长，二者都要经历青春期的生长迸发，其结果是青少年尤其是男孩的鼻部更

加突出。唇处于上方的鼻部和下方的颏部之间，鼻部和颏部随着青春期和青春后期的生长变得更加突出，然而唇却没有，因此，唇的突度相对下降。所以，在制订正畸治疗计划时，必须考虑面部软组织随年龄的变化，处于生长发育期的矫治患者，正畸治疗不应将软组织面型处理得过于直立，保留部分唇突度可能更有利于由于青春后期生长发育的变化引起的面部变化。

3. 颏部的生长

颏部形状随年龄而改变，在第二性征出现时其变化更为显著。颏部突度的增加并非自身骨沉积生长，而是主要来源于下颌骨整体的生长和颏部以上区域骨吸收变化。下颌体后部骨生长增加下颌长度，升支后缘和髁突软骨生长增加下颌长度和高度，使下颌整体向前向下移位，颏部亦向前下移位；另外，颏上区为一骨吸收区，牙槽部骨吸收使颏部凸显出来。颏部向前生长量差异的一个重要原因是颞下颌关节窝随着生长而产生的变化不同，由于在生长中下颌附着的颞骨区域相对于颅底很少发生前移，所以下颌骨不会像上颌骨一样，随着颅底生长前移而发生向前移位。多数情况下，下颌附着点垂直向下移动，不发生下颌骨前后向位移，偶尔还会发生向后移动，从而减小而不是增加颏部的突度，即是说，在下颌骨生长量相同的情况下，如果颞下颌关节向后移动，颏部的向前的移动会很少。

（二）软组织的个性特点变化和预测

软组织的变化是决定侧貌面型的重要因素。McNamara 等对同卵双胞胎的软组织侧貌进行对比研究发现，尽管同卵双胞胎的基因高度一致，但软组织侧貌也存在差异，因此人类的面部软组织和遗传因素、环境因素相关，骨性因素和性别也扮演着重要角色。

Subtelny 等研究发现，上、下唇厚度和颏部随着年龄增加而增厚，但增加速度降低，女孩较男孩更早停止生长，上、下唇的垂直向关系在上、下中切牙完全萌出后（9 岁）趋于稳定（图 9-33 ～图 9-40）。

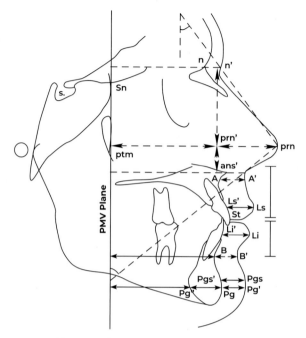

图 9-33　头影测量标志点和主要测量值

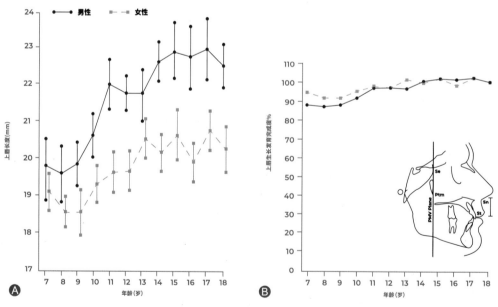

实线 . 男性；虚线 . 女性。A. 上唇长度平均值和均差（mm）；B. 上唇长度的生长发育完成度百分比。

图 9-34　男性与女性上唇长度随着生长发育从替牙列早期到生长发育完成（7～18 岁）的变化规律

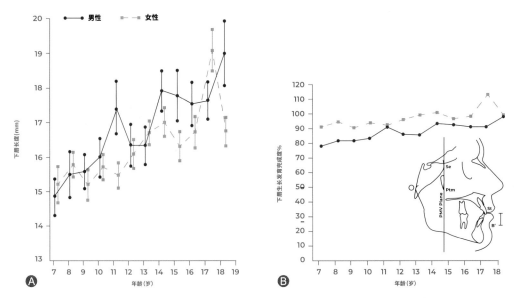

实线.男性；虚线.女性。A.下唇长度平均值和均差（mm）；B.下唇长度的生长发育完成度百分比。

图9-35　男性与女性下唇长度随着生长发育从替牙列早期到生长发育完成（7～18岁）的变化规律

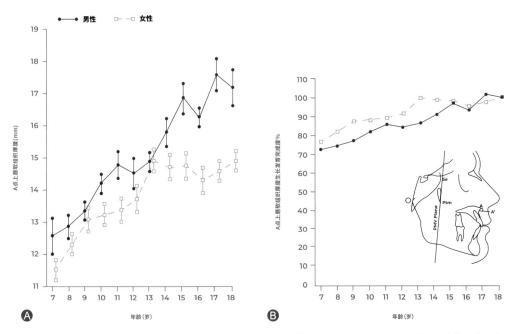

实线.男性；虚线.女性。A.A点上唇软组织厚度平均值和均差（mm）；B.A点上唇软组织厚度的生长发育完成度百分比。

图9-36　男性与女性A点上唇软组织厚度随着生长发育从替牙列早期到生长发育完成（7～18岁）的变化规律

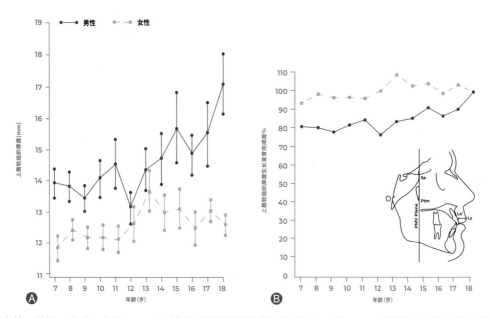

实线 . 男性；虚线 . 女性。A. 上唇软组织厚度平均值和均差（mm）；B. 上唇软组织厚度的生长
发育完成度百分比。

图 9-37　男性与女性上唇软组织厚度随着生长发育从替牙列早期到生长发育完成（7～18 岁）的
变化规律

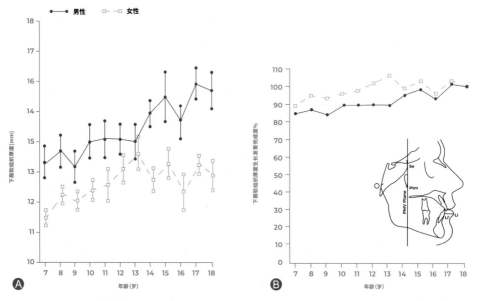

实线 . 男性；虚线 . 女性。A. 下唇软组织厚度平均值和均差（mm）；B. 下唇软组织厚度的生长
发育完成度百分比。

图 9-38　男性与女性下唇软组织厚度随着生长发育从替牙列早期到生长发育完成（7～18 岁）的
变化规律

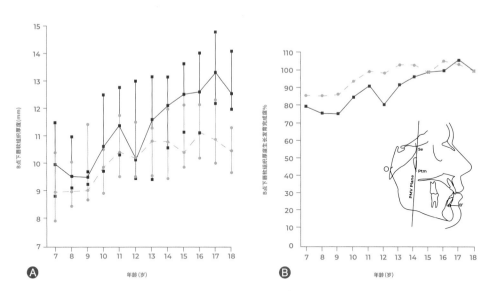

实线 . 男性；虚线 . 女性。A.B 点下唇软组织厚度平均值和均差（mm）；B.B 点下唇软组织厚度的生长发育完成度百分比。

图 9-39　男性与女性 B 点下唇软组织厚度随着生长发育从替牙列早期到生长发育完成（7～18 岁）的变化规律

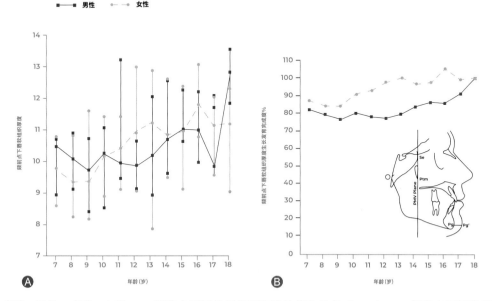

实线 . 男性；虚线 . 女性。A. 颏前点下唇软组织厚度平均值和均差（mm）；B. 颏前点下唇软组织厚度的生长发育完成度百分比。

图 9-40　男性与女性颏前点下唇软组织厚度随着生长发育从替牙列早期到生长发育完成（7～18 岁）的变化规律

Ann 等研究发现软组织厚度大多与骨组织直接相关。未经治疗的安氏Ⅲ类错𬌗畸形儿童在乳牙列期或替牙列早期即为反覆𬌗、反覆盖，下唇相对上唇表现出明显的外翻与增厚，随着生长发育，上、下颌骨骨性不调愈发严重，虽然软组织在生长发育过程中部分有代偿性增厚，但其代偿有限，因此，软组织侧貌随着生长发育愈发向异常演变，这与 Wolfe、Patricia 等的研究结果一致。Caterina 等在安氏Ⅲ类错𬌗畸形的受试者中，使用上颌扩弓＋前牵引的方法在生长发育高峰期治疗其错𬌗畸形，治疗组软组织（N 点、鼻顶点、鼻基点、A 点、上唇缘点、上唇下点、下唇缘点、B 点、颏前点、颏下点）的厚度显著改善，而未干预组则随着生长发育，其软组织不调愈发加重。另有 McNamara 等的研究结果发现安氏Ⅲ类错𬌗畸形虽然在生长发育高峰期介入治疗能观察到最有利的面部软组织侧貌的改善，但在生长发育高峰后期介入同样也能改善其软组织侧貌，因此该时期介入也应该认为是可行的治疗方案。

　　Lande 等的研究发现，随着Ⅱ类 1 分类儿童生长发育，上唇有前突趋势，下颌骨有后缩趋势，颌骨的凸度随着生长发育降低，软组织的凸度随着生长发育增加。Horowitz 等对拔牙矫正的Ⅱ类 1 分类受试者治疗前后进行了头影测量分析，发现上前牙内收后软组织凸度显著改善，但软组织厚度无显著变化。另有 Blair 等发现，面型的直立与下颌骨、鼻部的生长发育密切相关，与治疗方式（如拔牙与否）无显著相关。治疗前下唇的厚度和上、下颌骨的骨性关系可能是下唇治疗后和远期疗效的预测因素。

　　但 Salzmann 的研究发现，软组织不是在所有方面都与骨组织直接相关。上唇、颏部软组织和上、下颌骨的位置，下面高，下前牙的静态位置相关。所有软硬组织的相关性是复杂的联系，正畸医师还须关注软组织的厚度和紧张度。

　　总之，面部软组织发育与同部位的颌骨发育并不是简单的一一对应关系，青春期前期和青春期的儿童在正畸治疗时，软组织的增龄性变化需要关注。

　　综上所述，无论是颌面部上下颌牙槽突部分矢状向的关系，还是影响儿童面型众多因素中较为重要的颌骨垂直向的生长型等，均在儿童颌面部发育的早期阶段就表现出来，并保持相对稳定。所以，儿童侧貌形态在替牙列早期预测的可靠性还是相对较高的。

六、病例展示

Ⅲ类错𬌗畸形——低角（图 9-41）。

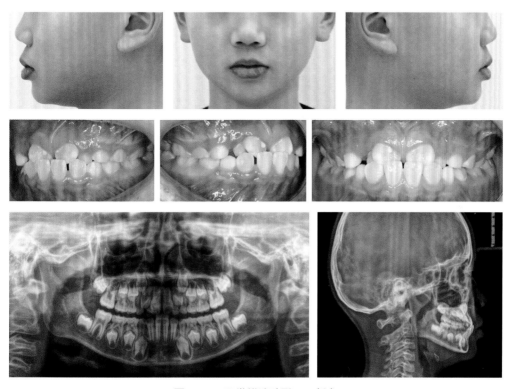

图 9-41　Ⅲ类错𬌗畸形——低角

Ⅲ类错殆畸形——高角（图 9-42）。

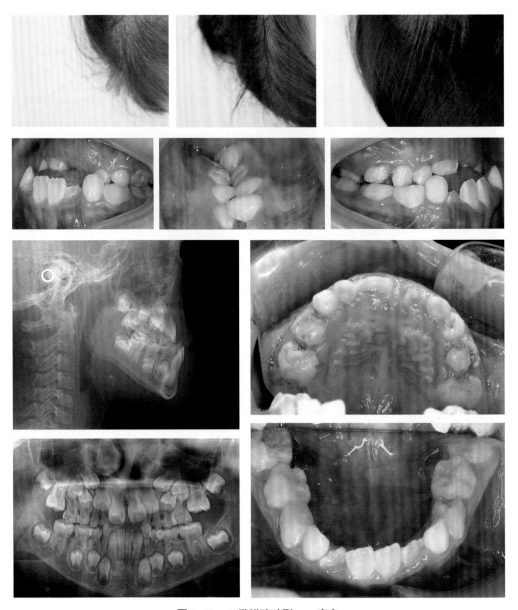

图 9-42　Ⅲ类错殆畸形——高角

Ⅱ类错殆畸形：1 分类——高角（图 9-43）。

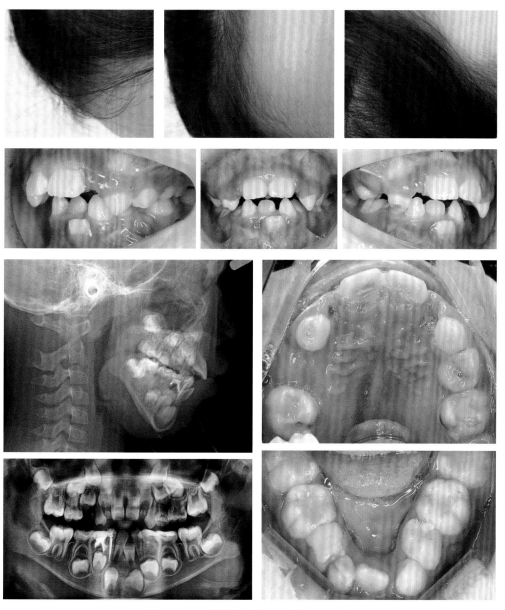

图 9-43　Ⅱ类错殆畸形：1 分类——高角

参考文献

[1] ISIK F, NALBANTGIL D, SAYINSU K, et al.A comparative study of cephalometric and arch width characteristics of class Ⅱ division 1 and division 2 malocclusions.Eur J Orthod, 2006, 28（2）: 179-183.

[2] BARBOSA L A G, ARAUJO E, BEHRENTS R G, et al.Longitudinal cephalometric growth of untreated subjects with class Ⅱ division 2 malocclusion.Am J Orthod Dentofacial Orthop, 2017, 151（5）: 914-920.

[3] AL-KHATEEB E A, AL-KHATEEB S N. Anteroposterior and vertical components of class Ⅱ division 1 and division 2 malocclusion. Angle Orthod, 2009, 79（5）: 859-866.

[4] HITCHCOCK H P.The cephalometric distinction of class Ⅱ, division 2 malocclusion.Am J Orthod, 1976, 69（4）: 447-454.

[5] GODIAWALA R N, JOSHI M R.A cephalometric comparison between class Ⅱ, division 2 malocclusion and normal occlusion.Angle Orthod, 1974, 44（3）: 262-267.

[6] KARLSEN A T. Craniofacial characteristics in children with angle class Ⅱ div. 2 malocclusion combined with extreme deep bite.Angle Orthod, 1994, 64（2）: 123-130.

[7] BJÖRK A.The significance of growth changes in facial pattern and their relationships to changes in occlusion.Dent Record, 1951, 71（10）: 197-208.

[8] BJÖRK A.Sutural growth of the upper face studied by the implant method.Acta Odontol Scand, 1966, 24（2）: 109-127.

[9] LANDE M J.Growth behavior of the human body facial profile as revealed by serial cephalometric roentgenology.Angle Orthod, 1952, 22（2）: 78-90.

[10] SUBTELNY J D.A longitudinal study of soft tissue facial structures and their profile characteristics, defined in relation to underlying skeletal structures.American Journal of Orthodontics, 1959, 45（7）: 481-507.

[11] SINCLAIR P M, LITTLE R M.Dentofacial maturation of untreated nor-mals.Am J Orthod, 1985, 88（2）: 146-156.

[12] ROTHSTEIN T L.Facial morphology and growth from 10 to 14 years of age in children presenting class Ⅱ, division 1 malocclusion: a comparative roentgenographic cephalometric study.Am J Orthod, 1971, 60（6）: 619-620.

[13] LYSLE JOHNSTON.Growing jaws for fun and profit: A modest proposal.Ann Arbor: Center for Human Growth and Development, University of Michigan, 1999.

[14] BISHARA S E.Mandibular changes in persons with untreated and treated class Ⅱ division 1 malocclusion.Am J Orthod Dentofa-cial Orthop, 1998, 113（6）: 661-673.

[15] CARTER N E.Dentofacial changes in untreated class Ⅱ division 1 subjects.Br J Orthod，1987，14（4）：225-234.

[16] BISHARA S E，JACOBSEN J R，VORHIES B，et al.Changes in dento-facial structures in untreated class Ⅱ division 1 and normal subjects：a longitudinal study.Angle Orthod，1997，67（1）：55-66.

[17] Fröhlich F J.A longitudinal study of untreated Class Ⅱ type malocclusion.1961.

[18] FELDMANN I，LUNDSTRÖM F，PECK S.Occlusal changes from ado-lescence to adulthood in untreated patients with Class Ⅱ Division1 deepbite malocclusion.Angle Orthod，1999，69（1）：33-38.

[19] SUBTELNY J D.To treat or not to treat.International Dental Journal，1973，23（2）：292-303.

[20] BISHARA S E，HOPPENS B J，JACKSEN J R，et al.Changes in the molar relationship between the deciduous and permanent dentitions：a longitudinal study.Am J Orthod Dentofacial Orthop，1988，93（1）：19-28.

[21] YOU Z H，FISHMAN L S，ROSENBLUM R E，et al.Dentoalveolar changes related to mandibular forward growth in untreated Class Ⅱ persons.Am J Orthod Dentofacial Orthop，2001，120（6）：598-607；quiz 676.

[22] ARYA B S，SAVARA B S，THOMAS D R.Prediction of first molar occlusion.Am J Orthod，1973，63（6）：610-621.

[23] THILANDER B，PENA L，INFANTE C，et al.Prevalence of malocclusion and orthodontic treatment need in children and adolescents in Bogota， Colombia.An epidemiological study related to different stages of dental development.Eur J Orthod，2001，23（2）：153-167.

[24] SILVA R G，KANG D S.Prevalence of malocclusion among Latino adolescents.Am J Orthod Dentofacial Orthop，2001，119（3）：313-315.

[25] BLAIR E S.A cephalometric roentgenographic appraisal of the skeletal morphology of Class Ⅰ，Class Ⅱ，Div. 1，and Class Ⅱ，Div. 2（Angle）malocclusions.The Angle Orthodontist，1954，24：106-119.

[26] SALZMANN J A.Principles of orthodontics.Philadelphia：Lippincott，1950.

[27] JAMES G.Cephalometric analysis of 100 Angle Class Ⅱ，division 1 malocclusions with special reference to the cranial base.Dent Pract，1963，14：35-46.

[28] MCNAMARA J A JR.Components of Class Ⅱ malocclusion in children 8-10 years of age.Angle Orthod，1981，51（3）：177-202.

[29] ANDERSON D L，POPOVICH F.Lower cranial height vs craniofacial dimensions in angle class Ⅱ malocclusion.Angle Orthod，1983，53（3）：253-260.

[30] MASSLER M，FRANKEL J M.Prevalence of malocclusion in children aged 14 to 18 years.

Am J Orthod, 1951, 37（10）: 751-768.

[31] AST D B, CARLOS J P, CONS N C.The prevalence and characteristics of malocclusion among senior high school students in upstate New York.Am J Orthod, 1965, 51: 437-445.

[32] MILLS L F.Epidemiologic studies of occlusion. Ⅳ. The prevalence of malocclusion in a population of 1, 455 school children.J Dent Res, 1966, 45（2）: 332-326.

[33] PROFFIFIT W R, FIELDS H W JR, MORAY L J.Prevalence of malocclusion and orthodontic treatment need in the United States: estimates from the NHANES Ⅲ survey.Int J Adult Orthodon Orthognath Surg, 1998, 13（2）: 97-106.

[34] DA SILVA FILHO O G, DE FREITAS S F, CAVASSAN ADE O.Prevalence of normal occlusion and malocclusion in Bauru（Sao Paulo）students. 1. Sagittal relation.Rev Odontol Univ Sao Paulo, 1990, 4（2）: 130-137.

[35] CHAPMAN S M. Ossification of the adductor sesamoid and the adolescent growth spurt. Angle Orthod, 1972, 42（3）: 236-244.

[36] BOWDEN B D. Epiphysial changes in the hand /wrist area as indicators of Adolescent stage. Aust Orthod J, 1976, 4（3）: 87-104.

[37] 傅民魁 . 口腔正畸学 .6 版 . 北京: 人民卫生出版社，2014.

[38] BRUNELLE J A, BHAT M, LIPTON J A.Prevalence and distribution of selected occlusal characteristics in the US population, 1988—1991.J Dent Res, 1996, 75: 706-713.

[39] PROFFIT W R. 当代口腔正畸学 .5 版 . 王林，译 . 北京: 人民军医出版社，2014.

[40] 傅民魁，张丁，王邦康，等 . 中国 25 392 名儿童与青少年错𬌗畸形患病率的调查 . 中华口腔医学杂志，2002，37（5）: 51-53.

[41] 陈扬熙 . 口腔正畸学: 基础、技术与临床 . 北京: 人民卫生出版社，2012.

[42] ENLOW DONALD H. 颅面生长发育学 .2 版 . 林久祥，译 . 北京: 北京大学医学出版社，2012.

[43] GRABER T M, RAKOSI T, PETROVIC A G. 功能矫形治疗学 .2 版 . 徐芸，译 . 北京: 人民卫生出版社，2004.

[44] 陈嵩，陈扬熙 . 颅面骨生长发育及正畸治疗中的 3 种骨调控机制及其概念 . 华西口腔医学杂志，2009，27（5）: 577-581.

[45] ENLOW D H, KURODA T, LEWIS A B.The morphological and morphogenetic basis for craniofacial form and pattern.Angle Orthod, 1971, 41（3）: 161-188.

[46] IONESCU E, TEODORESCU E, BADARAU A, et al.Prevention perspective in orthodontics and dento-facial orthopedics.J Med Life, 2008, 1（4）: 397-402.

[47] SHEN L, HE F, ZHANG C, et al.Prevalence of malocclusion in primary dentition in mainland China, 1988-2017: a systematic review and meta-analysis.Sci Rep, 2018, 8（1）: 4716.

[48]　王静.1231 名儿童及青少年错𬌗畸形调查.中国煤炭工业医学杂志，2007（4）：416-417.

[49]　沈露.重庆市 3-14 岁儿童错𬌗畸形流行病学抽样调查研究.重庆医科大学，2018.

[50]　LOMBARDO G，VENA F，NEGRI P，et al.Worldwide prevalence of malocclusion in the different stages of dentition：a systematic review and meta-analysis.Eur J Paediatr Dent，2020，21（2）：115-122.

[51]　MILLS L F.Epidemiologic studies of occlusion. Ⅳ. The prevalence of malocclusion in a population of 1，455 school children. J Dent Res，1966，45（2）：332-336.

[52]　NANDA S K.Patterns of vertical growth in the face.Am J Orthod Dentaofacial Orthop，1988，93（2）：103-116.

[53]　NANDA S K.Growth patterns in subjects with long and short faces.Am J Orthod Dentaofacial Orthop，1990，98（3）：247-258.

[54]　杨红珍，周岩，丘超，等.保定市城乡儿童与青少年错𬌗畸形患病率的调查.中国误诊学杂志，2010，19（10）：4787.

[55]　KELLY J E，HARVEY C R.An assessment of the occlusion of the teeth of youths 12-17 years. Vital Health Stat，1977（162）：1-65.

PART

03

笔者长期从事儿童早期矫正工作，近年来，发现咨询矫正治疗的替牙早期患儿日益增多，这可能是因为我们审美需求的提高和正畸治疗的逐渐普及。牙列拥挤，尤其是下前牙区的恒牙拥挤，被认为是儿童错𬌗畸形最常见的形式。因此，从乳牙列到混合牙列，再到恒牙列的发育过程中，临床医师了解拥挤发生的时机和部位对儿童咬合发育管理至关重要。

牙列拥挤与牙齿的形态发生、牙弓的发育、颅面复合体的生长息息相关。在胚胎第6周，上、下颌牙弓特定位点的上皮局部增生，形成牙板。牙板继而向深层结缔组织延伸，在最末端通过细胞增生，进一步发育成由成釉器、牙乳头和牙囊组成的牙胚。切牙和尖牙的几个成釉部位很快就结合在一起，之后钙化区域逐渐扩大，因此，大多数前牙牙冠的近远中径在发育的早期阶段就确定了。磨牙牙冠各钙化尖之间的内釉上皮将继续保持有丝分裂活力相当长一段时间，所以我们会观察到磨牙牙冠好像是在随着牙槽骨的生长而相应增加牙冠尺寸。这可能也解释了为什么在牙齿发育早期，我们总是观察到前牙区牙胚明显重叠，而磨牙的牙胚排列更为规则。

在乳牙列中，颌骨的大小通常在出生后6～8个月就增长得足够大，这使乳牙从萌出那一刻起就可正常排列，但这种情况不适用于恒牙列，上、下颌4颗恒切牙的近远中径都远大于同名乳切牙（图1）。临近前牙区乳恒牙替换时，乳牙间可出现散在间隙和灵长间隙，但这些间隙并不足以为恒前牙的整齐排列提供足够的额外空间。所以，恒前牙萌出时跟乳牙列不一样，恒前牙在萌出时并没有在牙槽骨内对齐，恒前牙通常在拥挤状态中萌出，并在萌出后一段时间内通过牙弓发育和牙冠更加唇向倾斜来获得较好的排列。然而，并不是每一个个体都那么幸运，可以依靠自然的生长发育获得足够的空间排齐牙列，所以拥挤也在恒切牙萌出时就进入了高发期。

上颌骨

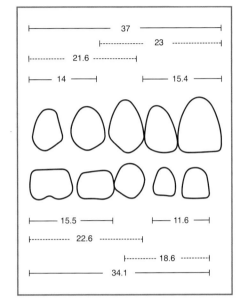

下颌骨

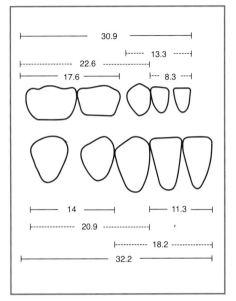

图1　乳恒牙近远中径差异（mm）

在恒牙列，我们可以通过模型测量来得到准确的牙弓应有长度和现有长度之间的差值。在替牙早期，由于大部分乳牙还未替换，未来恒牙的大小无法直接测量，牙弓的生长发育潜力也无法准确评估。在这个时候，对拥挤度做出相对准确的预估，为咬合管理的方案设计提供可靠依据，就显得格外重要。拥挤的本质是牙弓应有长度和牙弓现有长度之间的不协调。当牙弓现有长度大于牙弓应有长度，就会出现间隙牙列，然而这种情况在临床相对少见，也大多比较容易治疗；当牙弓现有长度小于牙弓应有长度，则出现拥挤，拥挤的发病率比较高，治疗起来也相对更困难一些。所以，在替牙早期就应对拥挤做出相对可靠的预判，对于临床医师进行咬合发育管理的意义重大。那么，要对牙列拥挤进行早期预判，我们首先应该考虑牙弓的生长发育潜力和预测牙弓应有长度。

第十章
Chapter Ten

牙弓的生长发育

一、颌骨的生长

牙弓的生长发育是连续而复杂的过程，属于颅面部生长发育的重要组成部分。在制定正畸治疗计划和评估正畸治疗后稳定性时，必须要充分考虑牙弓的自然发育。正畸治疗应该在掌握生长发育的规律后顺势而为，而不是与之背道相驰。因此，每一位为儿童和青少年提供正畸治疗的口腔科医师都应该能够正确评估和管理患者发展变化中的咬合关系。在为这些患者制定治疗方案时，需要及早评估牙弓生长发育方向，并制定相应的预防或阻断性治疗措施。

（一）下颌骨的发育

下颌骨起源于第一鳃弓间充质，是口面部结构形态发生中最复杂的结构之一。在咀嚼肌、面部表情肌的控制下，下颌骨可移动，也可与上颌骨发生对抗。在解剖上，下颌骨通过颞下颌关节与颞骨相连，由三叉神经的下颌支支配，具有咀嚼、语言等重要功能。在组织学上，下颌骨起源于麦克尔软骨周围纤维间充质组织中的原发性膜内骨化。从最初的骨化开始，分支的骨小梁向前、向后和向上发展，分别形成正中联合、下颌体和冠状突。胚胎时期下颌骨的这个初始骨化部位称为下颌初级生长中心（mandibular primary growth center，MdPGC）。在受精的第 8 周，下颌体骨小梁迅速生长，形成与咬肌、颞肌和翼状肌的肌肉附着体。然后，下颌骨迅速从麦克尔软骨中分离出来，并在下颌骨线形小梁的后端形成髁突胚芽。附着翼上肌上部的髁突胚芽向后和向上生长，并伴有软骨内成骨，形成髁突。从受精第 14 周开始，髁突出现明显生长，髁突生长呈典型的锥形结构，骨髓内造血组织丰富。此时下颌体部则呈现出以 MdPGC 为中心的放射状骨小梁生长模式，MdPGC 位于第一乳磨牙根尖周围。

下颌骨在胎儿期的继续发育还受到继发性软骨的影响，所谓继发性软骨是相对于原发性麦克尔软骨而言的。影响下颌骨发育的继发性软骨分别有喙突软骨（冠状突软骨）、正中联合软骨和髁突软骨。喙突软骨的存在时间比较短，一般只在胚胎时期存在，婴儿出生后就观察不到喙突软骨的存在了。下颌正中联合软骨分为左右两块，随着下颌骨的发育，在中线处与对侧软骨联合，正中联合软骨的存在时间也不长，一般在出生后 1 年消失。髁突软骨通过软骨内骨化成骨，维持下颌骨的生长，存在时间较长，可一直持续到 20 岁左右。

（二）颏的发育

颏是现代人特有的面部特征，颏部的发育被认为是下颌结构进化过程中的一种变化。DuBrul 等认为这种进化过程中的变化是由功能和生物力学的改变引起的，但也有一些学者认为生物力学的改变并不能完全解释颏的形成与发育。在面部生长过程中，上、下颌骨都向下和向前移动。虽然上颌骨的向前位移量小于下颌骨，但在生长过程中，上、下牙列在矢状向的相互关系却可以基本保持不变。究其原因，Harris 等认为，由于上、下牙列之间存在牙尖交错的咬合关系，正是这种稳定的咬合关系提供了一种在生长过程中保持咬合模式的代偿机制：上颌牙齿相对上颌向前移动，而下颌牙齿相对下颌骨向后移动。Steven 等通过长期纵向研究也发现了类似的结果：颏的发育部分源于生物力学改变的影响，另一部分源于下颌发育的差异和代偿性牙齿运动。在面部生长过程中，下颌牙槽骨的前侧面在正中联合处是吸收的，而下颌骨颏前点附近则是稳定向前发育的。根据 Enlow 的颅面生长发育理论，下颌正中联合处唇侧表面的骨吸收区和骨沉积区的界线存在很大的变异，这个界线可能靠近牙槽突顶，也可能靠近正中联合处的下缘。骨吸收和骨沉积量在不同个体之间也存在着差异，这也解释了为什么不同个体之间颏部的形态和大小存在着明显的差异。

（三）上颌骨的发育

既往对于上颌骨生长的纵向研究是有限的，但上颌骨在婴儿期和幼儿期的生长对于咬𬌗的协调和与下颌骨的关系都非常重要。与下颌骨不同的是，上颌骨原发性软骨在出生后就全部消失。由于缺乏软骨的存在，在出生以后上颌骨的生长发育主要依靠骨缝的骨沉积和骨的表面改建。在生长发育的过程中，鼻上颌复合体整体的位移方向是向前、向下移位的，移位过程可以分为原发性移位和继发性移位。原发性移位是指由于鼻上颌复合体周围的各个骨缝不断沉积新骨，使鼻上颌复合体各突起的长度增加，从而使鼻上颌复合体相对于颅底整体向前下方移位。另外，蝶骨和枕骨以软骨结合的方式构成了颅底，鼻上颌复合体又通过犁骨与蝶骨相连，所以蝶骨、枕骨的生长也将推动鼻上颌复合体向前、向下方移位，鼻上颌复合体的这一被动位移过程称之为继发性骨移位。值得注意的是，虽然上颌骨整体是向前、向下生长的，上颌骨的前表面大部分区域却是发生骨吸收的。也就是说，上颌骨前表面的大部分区域是骨吸收区，而不是骨沉积区。所以，骨的改建方向不一定与其位移方向完全相同。由于上颌骨的原发性移位和继发性移位的总量远远大于上颌骨前表面的骨吸收量，所以，上颌骨仍然表现出总体向下、向前的生长趋势。

在整个生长发育过程中，上颌骨的生长速度也会发生变化。上颌骨和前颅底在出生的第一年生长最快，然后在接下来的 4 年里会逐年减速。尽管如此，上颌骨在出生后前 5 年的生长量通常还是大于 5 ~ 16 岁的总生长量。Utumporn Laowansiri 等的研究表明，在 5 岁以前，上颌骨矢状向和垂直向的生长量绝对值比较接近；在儿童后期和青春期，垂直向的生长量将会超过矢状向生长量。

二、牙弓宽度生长变化

既往研究表明，牙弓的发育不仅有性别的差异，在不同的年龄阶段也有明显差异。关于牙弓宽度的变化，大部分研究将重点放在了尖牙间的牙弓宽度的生长变化上。具体是因为 1 mm 的尖牙间扩展将产生 0.73 mm 的空间用于排齐牙列，而磨牙水平 1 mm 的牙弓宽度增加只能提供 0.25 mm 的间隙。Moorrees 等对牙弓生长发育做了一系列的纵向研究，发现在 4 ~ 6 岁儿童的乳牙列中，牙弓宽度无明显变化。在替牙早期，恒切牙萌出时，上、下颌牙弓宽度都有显著增加（牙弓宽度增加约 3 mm）。值得注意的是，下颌尖牙间宽度在恒侧切牙萌出后就几乎达到成人水平，之后下颌尖牙之间的牙弓宽度不再有明显的变化。上颌的情况稍有不同，在上颌恒尖牙萌出后，上颌尖牙间宽度还有少量的增加，这一结果也与 Samir 等的研究结果相一致（图 10-1）。

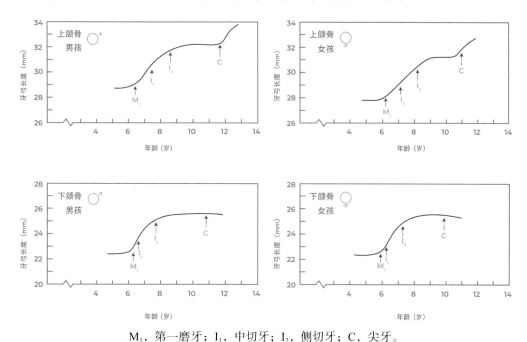

M$_1$，第一磨牙；I$_1$，中切牙；I$_2$，侧切牙；C，尖牙。

图 10-1　不同牙龄（牙齿萌出）的男孩和女孩上颌和下颌牙列的平均牙间距离，箭头指恒牙萌出的平均年龄

　　一般而言，乳恒牙替换完成以后，随着年龄的增长，牙弓宽度逐渐出现减小的趋势，下颌牙弓宽度的减少比上颌更加明显。上、下牙弓之间变化的差异也解释了为什么一些学者观察到在上颌牙弓扩弓治疗后的尖牙间宽度的净增加更稳定。

三、牙弓长度生长变化

　　为了避免产生混淆，下文所指的牙弓长度是中切牙近中接触点的唇侧到双

侧第一磨牙近中接触点连线的垂直距离，而下颌牙弓周长是指从一侧下颌第一恒磨牙近中接触点沿下颌前磨牙颊尖、下尖牙牙尖再经过正常排列下切牙切缘到对侧第一磨牙近中接触点的弧线距离；上颌牙弓周长则是上颌第一恒磨牙近中接触点到前磨牙𬌗面，再经过尖牙牙尖、切牙切缘到对侧第一恒磨牙近中接触点的弧线距离。如果第一恒磨牙尚未萌出，则测量双侧第二乳磨牙远中面之间的弧线距离。牙弓的长度增长在 2 ~ 10 岁有两个高峰：第一个高峰出现在 2 ~ 4 岁，第二个高峰出现在 6 ~ 8 岁。在第二个峰值之后，由于磨牙近中漂移和牙齿邻面生理性磨耗等因素，牙弓长度缓慢减少。

在乳牙列期，牙弓前部可能出现一些散在间隙，包括灵长间隙和发育性间隙。灵长间隙位于上颌乳尖牙的近中面和下颌乳尖牙的远中面，因为该间隙多见于灵长类动物，所以被称为灵长间隙。灵长间隙在乳牙萌出后就开始出现，随后，由于牙槽突的生长发育，乳切牙之间的发育性间隙也逐渐增大，这些间隙有利于乳恒牙替换后牙列的排齐。有研究表明，乳牙列缺乏间隙者，恒牙列发生拥挤的可能性更大。无论是上颌还是下颌，4 颗恒切牙的近远中径之和都大于 4 颗乳切牙的近远中径之和。在上颌平均相差 7.4 mm，而下颌为 5 mm。因为这个差距的客观存在，在下颌恒切牙初萌时，下颌前牙区会出现约 1.6 mm 的拥挤，称之为"切牙债务"。一般这个拥挤现象会随着牙弓宽度增加、切牙唇倾而自动解除。而如果此时有超过 2 mm 的拥挤存在，一般很难依靠牙弓的自然生长发育而得到自动缓解，这提示我们需要及时采取干预手段。

根据牙弓发育的平均趋势，牙弓长度在替牙期的变化特点可以总结为以下 3 点（图 10-2）。

- 由于第一恒磨牙的萌出促使乳牙间间隙关闭，牙弓长度在此阶段少量减小。
- 随着上前牙的萌出，上颌牙弓长度少量增加（约 1 mm）；下颌增量微乎其微，可以忽略不计。
- 乳磨牙特别是第二乳磨牙脱落后，牙弓长度明显减少。

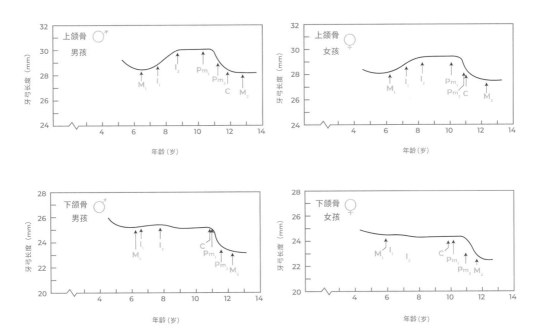

M₁，第一磨牙；I₁，中切牙；I₂，侧切牙；C，尖牙；Pm₁，第一前磨牙；Pm₂，第二前磨牙；M₂，第二磨牙。箭头指恒牙的出现。

图 10-2　不同年龄男孩和女孩的上下颌平均牙弓长度

在研究牙弓发育变化时还应注意以下事项：①牙弓宽度的增加与牙槽突生长有密切关系，其生长伴有骨骼宽度的小幅增加，尤其是在下颌牙弓。②上、下牙槽骨的垂直生长方向明显不同，具体而言，上颌牙槽突在牙齿萌出时易发生颊向偏移，而下颌牙槽突的生长则相对较为垂直。这些变化具有重要的临床意义，因为它们可能导致治疗期间上、下牙弓宽度变化的更大差异。③基于大样本的数据分析，可以得出生长发育的基本规律，但牙弓发育还存在较大的个体差异，我们却绝对不能千篇一律地等同对待每一名患者。因此，正畸医师须分析每一个个体的不同情况，在最佳的时机及时采取正确的干预手段，才能取得满意而稳定的效果。

Nance 等观察到单侧乳尖牙和两颗乳磨牙的近远中径之和大于恒尖牙和两颗前磨牙的近远中径之和，并由此提出了替牙间隙的概念。替牙间隙是指在乳尖牙和乳磨牙替换时，可以给单侧上颌牙弓提供 0.9 ～ 1.0 mm 的间隙，给单侧下颌牙弓提供的间隙量为 1.7 ～ 2.0 mm。更准确一点说，由于乳尖牙和第一乳磨牙的近远中径之和略小于恒尖牙和第一前磨牙的近远中径之和，所以替牙间隙主要由第二乳磨牙的替换提供，在 Palmer 牙位记录系统中，用字母 E 代表第二乳磨牙，所以替牙间隙通常也称作 E 间隙。由于下颌 E 间隙比上颌更大，这有利于下颌第一恒磨牙更多地向近中移动，使替牙早期尖对尖的磨牙关系顺利调整为安氏 I 类磨牙关系。也正如一些学者观察到的，在未经干预的牙列中，替牙间隙通常并不缓解前牙区拥挤，而是第一恒磨牙迅速近中移动使牙弓长度减少。Sinclair 等也发现，未经治疗的个体从混合牙列到恒牙列的过渡中，切牙拥挤基本上没有变化，甚至还有一些学者报道了随着年龄的增加，切牙拥挤量逐渐增加。在第二乳磨牙替换前，Mathew 等使用舌弓对前牙区拥挤的患者进行替牙间隙的保持，发现只要完整保存了替牙间隙，就可以为 68% 的牙列拥挤患者提供牙列排齐所需的间隙。Arnold、Debaets 等关于牙列拥挤的研究也得到了类似的结果。

　　关于牙弓生长发育过程中的间隙管理，学术界并没有统一的共识。日本学者町田幸雄在替牙期间隙管理上有独到的看法：前后牙在排列时有相应的范围限制，如果为了消除前牙区的拥挤而拔除前磨牙进行治疗，复发时拥挤还会出现在前牙区。例如，下颌的替牙间隙较大，但很难利用这个大的间隙来改善前牙拥挤。因此，他建议前牙区的间隙不足应该在前牙区解决，磨牙区的间隙不足应该在磨牙区解决，两者间在排列时互相让步在原则上是不行的。所以町田幸雄认为，解决前牙的排列空间不足的办法应该是利用切牙区生长发育潜力，促进牙列、牙槽嵴的生长发育，从而获得间隙。Mathew、Dugoni 等与町田幸雄的观点恰好相反，他们对替牙期前牙拥挤的患者用舌弓保存替牙间隙，并利用替牙间隙排齐牙列。经过保持后观察发现，利用舌弓保持牙弓长度从而缓解拥挤后效果稳定可靠，扩弓治疗后的复发程度是利用替牙间隙治疗后的 2 倍以上。所以，他们建议在前牙拥挤的患者中采用被动保持牙弓长度来缓解拥挤。间隙的获得和利用一直以来都是正畸医师争论的焦点之一，从著名的 Angle 与 Calvin 的保存全牙列与拔牙矫治之争，到如今在早期矫治中对扩弓治疗的支持与反对，都是正畸发展史上人类智慧的碰撞。笔者通过对大量临床病例的观察，认为实施替牙期咬合管理，最重要的是掌握牙弓生长发育的规律，因势利导。

第十一章
Chapter Eleven

牙弓应有长度预测

由于牙列拥挤在错𬌗畸形中扮演重要角色，因此想要利用生长发育潜力来诱导建立良好咬𬌗关系的医师就必须考量牙弓现有长度和牙弓应有长度这两个指标。

一、牙弓现有长度

因为拥挤大多发生在前牙区，磨牙区很少见到拥挤现象，所以对于牙弓现有长度和应有长度的分析一般都只包括第一恒磨牙之前的牙弓中段和牙弓前段，本书不再述及全牙弓的长度测量和预测。牙弓现有长度的测量方法有铜丝法和分段法。

（一）铜丝法

铜丝法是指用一段直径 0.5 mm 的铜丝，测量自一侧第一恒磨牙的近中接触点，沿双尖牙的颊尖（在上颌则经过双尖𬌗面），再经过尖牙牙尖和切牙切缘，最后到对侧第一恒磨牙近中接触点之间的弧线距离。若切牙存在异常唇倾或舌倾时，参考点改为牙槽嵴顶对应的咬𬌗平面位置（图 11-1）。

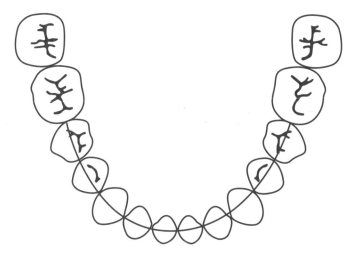

图 11-1　铜丝法：牙弓现有长度的测量

（二）分段法

分段法一般将牙弓周长分为 4 段：同侧中切牙近中接触点到尖牙远中接触点，同侧第一前磨牙近中接触点到第一恒磨牙近中接触点。因为分段法测量的是直线距离，因此切牙区的测量结果会略小于实际值。有学者更推荐分段法，因其操作简单、可重复性高，便于临床和科研工作记录，而且稍稍低估牙弓现有长度，也会促使临床医师更加积极地做好间隙管理（图 11-2）。

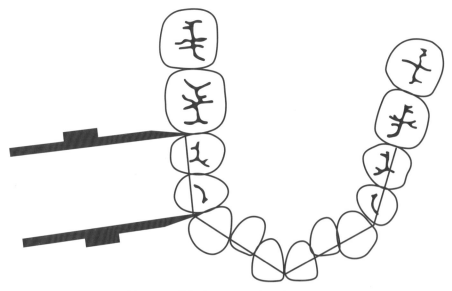

图 11-2　分段法：牙弓现有长度的测量

二、牙弓应有长度

　　牙弓应有长度是指牙弓内各牙冠的近远中径之和。建议用精度在 0.01 mm 的测量器具分别测量牙弓内所有牙冠的近远中径，所得结果相加就是该牙弓的应有长度，也可称作是排齐牙列的必需间隙。恒牙列的牙弓应有长度容易获得，但在混合牙列需要考虑到牙弓内存在未替换的乳牙，故不能对牙弓应有长度进行准确测量，只能进行适当预测。正因如此，所以正畸界的前辈们在牙弓应有长度的预测上做了很多研究，并提出了一系列牙弓应有长度的预测方法。一类方法是通过放射检查，在 X 线片上测量萌出和未萌牙的近远中径，再按照比例计算未萌牙近远中径；另一类方法是根据牙齿大小之间的相关性，利用替牙早期既萌恒牙的近远中径或颊舌径宽度，通过查概率表或代入以下预测方程计算未萌恒牙的近远中径宽度之和 [$C+P_1+P_2$（C：恒尖牙；P_1：第一前磨牙；P_2：第二前磨牙]。也有一些学者联合使用以上两种方法来进行未萌恒牙牙冠宽度的预测（图 11-3）。

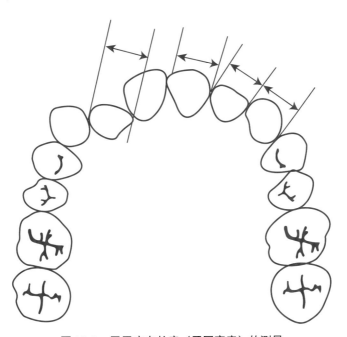

图 11-3　牙弓应有长度（牙冠宽度）的测量

下文将展示 20 世纪欧美一些优秀的口腔医学专家在其所著书籍和论文中提出的预测法。牙弓应有长度预测受种族差异、地区差异、个体差异的影响，不同性别之间也存在较大差异。Robert 等研究发现，下文前 6 种预测法的标准误差为 0.20 ～ 0.86 mm，且采用多元回归方程的预测法准确度相对最高。由于根据欧美人群牙列参数设计的预测方程不一定适用于中国人群，针对这一情况，我国很多学者通过研究，提出了一些适用于中国人群的预测方程，如华西预测法等。

（一）X 线片预测法

X 线片预测法需借助放射检查影像，对牙弓中未萌恒牙的宽度进行预测。传统的 X 线片预测法主要借助根尖片或口腔全景片进行预测。首先在模型上测量已萌出乳磨牙的近远中径 Y，再在 X 线片上测量该乳磨牙的近远中径 Y' 和需预测恒牙的近远中径 X'。按照公式 $X = X' \times Y \div Y'$ 计算出需预测未萌恒牙的近远中径 X。此法受到投射角度、牙体本身的扭转程度和拍摄技术等多方面因素的影响，准确度较低。近年来，随着口腔 CBCT 的普及，有学者利用 CBCT 影像进行牙齿近远中径的测量，具有相关性和可重复性高的特点。虽然测量值略小于实际值，但大大高于传统牙片的准确度，是目前准确度最高的预测法之一。使用口腔 CBCT 检查的时候，要考虑到患者需接受额外的辐射剂量。口腔 CBCT 检查的有效剂量范围为 13 ～ 82 microSv，虽远远低于传统螺旋 CT（474 ～ 1160 microSv），但还是大于传统的口腔全景片检查所接受的辐射剂量。这就需要临床医师根据具体情况权衡利弊，做出患者利益最大化的选择。

（二）Moyers 预测法

Moyers 发现同一个体的不同牙齿在大小上存在一定的相关性，并在其著作 *Handbook of Orthodontics* 中首次提出了利用 4 颗已萌出的下前牙来预测上下牙弓近远中径之和（$C+P_1+P_2$）的方法。其具体方法是通过测量得出已经萌出的 4 颗下前牙近远中径之和，取 75% 的概率值，在 Moyers 牙冠宽度预测表（表 11-1）中查询相对应的上、下牙弓单侧近远中径之和（$C+P_1+P_2$）。由于不同人种之间颌面部发育存在一定差异，因此多年来各国学者也做了许多研究来验证 Moyers 预测法是否适合本国居民。大多数研究最后得出的结论是，对于不同的人种，并不能完全照搬 Moyers 预测法，需要根据各国居民的牙齿特点，建立适合各自民族的预测方程。

表 11-1　从 $\overline{21|12}$ 宽度之和预测 3、4、5 宽度之和的概率（Moyers 预测法：A 上颌；B. 下颌）

Ⓐ

21 | 12 宽度之和 =	19.5	20.0	20.5	21.0	21.5	22.0	22.5	23.0	23.5	24.0	24.5	25.0
95%	21.6	21.8	22.1	22.4	22.7	22.9	23.2	23.5	23.8	24.0	24.3	24.6
85%	21.0	21.3	21.5	21.8	22.1	22.4	22.6	22.9	23.2	23.5	23.7	24.0
75%	20.6	20.9	21.2	21.5	21.8	22.0	22.3	22.6	22.9	23.1	23.4	23.7
65%	20.4	20.6	20.9	21.2	21.5	21.8	22.0	22.3	22.6	22.8	23.1	23.4
50%	20.0	20.3	20.6	20.8	21.1	21.4	21.7	21.9	22.2	22.5	22.8	23.0
35%	19.6	19.9	20.2	20.5	20.8	21.0	21.3	21.6	21.9	22.1	22.4	22.7
25%	19.4	19.7	19.9	20.2	20.5	20.8	21.1	21.3	21.6	21.9	22.1	22.4
15%	19.0	19.3	19.6	19.9	20.2	20.4	20.7	21.0	21.3	21.5	21.8	22.1
5%	18.5	18.8	19.0	19.3	19.6	19.9	20.1	20.4	20.7	21.0	21.2	21.5

Ⓑ

21 | 12 宽度之和 =	19.5	20.0	20.5	21.0	21.5	22.0	22.5	23.0	23.5	24.0	24.5	25.0
95%	21.1	21.4	21.7	22.0	22.3	22.6	22.9	23.2	23.5	23.8	24.1	24.4
85%	20.5	20.8	21.1	21.4	21.7	22.0	22.3	22.6	22.9	23.2	23.5	23.8
75%	20.1	20.4	20.7	21.0	21.3	21.6	21.9	22.2	22.5	22.8	23.1	23.4
65%	19.8	20.1	20.4	20.7	21.0	21.3	21.6	21.9	22.2	22.5	22.8	23.1
50%	19.4	19.7	20.0	20.3	20.6	20.9	21.2	21.5	21.8	22.1	22.4	22.7
35%	19.0	19.3	19.6	19.9	20.2	20.5	20.8	21.1	21.4	21.7	22.0	22.3
25%	18.7	19.0	19.3	19.6	19.9	20.2	20.5	20.8	21.1	21.4	21.7	22.0
15%	18.4	18.7	19.0	19.3	19.6	19.8	20.1	20.4	20.7	21.0	21.3	21.6
5%	17.7	18.0	18.3	18.6	18.9	19.2	19.5	19.8	20.1	20.4	20.7	21.0

（三）Tanaka-Johnston 预测法

Tananka 等认为，采用传统 X 线片预测未萌牙恒牙宽度时受各种因素影响，方法也比较烦琐，希望找出一种更便于临床应用的预测方法。20 世纪 80 年代，Tananka 测量分析了 506 名北美地区受试者的牙科模型，利用电子计算机计算 Y = A+B（X）形式的回归方程。在检验了方程的平均误差和可信区间后，将预测公式简化如下。

下颌切牙牙冠宽度总和（mm）÷2+10.5= 下颌单侧（C+P₁+P₂）

下颌切牙牙冠宽度总和（mm）÷2+11= 上颌单侧（C+P₁+P₂）

Tanaka-Johnston 预测法一直以简单、准确度高著称，但在中国人群中准确度比 Moyers 法稍低，其原因可能是 Tanaka-Johnston 法的原方程样本为北美人，且未按性别比例分类。

（四）Bachmann 预测法

基于单变量的线性方程计算未萌恒牙牙冠宽度完全依赖于下前牙的近远中径宽度。Bachmann 等认为有必要建立一个多元回归方程，以提高预测的准确性。以下是 Bachmann 的多元回归方程。

上颌单侧（C+P₁+P₂）= $0.81B_2 + 0.54B_6 + 0.56D_2 + 6.98$

下颌单侧（C+P₁+P₂）= $0.71B_2 + 0.39B_6 + 0.86D_2 + 6.96$

（C：尖牙；P₁：第一前磨牙；P₂：第二前磨牙；B₂：左上侧切牙；B₆：左上第一恒磨牙；D₂：左下侧切牙）

此法只需测量 B₂ 牙、B₆ 牙、D₂ 牙 3 颗牙的近远中径就可预测侧方牙群所需间隙。其不足是计算过程略烦琐，且须等到上颌侧切牙萌出才可以运用此公式，时间节点稍晚。

（五）Gross and Hasund 预测法

Gross 等检测了多个变量组合，发现 B₂、D₂、D₆ 组合的牙齿宽度与尖牙、前磨牙宽度的相关系数最高，并以此为基础建立了以下回归方程。

上颌单侧（C+P₁+P₂）= $0.61B_2 + 0.8D_2 + 0.65D_6 + 5.66$

下颌单侧（C+P₁+P₂）= $0.63B_2 + 0.8D_2 + 0.67D_6 + 4.47$

此预测方程也只需测量 B₂ 牙、D₂ 牙、D₆ 牙 3 颗牙的宽度值，但需要注意 B₂ 牙、D₂ 牙测量的是近远中向冠宽，D₆ 牙测量的是颊舌向冠宽。另一个值得注意的点是本研究的原始数据来自有欧洲血统的德国人，是否适合中国人群还需进一步验证。

（六）Trankmann 预测法

Trankmann 预测法同样需要等到上颌侧切牙萌出，刚开始进行乳恒牙替换的患儿会因为上颌侧切牙未萌出而受到限制。Trankmann 预测法的优点在于进行了性别区分，计算方式简单。

男性：上颌＝ 0.93X ＋ 5.5（X ＝ 22 牙＋ 26 牙近远中宽度和）

下颌＝ 0.94X'＋ 5.06（X'＝ 32 牙＋ 36 牙近远中宽度和）

女性：上颌＝ 0.99Y＋ 4.47（Y ＝ 22 牙＋ 26 牙近远中宽度和）

下颌＝ 0.96Y'＋ 4.43（Y'＝ 32 牙＋ 36 牙近远中宽度和）

（七）我国学者提出的预测方法

1. 华西 Moyers 预测法

我国学者栗振亚等对四川成都地区的儿童牙模进行测量，归纳总结出按性别分类的华西 Moyers 牙冠宽度预测表（表 11-2、表 11-3）。

表 11-2　四川成都男性 Moyers 侧方牙群牙冠宽度预测法（75% 概率）

下颌切牙总宽度	19.0	19.5	20.0	20.5	21.0	21.5	22.0	22.5	23.0	23.5	24.0	24.5	25.0	25.5	26.0	26.5	27.0	27.5	28.0	28.5
上颌单侧尖牙双尖牙宽度	20.5	20.8	21.1	21.4	21.6	21.9	22.2	22.4	22.7	23.0	23.3	23.5	23.8	24.1	24.4	24.6	24.9	25.2	25.4	25.7
下颌单侧尖牙双尖牙宽度	19.6	19.9	20.2	20.5	20.7	21.0	21.3	21.6	21.9	22.2	22.5	22.8	23.0	23.3	23.6	23.9	24.2	24.5	24.8	25.0

（资料来源：四川大学华西口腔医院。）

表 11-3　四川成都女性 Moyers 侧方牙群牙冠宽度预测法（75% 概率）

下颌切牙总宽度	19.0	19.5	20.0	20.5	21.0	21.5	22.0	22.5	23.0	23.5	24.0	24.5	25.0	25.5	26.0	26.5	27.0	27.5	28.0	28.5
上颌单侧尖牙双尖牙宽度	21.1	21.2	21.4	21.6	21.8	21.9	22.1	22.3	22.4	22.6	22.8	23.0	23.1	23.3	23.5	23.7	23.8	24.0	24.2	24.4
下颌单侧尖牙双尖牙宽度	20.2	20.4	20.5	20.7	20.8	20.9	21.1	21.2	21.4	21.5	21.6	21.8	21.9	22.1	22.2	23.4	22.5	22.6	22.8	22.9

（资料来源：四川大学华西口腔医院。）

四川大学华西口腔医院的王羽等希望找出最适合中国人群的替牙期牙弓应有长度预测法，测量分析了四川成都地区儿童、青少年的口腔模型，对比了"华西 Moyers 预测法""Tanaka-Johnston 法""Bachmann 法""Gross and Hasund 法""Trankmann 法"来预测四川成都地区儿童、青少年的牙弓应有长度的准确度，结果提示"华西 Moyers 预测法"对于成都地区青少年的预测准确度最高，"Trankmann 预测法"准确度最差。但是，即便准确率最高的华西 Moyers 预测法，预测值也存在低估现象。

2. 河北医科大学回归方程预测法

李冠磊等对河北医科大学第一医院正畸科的 322 副河北石家庄市就诊患者口腔模型进行测量分析，找出了与侧方牙群（C+P$_1$+P$_2$）牙冠宽度相关度最高的一对牙齿组合：上颌第一恒磨牙和上、下颌中切牙，并以此为基础建立回归方程（表 11-4）。

表 11-4　李冠磊等提出的回归方程

预测方法	性别	回归方程
用上颌第一磨牙和上、下颌中切牙预测上颌侧方牙群宽度	男	Y=0.751X+4.012
	女	Y=0.572X+8.364
用上颌第一磨牙及上、下颌中切牙预测下颌侧方牙群宽度	男	Y=0.813X+1.626
	女	Y=0.676X+4.848

注：Y：单侧恒尖牙和双尖牙牙冠的宽度和。X：双侧上颌第一恒磨牙和上、下颌中切牙宽度总和的一半。

（八）小野回归方程预测法

日本学者小野根据日本儿童齿科模型数据建立了新的回归方程式，用来预测未萌出侧方牙群近远中宽度。他的预测方程可以用上颌 4 颗恒切牙的宽度总和来预测上颌侧方牙群宽度，也可以用下颌 4 颗恒切牙的宽度总和预测上、下颌未萌出侧方牙群宽度（表 11-5）。

表 11-5　小野回归方程预测法

预测方法	性别	回归方程式	Y 实测值标准差的 1/2（mm）
用上颌 4 颗恒切牙预测上颌单侧（C+P$_1$+P$_2$）	男	$Y_1 = 0.389X_1 + 10.28$	+0.58
	女	$Y_1 = 0.421X_1 + 9.03$	+0.61
用下颌 4 颗恒切牙预测上颌单侧（C+P$_1$+P$_2$）	男	$Y_1 = 0.534X_2 + 10.21$	+0.58
	女	$Y_1 = 0.573X_2 + 9.02$	+0.61

（续表）

预测方法	性别	回归方程式	Y 实测值标准差的 1/2（mm）
用下颌 4 颗恒切牙预测下颌单侧（C+P₁+P₂）	男	$Y_2 = 0.523X_2 + 9.73$	+0.5
	女	$Y_2 = 0.548X_2 + 8.52$	+0.56

注：X_1：上颌 4 颗恒切牙近远中宽度总和；Y_1：上颌单侧尖牙和两颗双尖牙近远中宽度总和预测值；X_2：下颌 4 颗恒切牙近远中宽度总和；Y_2：下颌单侧尖牙和两颗双尖牙近远中宽度总和预测值。

使用以上公式时，须加上公式后对应的 Y 值标准差的 1/2。

一般而言，因为下前牙牙冠发生形态异常的概率较上前牙低，所以大多数的预测方程都是用下前牙的近远中径代入公式，但临床中偶尔会遇到下颌切牙先天缺失的情况，这给临床预测侧方牙群宽度带来困难。小野回归方程预测法不仅区分了性别，还包括用上颌前牙来计算上颌侧方牙群近远中宽度的公式，从而解决了下颌切牙先天缺失时无法预测的问题。笔者测量了一部分我国重庆地区儿童、青少年的口腔模型，比较了小野回归方程预测法和华西 Moyers 预测法，结果发现对于同一模型，小野回归方程预测法的结果比华西 Moyers 预测法要偏大 0.3 mm 左右，更为接近真实测量值，其原因可能是华西 Moyers 预测法对川渝地区儿童的预测值本身存在低估现象，小野回归方程预测法最后的计算结果略大于华西 Moyers 预测法，恰好弥补了这个低估空间。

不难发现，大多数预测方程只需要第一恒磨牙和下颌恒切牙萌出就可以预测排齐牙列所需空间，这将有助于医师在替牙早期对儿童牙列拥挤状况及时做出预判，采取正确干预措施。但无论采用何种预测方式，早期矫治医师都应该结合每个个体的生长发育情况进行判断。替牙期还存在一定的生长发育潜力，但一般在下颌第一恒磨牙萌出后，下颌牙弓前段的长度就已接近成人，以后牙弓长度的增加主要是第二磨牙和第三磨牙萌出带来的牙弓后段长度增加。另外，由于下颌尖牙间的宽度比上颌更早达到接近成人的稳定状态，因此笔者建议在做替牙期拥挤预判时，更应考虑以下颌前牙区为参考。通过上述各种侧方牙群、牙冠近远中径之和的预测方法，我们不难得出有参考价值的牙弓应有长度，这有助于临床医师判断未萌出的恒牙能否在牙弓中正常排列。

三、影响拥挤预判的因素

那么，在替牙早期做拥挤度预判时只要把握生长发育和侧方牙群近远中径预测就足够了么？答案显然是否定的。想要在替牙早期筛查出恒牙阶段将会出现牙列拥挤的患者，需要足够多的信息，只有对于这些信息做出正确的综合性判断，临床医师才能对牙列拥挤患者在早期进行合理的预防性处理。

（一）遗传因素为主导的拥挤的特征性表现

（1）上、下颌乳牙列间无散在间隙。

（2）下切牙拥挤。

（3）下颌恒切牙中线不齐，导致拥挤侧的乳尖牙过早脱落。

（4）下颌恒切牙中线不齐，导致拥挤侧的侧切牙舌侧或唇侧异位萌出。

（5）由于侧切牙萌出空间不足，乳尖牙根部近中面出现新月形吸收。

（6）双侧下颌乳尖牙过早脱落，导致下切牙直立，进一步加大了覆𬌗或覆盖，或两者兼有之。

（7）由于未萌出恒尖牙牙胚拥挤，导致上颌或下颌切牙异位萌出。

（8）下颌切牙唇侧牙龈退缩。

（9）上颌第一恒磨牙异位萌出导致上颌第二乳磨牙过早脱落。

（二）环境因素为主导的拥挤的特征性表现

（1）恒牙萌出的模式和顺序异常。

（2）牙齿移位。

（3）乳牙不均匀吸收。

（4）乳牙过早脱落，恒牙近中漂移导致牙弓长度减小。

（5）乳牙邻面龋坏导致牙弓长度减小。

（6）乳牙滞留。

（三）影响拥挤预判的其他因素

Luciana Melo 等研究发现，乳牙期上颌乳尖牙的近远中径大小，上、下颌的牙弓长度，后颅底长度与牙列拥挤的相关度较高，具体来说，牙列拥挤人群往往具有更大的乳尖牙近远中径、更小的乳牙列牙弓长度和后颅底长度。上、下切牙的唇舌向倾斜度也会影响拥挤量的预判。一般来说，切牙唇倾，最终治疗目标是内收唇倾切牙时，需要增加拥挤量的预估值。Tweed 的研究表明，每当下切牙唇倾 1°，则牙弓长度增加 0.8 mm；反之，每当下切牙舌倾 1°，则牙弓长度减少 0.8mm。

在做拥挤预判时，Spee 曲线也是非常重要的影响因素，正畸治疗的目标位应包括整平 Spee 曲线。如果牙弓中本来没有可利用间隙，则整平 Spee 曲线时将会使切牙代偿性唇倾。如果我们不希望出现切牙的唇倾，那么这个时候就需要为整平 Spee 曲线提供间隙。Spee 曲线越陡，整平 Spee 曲线所需间隙也就越大。我们将左右两侧的 Spee 曲线深度相加除以 2 再加上 0.5 mm，即为整平 Spee 曲线所需间隙。

恒牙的萌出路径和替换顺序也是拥挤预测时需要考虑的因素之一。Sampson 和 Richards 验证了牙齿萌出前的位置可能会对牙列拥挤产生影响的假设，并证实了下颌尖牙的萌出路径如果偏颊侧，往往预示着萌出空间不足。Vahid Moshkelgosha 等观察到牙列拥挤患者的下颌恒尖牙可能出现延迟萌出，这一观察结果与 Bradley 等观察到的下颌恒尖牙在缺乏空间时的萌出时间延迟现象相一致。Lange 还发现，与 3、4、5 的萌出顺序相比，4、3、5 的萌出序列有更多的牙列拥挤现象，因为尖牙和第一前磨牙的萌出顺序可以通过对全景片的粗略评估来确定，因此，在 X 线片上评估尖牙和前磨牙的萌出顺序，可以用来鉴别有高风险发展为拥挤恒牙列的混合牙列早期儿童。

一些后天的环境因素也会对拥挤程度带来影响，如乳磨牙早失会引起间隙丧失，拥挤度增加。乳磨牙早失的时机也会对间隙丧失的量产生影响，一般而言，乳磨牙越早缺失，间隙丧失量也会越大。如果在第一恒磨牙还未萌出时第二乳磨牙就发生早失，这个时候间隙丧失量会比较大。另外，口周肌肉组织异常、不良口腔习惯等也会对拥挤程度造成影响。颏部肌肉紧张可能造成下颌牙列拥挤度加大；有吮指习惯则可能加重上颌牙弓狭窄，使拥挤度增加。

最后，对于拥挤的预判，我们的目光不能局限在单颌牙列的拥挤与否，还必须要考虑上、下颌之间的关系，也就是说，我们在做拥挤量预测时，还要考虑磨牙、尖牙关系，上、下颌中线和前牙的覆𬌗、覆盖等问题。我们考虑替牙期的磨牙关系主要看第二乳磨牙的远中面是否垂直，这个时候第一恒磨牙的尖对尖关系应当视作正常的咬𬌗关系。下颌第一恒磨牙有两次近中漂移的机会：第一次机会是下颌存在灵长间隙时，下颌第一恒磨牙萌出时依靠关闭灵长间隙而获得近中移动；下颌单侧的灵长间隙约 0.7 mm，而下颌第一恒磨牙从尖对尖的关系到正常安氏 I 类磨牙关系需要近中移动 1.5 ~ 2.0 mm，一般而言，仅仅利用灵长间隙是不够的，所以下颌第一恒磨牙还有第二次近中漂移的机会，即在第二乳磨牙替换时，下颌第一磨牙依靠比上颌更多的替牙间隙再次进行近中移动，最终获得 I 类磨牙关系。所以，在临床上预测拥挤量、预估可用间隙时，需要将磨牙关系也考虑在内，才能指导正畸医师制定出最合理的临床治疗方案。

第十二章
Chapter Twelve

拥挤的分类和治疗

一、拥挤的分类

通常，我们按拥挤量来将拥挤进行分类，小于 4 mm 的拥挤为轻度拥挤，4 ~ 8 mm 为中度拥挤，大于 8 mm 为重度拥挤。这样的分类方式侧重于拥挤量，对临床治疗方案的制定具有一定指导意义。但如果是替牙期的早期矫正，这样的分类缺乏对发育时间轴的体现，而且替牙期的拥挤量不易被准确测量。笔者建议在替牙期根据牙列和牙弓发育的时间轴分为原发性拥挤、继发性拥挤、三次拥挤（图 12-1）。

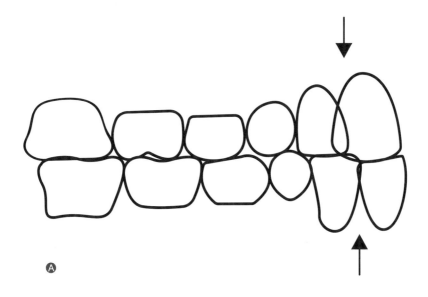

Ⓐ

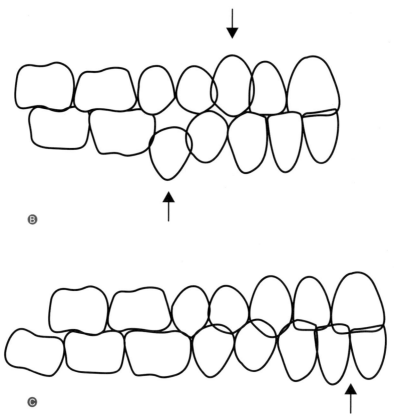

A. 原发性拥挤；B. 继发性拥挤；C. 三次拥挤。

图 12-1　根据牙列和牙弓发育的时间轴分类

　　原发性拥挤是指颌骨大小和牙齿大小之间的差异，主要由遗传因素决定。许多基因在颅面骨骼的形态发生、下颌大小和牙齿大小中起作用，多基因的共同作用也导致了原发性拥挤。由于只有少数人的下颌在替牙早期即充分发育，可以为牙齿的良好排列提供足够空间，所以原发性拥挤通常出现在恒切牙萌出的替牙早期阶段。如果没有乳牙的过早脱落，原发性拥挤的诊断相对简单，通常表现为切牙的旋转或重叠。由于原发性拥挤主要由遗传因素决定，所以缺乏行之有效的预防方法。

　　继发性拥挤是指主要由环境因素引起的拥挤，其中乳牙的严重龋坏和过早脱落是最常见的因素。当乳磨牙或乳尖牙过早脱落时，磨牙可向近中移位，切牙可向远中移位，导致侧方牙群替牙空间不足，发生拥挤。如果没有通过恰当的治疗手段重获间隙，拥挤最终会集中在恒磨牙近中最后一颗恒牙替换萌出的地方。大多数情况下，磨牙近中最后萌出的恒牙是上颌尖牙和下颌第二前磨牙，这也部分解释了为什么上颌尖牙容易发生阻生或唇向错位萌出。造成继发性拥挤的主要原因是环境因素，可以通过督促患者保持良好的口腔卫生、控制龋齿、建立良好的饮食结构等方法预防。当相关乳牙确实无法保留时，可以根据情况考虑使用间隙维持器。由于原发性拥挤多由基因决定，且缺乏预防手段；而继发性拥挤主要受环境因素影响，可预防、可控制，所以笔者建议在原发性拥挤出现的替牙早期就对牙列拥挤的相关因素进行全面检查，早期干预大于 2 mm 以上的原发性拥挤，并积极预防继发性拥挤。

三次拥挤与青春期发育、矫正治疗和牙齿的近中移位有关，可导致本身拥挤的牙列拥挤度增加或排列整齐的牙齿重新出现拥挤。第三磨牙的存在和萌出，以往认为跟三次拥挤的发生相关。Woodside 等发现，即便是没有第三磨牙，三次拥挤也会出现，所以第三磨牙似乎与三次拥挤的发生没有明显相关性。

二、拥挤的治疗

在混合牙列早期，可以通过前文所述的各种未萌出恒牙近远中径预测方法，获得所需牙弓周长的可接受的近似值。拥挤可以解释为可用牙弓周长小于排齐牙列所需牙弓周长。

拥挤的治疗可以分为两种方式：一是增加可用牙弓周长，唇倾前牙和推磨牙向后可以在矢状向增加牙弓长度，扩弓治疗可以横向增加牙弓长度；二是通过拔牙或片切来减小所需牙弓周长。

在原发性拥挤中，可以通过横向扩弓增加可用牙弓周长，也可以通过使用替牙间隙来缓解拥挤。在磨牙关系良好的情况下，有两种方法可以利用替牙间隙：第一种方法是使用舌弓、Nance 弓等矫治器，维持牙弓周长，防止牙弓周长减小，这种方法的优点是可以在拥挤的牙列排齐时提供一些机械支撑；第二种方法是在后继恒牙萌出前依次片切乳尖牙和乳磨牙，片切方法如图 12-2 所示。

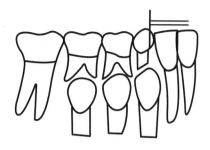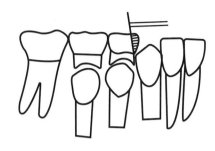

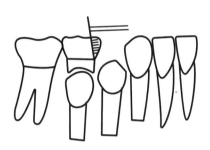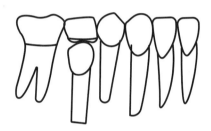

图 12-2　片切乳尖牙和乳磨牙的方法

继发性拥挤主要由环境因素造成，所以早期预防是最好的措施，内容包括预防龋齿、阻断不良口腔习惯和间隙保持等。如果继发性拥挤已经发生，也可以通过重获间隙、片切和拔牙等手段解除拥挤。

严格而言，三次拥挤没有标准的治疗方式，我们应该将更多的注意力放在咬𬌗平衡和正畸术后保持上。

参考文献

[1]　李建军 . 替牙期儿童牙弓应有长度预测新方法研究及预测系统建立 . 西安：第四军医大学，2007.

[2]　梁惠霞，石四箴 . 未萌尖牙和双尖牙牙冠总宽度的预测 . 上海医学，2004，27（3）：208-210.

[3]　GROB A，HASUND A. Recent comparative statistical correlation studies on predicting the space requirement of the cuspid and bicuspid region multiple regression comparisons. Fortschr

Kieferorthop，1989，50（2）：109-117.

[4] OGODESCU A E，TUDOR A，SZABO K，et al. Longitudinal changes of dental arches in growing children. Jurnalul Pediatrului，2011，14（55-56）：12-17.

[5] BACHMANN S. Voraussage des Platzbedarfs in den Stützzonen mittels multipler Regressionsgleichungen [Prediction of space requirements in the support zones using multiple regression equations]. Fortschr Kieferorthop，1986，47（1）：79-86.

[6] BRADLEY R E. The relationship between eruption，calcification，and crowding of certain mandibular teeth. Angle Orthod，1961，31（4）：230-236.

[7] VENDITTELLI B L，TRACEY J HENDLER. Diagnosis and treatment planning of mandibular crowding in the mixed dentition. Oral Health Group，2017.

[8] MOORREES C F，GRON A M，LEBRET L M，et al. Growth studies of the dentition：A review. Am J Orthodontics，1969，55（6）：600-616.

[9] GERMANE N，LINDAUER S J，RUBENSTEIN L K，et al. Increase in arch perimeter due to orthodontic expansion. Am J Orthod dentofac Orthop，1991，100（15）：421-427.

[10] NANCE H N. The limitations of orthodontic treatment；mixed dentition diagnosis and treatment. Am J Orthod，1947，33（4）：177-223.

[11] TRÄNKMANN J，MÖHRMANN G，THEMM P. Comparative studies of the prognosis of supporting areas. Fortschr Kieferorthop，1990，51（3）：189-194.

[12] SAMPSON W J，RICHARDS L C. Prediction of mandibular incisor and canine crowding changes in the mixed dentition. Am J Orthod，1985，88（1）：47-63.

[13] REBELLATO J，LINDAUER S J，RUBENSTEIN L K，et al. Lower arch perimeter preservation using the lingual arch. Am J Orthod Dentofac Orthop，1997，112（4）：449-456.

[14] LAOWANSIRI U，BEHRENTS R G，ARAUJO E，et al. Maxillary growth and maturation during infancy and early childhood. Angle Orthod，2013，83（4）：563-571.

[15] LEE S K，KIM Y S，OH H S，et al. Prenatal development of the human mandible. Anat Rec，2001，263（3）：314-325.

[16] LOUBELE M，BOGAERTS R，VAN DIJCK E，et al. Comparison between effective radiation dose of CBCT and MSCT scanners for dentomaxillofacial applications. Eur J Radiol，2009，71（3）：461-468.

[17] MELO L，ONO Y，TAKAGI Y. Indicators of mandibular dental crowding in the mixed dentition. Pediatr Dent，2001，23（2）：118-122.

[18] MARSHALL S D，LOW LE，HOLTON N E，et al. Chin development as a result of differential jaw growth. Am J Orthod Dentofacial Orthop，2011，139（4）：456-464.

[19] BRENNAN M M，GIANELLY A A. The use of the lingual arch in the mixed dentiton to

resolve incisor crowding. American Journal of Orthodontics and Dentofacial Orthopedics, 2000, 117（1）: 81-85.

[20] MOSHKELGOSHA V, KHOSRAVIFARD N, GOLKARI A. Tooth eruption sequence and dental crowding: a case-control study. F1000Res, 2014, 3: 122.

[21] STALEY R N, HU P, HOAG J F, et al. Prediction of the combined right and left canine and premolar widths in both arches of the mixed dentition. Pediatr Dent, 1983, 5（1）: 57-60.

[22] NGUYEN E, BOYCHUK D, ORELLANA M. Accuracy of cone-beam computed tomography in predicting the diameter of unerupted teeth. Am J Orthod Dentofacial Orthop, 2011, 140（2）: e59-e66.

[23] SINCLAIR P M, LITTLE R M. Maturation of untreated normal occlusions. Am J Orthod, 1983, 83（2）: 114-123.

[24] BISHARA S E, JAKOBSEN J R, TREDER J, et al. Arch width changes from 6 weeks to 45 years of age. Am J Orthod Dentofacial Orthop, 1997, 111（4）: 401-409.

[25] DUGONI S A, LEE J S, VARELA J, et al. Early mixed dentition treatment: postretention evaluation of stability and relapse. The Angle Orthodontist, 1995, 65（5）: 311-320.

[26] TANAKA M M, JOHNSTON L E. The prediction of the size of unerupted canines and premolars in a contemporary orthodontic population. J Am Dent Assoc, 1974, 88（4）: 798-801.

[27] VAN DER LINDEN F P. Theoretical and practical aspects of crowding in the human dentition. J Am Dent Assoc, 1974, 89（1）: 139-153.

[28] YOU Z H, FISHMAN L S, ROSENBLUM R E, et al. Dentoalveolar changes related to mandibular forward growth in untreated class Ⅱ persons. Am J Orthod Dentofacial Orthop, 2001, 120（6）: 598-607, quiz 676.